薬のはたらきを知る
# やさしい薬理のメカニズム

第3版

**著者** 中原保裕 ファーマシューティカルケア研究所所長／薬学博士

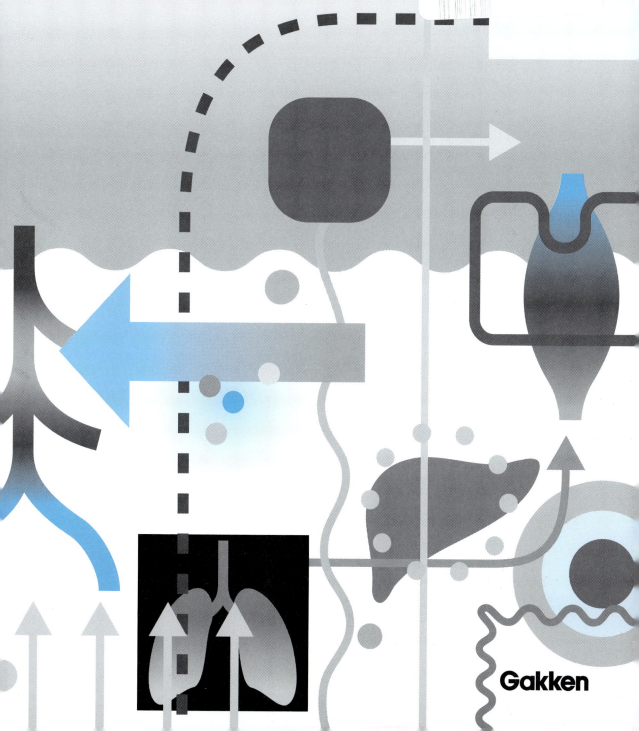

Gakken

●著者略歴

## 中原 保裕 薬学博士

| | |
|---|---|
| 1978年 | 東京薬科大学卒業 |
| 1979年 | 東京薬科大学医療薬学専攻科修了 |
| 1981年 | 臨床薬学研究のため渡米,ロングビーチメモリアル病院,ハンティングトンメモリアル病院などで病棟活動に従事 |
| 1984年 | 日本医科大学付属多摩永山病院に臨床薬剤師として勤務 |
| 1993年 | ファーマシューティカルケア研究所設立,現在に至る |
| 1998年 | 臨床薬理研究振興財団学術論文賞受賞 |
| 1993〜2001年 | 徳島分離大学薬学部客員教授 |

●著者略歴

　年間に280回以上,日本全国で看護師,薬剤師,医師,市民などを対象に講演会を行っている.
　「薬物血中濃度モニタリングクリニカルガイドブック」(じほう),「トコトンわかる薬の本」(宝島社),「スキルアップのための添付文書自由自在」(南山堂),「図解入門リベンジ薬理学」(秀和システム),「薬理学の基本がわかる−薬が効くしくみ」(ナツメ社),「あっと驚く薬理学」(技術評論社),「医療関係者のための臨床に生かしたいくすりの話改訂第5版」,「処方がわかる医療薬理学2014-2015」(学研メディカル秀潤社)など

●編集担当
小森恵子／黒田周作
●表紙・カバーデザイン
ナカムラヒロユキ
●本文イラスト
渡辺富一郎　ナカムラヒロユキ
●編集・制作協力
メディカル・ライフ
●本文デザイン・DTP
株式会社センターメディア

## 第3版刊行にあたって

　東京オリンピックが2020年に開催されることは多くの日本国民にとって楽しみのひとつではないでしょうか．1964年の東京オリンピックのとき小学校5年生だった私は，世界にはいろいろな国の名前と国旗があることを実感し，その影響かもどこかにあるのかもしれませんが，現在すでに60か国ほどの国を訪れました．そして，それらの国を訪れるたびにその国の医療制度はどうなっているのだろうか，と関心をもって情報を集めてきました．

　そのたびに思うことは，やはり日本の医療制度は特殊だなということであり，その思いはますます強くなっています．特殊とは，良い面もあり，同時に問題になる面もあるという意味です．いま，安倍政権は，日本における規制緩和を大きなテーマとしてさまざまな政策の具体化を進めています．そのテーマのなかでも中心となっている分野が社会保障に関する分野であり，国の方針として，2020年度の「国と地方の基礎的財政収支を黒字化する目標の達成」にむけ，16～18年度までの3年間を集中改革期間と位置付け，具体的な医療などの社会保障改革案を示しました．その内容をみると医薬品や医薬分業に関する改革のことが実に多く含まれており，関心をもたざるをえない状況です．例えばジェネリック医薬品の普及目標の大幅引き上げ，かかりつけ薬局制度の推進策，漢方薬・湿布の保険対象からの除外，薬価の毎年改定など，今後，薬をめぐる業界が大きく変わっていくことは明白です．

　そこで我々医療者が頑張らなくてはいけないのは，この目標の達成に貢献しながらも，患者さんに不利益を与えないように，1人ひとりの患者さんに適した具体的な医療をいかにして示していくか，その力量が問われるということです．そのためには，我々医療者は，薬に対する臨床的な知識をよりいっそう向上させていくことが不可欠であると，私は強く思っています．そのような思いを込めて，今回第3版の改訂作業にあたりました．

　主な改訂のポイントは以下のようなことです．

- 「認知症に用いる薬」「抗ウイルス薬」の2項目を新たに加えたこと
- 新しい作用機序をもった薬について，多数の項目で新たな説明を加えたこと
- 大幅な新規医薬品の追加，名称変更，発売中止の薬品の削除など全般的な整理を行ったこと

　医療者に対する国民からの信頼がさらに大切になる時代に突入し，それに応えるべく，日々研鑽され，努力を重ねていらっしゃる方々にとって，この本が一助となれば，著者としてこんなに嬉しいことはありません．

平成27年7月

中原　保裕

# 初版序

　私が書いた本が学習研究社から出版されるのは，1冊目の「臨床に生かしたい薬の話」，2冊目の「処方がわかる医療薬理学」，そしてこの本で3冊目となります．読者のなかには1冊目の本から手にしてくださっている方もおられると存じます．この3冊をとおしてご愛読いただくことにより，薬に関する知識を段階的にご理解いただき，医療の実践の場でそれを適用していくことに徐々に自信をもっていただけるようになれば，筆者としてはこのうえない喜びであります．

　この3部作の完結編ともいえる「やさしい薬理のメカニズム」は，薬のもつ作用機序に的をしぼり解説したものです．この本を作成するにあたって，タイトルにもありますように，やさしいとは一体どのような内容を持ち合わせていなくてはいけないかを，私なりに，これまでの経験や皆々さまのご意見をうかがいながら，できるだけシンプルにそれを表現することに力を入れてまとめてみました．やさしいとは，すなわち，わかりやすいということですが，薬の作用機序という実際には目で見たことのないものを，いかにも見てきたように書かなくてはいけないわけですから，かなり自分の頭を柔らかくして，薬が作用するときのイメージを頭のなかでまるでコンピュータグラフィックをつくるように，自分の意志にそった画像をつくらせなければ，わかりやすさを本で示すことは難しいと考えたのでした．正直にいって，それがうまく頭のなかで描けたものもあれば，そうでなかったものもありました．しかし，できる限りこのことにこだわることで，自分としては，やさしいというタイトルにふさわしい内容にすこしでも近づけることができたのではないかと思っています．

　ぜひ，みなさまもこの本を読んで，私がこだわったように，頭のなかでグラフィックをつくって動かしてみてください．そうすることで，これまでとはすこし違った薬理のメカニズムが見えてくると思います．

　また，この本を出版するにあたり，本当に心から感謝したい方がいます．編集にあたったメディカル出版事業部の木下和治君という薬学部出身の青年です．新人ながら全力で取り組む姿は，たびたび仕事で疲れた私の心をリフレッシュしてくれたことでした．そのおかげで予定どおりに私の役割を終えることができました．

　最後に，この本を手にしてくださった方々のお仕事にこの本がなんらかのかたちでお役に立ち，それが患者さんの治療に生かされることの一助となれば幸いと願っています．

平成17年10月

中原　保裕

# 薬のはたらきを知る やさしい薬理のメカニズム CONTENTS

## 第1章　薬理作用の基礎

**01** 薬に求められる条件 …………… 3
　薬理学とはなにか
　薬になる条件
　薬物血中濃度（有効血中濃度）

**02** 薬の作用原理 …………………… 5
　薬理作用
　作用機序

**03** 受容体とはどんなもの ………… 9
　仮説として立てられた受容体
　受容体の役割と性質
　代表的な受容体

**04** 薬の吸収・分布・代謝・排泄 …… 12
　吸収（生体利用率）
　分布（分散）
　代謝（生体内変化）
　排泄

**05** 相互作用のメカニズム ………… 15
　薬物体内動態の変化により生じるケース
　薬物の作用部位での相互作用

**06** 薬物血中濃度モニタリング
　　（TDM） ………………………… 18
　至適治療濃度域とは
　TDMの対象薬とは
　どんなときにTDMを用いるのか

## 第2章　各治療薬のメカニズム

**01** 狭心症に用いる薬 ……………… 22
　血管を拡張させる薬
　心臓のはたらきを抑える薬

**02** 心機能を助ける薬 ……………… 26
　心不全
　心筋の収縮力を上げる薬
　心臓の負担を軽くする薬

**03** 高血圧症に用いる薬 …………… 31
　第一選択薬とは
　作用機序

**04** 低血圧症に用いる薬 …………… 35
　血管を収縮させる薬
　心筋の収縮力を上げる薬
　$\alpha_1 \cdot \beta_1$ 受容体の両方を刺激する薬

**05** 不整脈に用いる薬 ……………… 38
　刺激伝導系
　心筋細胞内の電位の変化
　不応期
　不整脈治療薬の作用機序

**06** 脂質異常症に用いる薬 ………… 45
　主にコレステロール値を下げる薬
　主に中性脂肪を下げる薬

**07** 血栓形成を阻害する薬 ………… 50
　血栓形成のメカニズム
　抗血栓薬の作用機序

**08** 鉄欠乏性貧血と鉄剤 …………… 55
　鉄の役割
　鉄剤の種類

**09** 消化性潰瘍に用いる薬 ………… 58
　攻撃因子抑制薬
　防御因子増強薬
　除菌療法薬

**10** 消化管運動を改善する薬 ……… 65
　それぞれがもつ異なった作用機序

**11** 下痢に用いる薬 ………………… 68
　病原菌の増殖を抑える整腸薬
　腸の蠕動運動を抑える止痢薬
　麻薬は最強の止痢薬
　潰瘍性大腸炎には炎症を抑える薬

**12** 便秘に用いる薬 ………………… 72
　浸透性下剤
　刺激性下剤
　自律神経系下剤
　クロライドチャネルアクチベーター

**13** 胆嚢・膵臓疾患に用いる薬 …… 76
　痙攣や痛みに用いる薬
　2つの作用をもつ胆石溶解薬
　膵消化酵素抑制薬の作用機序

**14** 糖尿病に用いる薬 ……………… 79
　インスリン製剤（注射薬）
　血糖降下薬
　α－グルコシダーゼ阻害薬
　インスリン抵抗性改善薬
　インクレチン製剤
　SGLT－2阻害薬
　アルドース還元酵素阻害薬
　疼痛伝達抑制薬

**15** 甲状腺の病気に用いる薬 ……… 85
　甲状腺ホルモンのはたらき
　病態
　甲状腺機能亢進症に用いられる薬の作用機序
　甲状腺機能低下症に用いられる薬の作用機序

## 16 痛風・高尿酸血症に用いる薬 ……… 89
尿酸と痛風との関係
痛風発作時の薬
尿酸値を低下させる薬
尿路結石を防ぐためのアルカリ化薬

## 17 前立腺肥大症に用いる薬 ………… 92
前立腺肥大症発生のメカニズム
前立腺肥大症に用いられる薬の作用機序

## 18 骨に作用する薬 ……………… 96
骨の役割とリモデリング
骨粗鬆症治療薬の作用機序

## 19 咳・痰に対する薬 ……………… 101
鎮咳薬
去痰薬

## 20 気管支喘息に用いる薬 ………… 104
抗炎症作用を発揮する薬
気管支を拡張させる薬
抗アレルギー作用をもつ薬
　　（抗アレルギー薬）

## 21 抗炎症・免疫抑制作用を示すステロイド薬 ……………… 107
副腎皮質ホルモンとは
糖質コルチコイドの生理作用

## 22 非ステロイド系抗炎症薬（NSAIDs）……………… 111
プロスタグランジンとNSAIDs
プロスタグランジンと発熱，痛み，炎症

## 23 免疫抑制薬 ………………… 114
免疫反応
免疫抑制薬の作用機序

## 24 関節リウマチに用いる薬 ……… 118
関節リウマチの経過
抗リウマチ薬の作用機序
生物学的製剤

## 25 病原微生物と抗菌薬／抗ウイルス薬 ……………… 122
感染と病原微生物
抗菌スペクトル
抗菌薬の作用機序
ウイルスの特徴
抗ウイルス薬の作用機序

## 26 抗不安・催眠作用を示す薬 ……… 131
ベンゾジアゼピン系薬のもつ作用
ベンゾジアゼピン系薬の作用機序
その他の薬の作用機序

## 27 てんかんに用いる薬 …………… 135
てんかんの分類
抗てんかん薬の作用機序

## 28 パーキンソン病に用いる薬 ……… 139
パーキンソン病の発症原因
ドパミンの作用
ドパミンのはたらきを強めるメカニズム

## 29 うつ病を改善する薬 …………… 143
抗うつ薬の分類
抗うつ薬の作用機序

## 30 片頭痛に用いる薬 ……………… 148
片頭痛の発生メカニズム
片頭痛予防薬の作用機序
片頭痛発作時治療薬の作用機序

## 31 モルヒネの鎮痛作用 …………… 152
医療で使われる麻薬
発痛物質と痛覚伝達神経
モルヒネとオピオイド受容体
モルヒネの作用部位
耐性と依存性
麻薬拮抗薬

## 32 認知症に用いる薬 ……………… 156
βアミロイド説に対応した治療薬

## 33 抗腫瘍薬 ……………… 159
細胞傷害性抗がん薬の作用機序
分子標的治療薬の作用機序
その他の薬の作用機序

## 34 緑内障に用いる薬 ……………… 165
発作時に用いる薬の作用機序
点眼薬の作用機序

## 35 白内障に用いる薬 ……………… 169
手術までは薬物療法で状況観察
キノイド説に基づいた薬
水晶体成分の変化に着目した薬
唾液腺ホルモン製剤
アルドース還元酵素阻害薬

## appendix

本文中に使われた薬の一般名・商品名対照表
………………………174
appendixさくいん ………………214
事項さくいん………………………225
薬品名さくいん……………………234

# 第1章
# 薬理作用の基礎

# 01 薬に求められる条件

　約4000年昔のシュメール人がつくった粘土板に，当時の処方を彫りつけたものが発見されています．また，約4800年前には中国でも『本草経』という薬についての本が編集されています．そして現在のわが国では，約1万8000種類の医薬品が発売されています．昔から薬は人々の不幸を取り除く道具として研究され，人類にとって不可欠な存在となっています．

　しかし，一方では薬が人々を不幸に陥れてしまうという悲しい事故や事件があとを絶たないのも事実です．そのような不幸な出来事をすこしでも少なくするために，いろいろな努力が必要とされていますが，やはりいちばんの基礎となるのは，その薬をよく理解したなかで，実際に投与した患者さんを観察していく医療スタッフ側の努力なのではないでしょうか．

　つまり薬，とくにどのように薬が効くのかということを勉強することは，とても時間を要することで，日常忙しくはたらいている医療スタッフの方々にとっては，容易にできることではないと思います．

　そこで，ここでは薬はどのように効くのかという点にフォーカスをあてて解説していきたいと思います．

## 薬理学とは何か

　20世紀以前に薬とよばれていたものの多くは天然に存在する無機物や有機物であって，とくに植物由来のものが大半を占めていたのです．したがって，昔は植物学を研究していた人々が盛んに薬の研究を行い，その情報をまとめていました．しかし，化学工業が進歩してくると，合成・分析の技術が進んで新しい薬が次々と生産されるようになってきました．

　そのため，ある物質が人類を幸せにすることができるような作用を発揮する物質であるのかどうかを検討する必要が出てきました．それが薬理学となって今日に至ったのです．薬理学とは「生体と薬とのあいだで生じる相互作用の結果生じる現象を研究する科学」であり，現在ではその範囲は広がりをみせて，さらに**表a**のような分野に細分化されています．

## 薬になる条件

　大病院の薬局を訪れると，次から次へと新しい薬が採用されて

表a　薬理学の領域

| 薬物動態学 | 薬が体内に入ってからの吸収・分布・代謝・排泄などにかかわる研究 |
| --- | --- |
| 薬理遺伝学 | 薬の反応に対する遺伝的因子にどのような役割があるのかについての研究 |
| 生化学的薬理学 | 細胞内での生化学的なプロセスに対する薬の作用の研究 |
| 分子薬理学 | 化学構造と生理活性の関係を中心にした研究 |
| 神経薬理学 | 神経，とくに脳に対する薬の影響についての研究 |
| 内分泌薬理学 | 薬が体内のホルモン分泌などにどのように影響を及ぼすかについての研究 |
| 動物薬理学 | 動物の病気の治療のための特殊な薬の使用に関する研究 |
| 比較薬理学 | 動物に対する影響を研究し，ヒトへの投与の可能性を評価する研究 |
| 時間薬理学 | 生体リズムと薬の効果との関連性を明らかにする研究 |

いることに気づきます．しかし，ある物質が薬になる可能性があるかという段階からスタートして，実際に医薬品として私たちの目の前に登場できる確率は実に7000分の1です．なんらかの作用をもっているかを調べるスクリーニングとよばれる段階を経て，次は動物で調べる前臨床試験，そしてヒトに投与して調べる臨床試験（治験）といった各段階において，その研究の中心となるのが薬理学なのです．これらのいずれかの段階で，ほとんどの物質は不合格という烙印を押されてしまうのです．

では，薬となるためには，一般的にどのような条件が求められているのでしょうか．

①特定の組織部位に選択的に反応する性質をもつ．
②比較的低い濃度で作用を発揮できるほうが望ましい．
③細胞に対して薬を使ってみて効果があっても，修復が困難であるような傷害を与えるものであってはいけない（がん治療などはむしろこのような反応が求められています）．
④代謝や排泄により薬が体外へ排泄されるものでなくてはいけない．

このような条件をもっていることが薬としては重要なのですが，薬には毒性というものがつきものであり，効果と毒性との関係も医薬品になるためには重要となってきます．

図aを見ていただきたいのですが，印刷の色の線で示したように，少量では投与しても効果といえるような反応はみられません．さらに，投与量を増やしてもその様子にはあまり変化はみられないのですが，ある時点から効果がみられはじめ，それも投与量を増やすと効果も大きく現れるようになってきます．しかし，ある大きさの効果が現れると，いくらそれ以上投与量を増やしても効果は変化せず，いわゆる頭打ち状態となります．

一方の毒性（黒い線）ですが，もし，図aⅢのように効果よりも先に毒性が現れるようでは医薬品としては不合格です．図aⅠ，Ⅱ

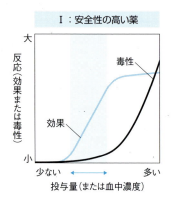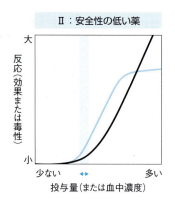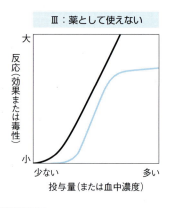

図a　薬の効果と毒性の比較

ならよいのですが，Ⅱのように効果と毒性の現れる投与量が近いと副作用などが現れる確率が高くなるので，慎重に投与量を決めていかないといけない薬となるのです．

すなわち，医薬品として使える範囲は，効果と毒性の現れるあいだの量ということになるのです．最近はこの「投与量」が「血中濃度」というものに置き換えられて研究されるようになってきています．

## 薬物血中濃度（有効血中濃度）

薬が投与されるときは，標的となる組織に到達しなければ薬理作用は発揮されず，治療効果を得ることはできません．その組織内にたくさん薬が存在すれば効果は大きくなりますが，一方では副作用も生じやすくなります．したがって，副作用を最小限に抑えつつ，効果を確保できる濃度がどのくらいであるのかを多くの研究者が探ってきました．

しかし，ヒトを対象とした場合，そのヒトの組織をいちいち採取して，その中の薬の濃度を測定するのは難しいことです．そのかわりに，血液中の薬の濃度を用いてこれを指標として投与量と効果の関係を考えようということになったのです．つまり，薬の血中濃度の考え方が大切になってきたのです．

たとえば，ある薬を同じ量だけ同じように投与したとしても，得られる血中濃度はバラバラです．それは一人ひとり，薬に対する吸収，分布，代謝，排泄能に違いがあるからなのです（p.12参照）．ですから，その薬に対するおのおのの患者さんの体内動態がわかれば，逆算することでどれくらいの量を投与すればよいのか，だいたいの目安がつくのです．

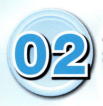
# 薬の作用原理

　薬を用いるときの目的は何かと問われれば，病気を治したい，病気を悪化させたくない，健康を維持したい，病気の予防をしたいなど，さまざまなものがあります．その目的を達成するためには，薬を用いることでなんらかの効果を発現させなくてはなりません．

　そのため，薬は目的とする効果を生むために薬理作用を発揮しなければならないのです．いわゆる「薬の作用」とは，いったいどのようなメカニズムによって発揮されるのでしょうか．

　「薬理作用」という言葉や「薬の作用機序」という言葉をよく耳にされると思いますが，この違いについてまず説明しましょう．

## 薬理作用

　薬理作用とは，生体に対する薬物反応，すなわち薬が生体機能に及ぼす作用のことです．薬理作用はいろいろな切り口によって次のように分類されます．

### 1 選択作用と一般作用

　薬がある特定の組織または臓器，機能に対して強く作用を示すものを選択作用といいます．たとえば，心不全の治療に用いられているジギタリス製剤であるジゴキシンがそれにあたります（p.27）．これに対して，薬がどの組織にも広く作用を示すものを一般作用といいます．鎮痛薬として用いられているナプロキセンなどの非ステロイド系抗炎症薬（NSAIDs）がそれにあたります（p.111）．

### 2 局所作用と全身作用

　薬にはいろいろな投与方法がありますが，薬を投与した局所に限定して作用が示されるものを局所作用といいます．たとえば，局所麻酔薬がそれにあたります．

　これに対して，薬が吸収または血管内に投与され，循環系を介して全身に運ばれて全身性に起こる作用を全身作用といいます．アスピリンなどの解熱鎮静作用がこれにあたります．

### 3 興奮作用と抑制作用

　薬理作用をよく考えてみると，薬の投与によってある臓器の機能や身体内における反応が促進されたり，逆に低下したりします．

表b　薬の作用機序の基本形

| ①細胞に対する作用 | ●細胞壁 |
| --- | --- |
|  | ●細胞成分 |
| ②酵素に対する作用 | |
| ③代謝拮抗による作用 | |
| ④物理・化学的性質による作用 | |

このように反応を促進させる作用を興奮作用といい，低下させる作用を抑制作用といいます．

### 4 直接作用と間接作用

薬が作用させたい臓器に直接的に変化を起こさせるものを直接作用といい，直接作用を経て二次的または間接的に現れる作用を間接作用といいます．

たとえば，ジギタリス製剤による強心作用は直接作用にあたり，強心作用により現れる利尿作用は間接作用にあたります．

### 5 急性作用と慢性作用

薬を投与してすぐに現れる作用を急性作用といい，単回投与では認められない作用が連続投与において現れるものを慢性作用といいます．

### 6 主作用と副作用

1種類の薬でも複数の作用をもち合わせている薬が多くあります．それらの作用のうち，治療上応用できる最も大きな作用を主作用といい，治療上現れてほしくない作用や好ましくない作用を副作用といいます．

## 作用機序

薬理作用がどのようなメカニズムで発揮されるか，すなわち作用点でどのような反応様式が存在しているかを示したものが「作用機序」であり，表bのようなパターンがあります．

### 1 細胞に対する作用

ヒトの身体は多くの細胞から成り立っています．そして，その細胞膜には細孔という小さな穴があり，水に溶けやすい小分子のものが通過できるしくみをもっています．また，担体という運び屋さんを使って化学物質を通過させる部位（チャネル）もあります．

そして，その細胞膜は細胞全体の活動を調節する役割があるので，薬を投与して細胞膜の透過性を変化させることで，なんらか

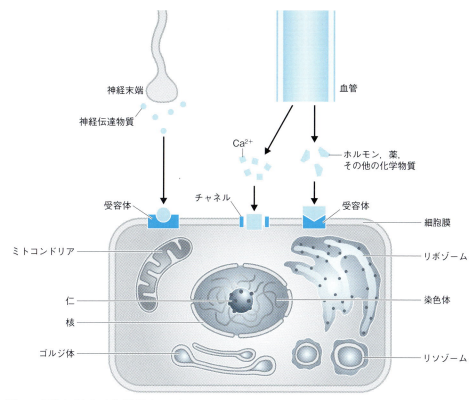

図b　細胞に対する作用反応モデル

の効果が期待できるのです．このケースでは後述するように受容体が関与しているケースが多く（p.9），代表的なものにβ遮断薬（プロプラノロール塩酸塩など）があります．チャネルにはたらきかける代表的なものとしてカルシウム拮抗薬（ニフェジピンなど）があります．

　薬が細胞膜を通過して細胞内に入り込むと，そこには核，ミトコンドリア，リソゾーム，リボゾーム，ゴルジ体などの身体の細かい部分を調整する細胞内成分と出会います．これらの成分に対して作用することで，身体の機能を変化させることができるのです（**図b**）．代表的なものに，マクロライド系抗生物質（クラリスロマイシンなど）があります．

### 2　酵素に対する作用

　身体のなかではいろいろな反応が生じています．その反応をスムーズに行えるようにしているのが酵素です．ですから，その酵素のはたらきを抑えたり促進させたりすることで反応性が変わり，結果的に身体になんらかの効果を生み出すことになります．高血圧症治療薬のACE阻害薬（カプトプリルなど）や，高脂血症治療薬のHMG-CoA還元酵素阻害薬（プラバスタチンナトリウムなど）はその代表的なものです．

---

ACE（angiotensin-converting enzyme）阻害薬：アンジオテンシン変換酵素阻害薬（p.32参照）．

HMG-CoA（hydroxymethyl-glutaryl-coenzyme A）還元酵素阻害：ヒドロキシメチルグルタリルコエンザイムA還元酵素阻害薬（p.45参照）．

### 3 代謝拮抗による作用

　生体の代謝にかかわる物質と拮抗することで，その作用を妨げて作用を発揮させないようにする薬を代謝拮抗薬といいます．抗悪性腫瘍薬として有名なメトトレキサートやフルオロウラシル（5-FU）が代表的なものですが，葉酸，チミジル酸シンターゼという必須代謝物質を阻害することで，腫瘍細胞のDNAの合成を阻止することができます（p.159）．

### 4 物理・化学的性質による作用

　薬には物理・化学的性質があり，それが直接的に身体に対してなんらかの変化を生じさせることがあります．

　たとえば，化学的性質による作用としては，制酸薬（炭酸水素ナトリウム：重曹など）がアルカリとして酸を中和するケースがあります（p.58）．物理的性質としては，塩類下剤とよばれている緩下剤の硫酸マグネシウム水和物や酸化マグネシウムは，浸透圧作用，すなわち $Mg^{2+}$（マグネシウムイオン）のために腸から吸収されずに浸透圧を上げ，腸の中の水分が吸収されないようにして，その水分を糞に吸収させて便を軟らかくするはたらきがあります（p.72）．

＊

　このように，薬理作用も作用機序もいろいろあります．どの薬がどのような薬理作用を発揮し，それがどのような作用機序で生じるのかを理解していくことが，薬の効果を高め，かつ副作用を最小限にするためにも大切なこととなるのです．

# 受容体とはどんなもの

薬理学の教科書を見ると必ず「受容体」とか「レセプター」という言葉に出合うと思います．薬がなぜ作用するのかを説明するためには，この受容体はとても便利な考え方です．現在では次々と新しい受容体が示されるようになってきています．では，この受容体についてまとめてみましょう．

## 仮説として立てられた受容体

薬を投与するということは，身体のなかになんらかの変化を生じさせ，それが病気を治す方向に導く力を発揮させることを期待しているわけです．薬は投与されたのちに吸収され，いろいろな臓器や組織に分布されます．ある特定の臓器にはたらきかけて，生体内に存在する酵素などと結合して薬理作用が発現されるのです．

そのためには，薬が細胞膜や細胞内成分とどのように結合して，その薬のもつ薬理作用が発揮されるのかを明確にする研究が実施され，その際に仮説として，「受容体」という概念が示されたのでした(Langely 1905 年)．この概念はその後発展し，新薬開発に大いに貢献することになりました．すなわち，新しい受容体を仮説として打ち立てることで，身体のなかにある生理的刺激物質が，薬によってどのような変化を生体にもたらすのかを説明することが容易になったのです．

ところが，1970年代になるとアセチルコリンを受け取るニコチン受容体が具体的にその存在を認められるようになり(仮説ではなく実在するものであることが示される)，現在までいろいろな受容体の存在が確認されてきました．

そのようになると，受容体は単なる薬の受け皿という概念ではなくなりました．血液や神経を介して与えられた情報を細胞に振り分けるのです．受容体は，それが適正な情報であると認識すれば，細胞のなかへその情報を信号として伝達する機能をもった特異的な自然の部位であると位置づけられるようになったのです．

## 受容体の役割と性質

受容体とよばれる自然の部位が，具体的にどのような構成成分であるかが徐々に解明されてきました．その結果，薬物受容体とよばれるものの多くは，細胞膜に限局しているタンパク質によっ

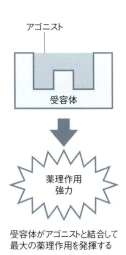 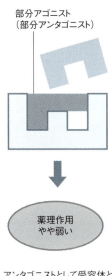 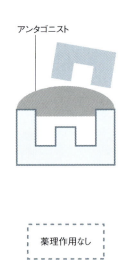

図c　アゴニスト，アンタゴニストと受容体（模式図）

て構成されていることがわかりました．このような受容体は「細胞膜受容体」とよばれています．また，ステロイドホルモンなどの受容体は，細胞質や細胞核内に存在しているので「核内受容体」とよばれています．

「作用部位」という言葉があります．これは薬が結合して作用発現の引き金の，そのまた引き金となる部位を示してそうよんでいます．そのなかでも，ある特定の薬物群のみが結合する部位を「薬物受容体」とよぶのです．

通常，薬やホルモンは低濃度で作用する性質をもっています．そして，薬が受容体と結合すると，薬と受容体との相互作用が生じます．これがきっかけとなって細胞内に信号を伝達することで，なんらかの変化を起こさせるのです．いわば受容体は変電器のような役割をしています．細胞の外部情報を細胞内部へとその情報のかたちを変えて伝達する仕事をしているといえるのです．

薬と受容体との関係で基本となることは，受容体には薬を引きつける性質が存在していなくてはならないということです．このような性質を親和性とよんでいます．そして，薬と受容体には次のような関係があります．

$k_1$, $k_2$：薬と受容体はある一定の割合で複合体をつくり，逆にある一定の割合でその複合体がバラバラになる性質がある．その割合をつくり出す力を $k_1$, $k_2$ という記号で表している．

$$[薬] + [受容体] \underset{k_2}{\overset{k_1}{\rightleftarrows}} [薬・受容体複合体]$$

したがって，親和性が高ければ薬の濃度が低くても反応性が強

く現れます．そして，受容体と複合体を形成することで，ある反応を誘発することができる薬をアゴニストとよび，その反応を拮抗させる薬をアンタゴニストとよんでいます（図c）．

> アゴニスト：agonist．作用薬．受容体と結合して薬理作用を発揮する薬．
>
> アンタゴニスト：antagonist．拮抗薬．他の薬の作用を発揮させないようにする薬．

## 代表的な受容体

### 1 アセチルコリン受容体

末梢神経での運動神経の神経結合部，副交感神経末端，神経節の節前・節後線維間での伝達物質であるアセチルコリンを受け取る受容体です．この受容体はニコチン受容体とムスカリン受容体とに大別することができます．

### 2 アドレナリン受容体

交感神経や中枢にあるアドレナリン作動神経から遊離されるノルアドレナリン（ノルエピネフリン）やアドレナリン（エピネフリン）を受け取る受容体です．消化管を除く平滑筋の興奮反応を示すものを$\alpha$受容体とよび，心筋を除く部分で抑制的に反応するものを$\beta$受容体とよんで区別しています．さらにこれらは$\alpha_1$，$\alpha_2$，$\beta_1$，$\beta_2$，$\beta_3$と分類されています．

### 3 ヒスタミン受容体

身体の多くの組織でヒスタミンの存在が確認されています．血管透過性の亢進作用，平滑筋の収縮作用，胃液の分泌促進作用を示します．そして，現在ではヒスタミン受容体は$H_1$，$H_2$，$H_3$，$H_4$の4つに分類されています．

### 4 セロトニン受容体

セロトニンには平滑筋収縮作用があり，さらに精神・神経機能に広く関与しています．現在ではセロトニン受容体は$5\text{-}HT_1$から$5\text{-}HT_7$までの7つに分類されています．

### 5 ドパミン受容体

脳内のカテコールアミンの1つで，中枢神経伝達物質としてドパミンは認識されてきましたが，末梢臓器でもドパミン受容体が存在していることがわかりました．$D_1$から$D_5$受容体の5種類があり，さらにそれぞれが2つに分類されています．

### 6 オピオイド受容体

オピオイドとはモルヒネなどの麻薬性鎮痛薬の総称で，これらの薬や物質の受け皿がオピオイド受容体です．現在，$\mu$（ミュー），$\kappa$（カッパ），$\delta$（デルタ），ノシセプチンの4つに分類されています．

# 04 薬の吸収・分布・代謝・排泄

人体に投与された薬は，身体のなかでいろいろな運命をたどります(図d)．その動きを学問的にとらえたものを薬物体内動態学とよび，とくに薬の「吸収(A：absorption)」「分布(D：distribution)」「代謝(M：metabolism)」「排泄(E：excretion)」という4つの要因が注目され，研究されています．その成果が臨床の場で一人ひとりの患者さんに適用されるようになりました．

## 吸収（生体利用率）

薬が静脈内に投与されれば，吸収は100％保証されるのですが，それ以外の経路で投与された場合は不完全な吸収状態といえるの

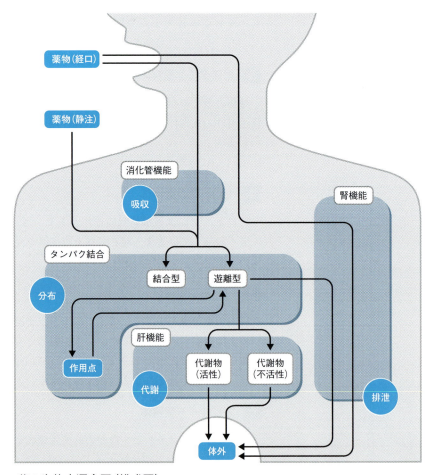

図d　薬の生体内運命図（模式図）

表c　消化管からの吸収に影響を及ぼす要因

| 薬の特性 | 薬の剤形，賦活剤など |
|---|---|
| 患者さんの特性 | 消化管のpH，消化管運動機能，消化管への血流，消化管中の細菌の種類，遺伝的要因など |
| 相互作用 | 食物，薬 |

です．血液などの循環系に吸収される割合を生体利用率（bioavailability）とよび，生体利用率が小さいということは消化管からのその薬の吸収が悪いということになります．

経口投与されたときに薬の生体利用率に影響を及ぼす要因は，薬側と患者さん側とにそれぞれ存在しています（表c）．

主な吸収パターンは2つあります．1つは受動輸送とよばれるもので，薬が吸収されるときにエネルギーを必要とせず，単なる拡散や浸透圧の違いによって移動するので，薬は濃度の濃いほうから薄いほうへ膜を通して移動するのです．

もう1つの方法は能動輸送とよばれ，薬を運ぶはたらきをする担体と結合して膜を通過していくもので，このケースでは受動輸送ではできなかった濃度の薄いほうから濃いほうへの移動が可能となるのです．この場合は必ずエネルギーを必要とします．

いずれにしても，食事によって消化管のpHが変化したり消化管運動機能が変化すれば，吸収率は変化するわけですので，同じヒトでも吸収の状況は一定ではないのです．

## 分布（分散）

薬が循環系に取り込まれると，希釈され分散されます．そして，多くの薬は細胞膜を通過して細胞内にも分布するようになります．しかし，どこの組織でも均一に分散するのではなく，その薬と親和性の高い組織に高濃度に集まるというケースがよくみられます．

しかし，一般的に薬は血漿タンパクや脂肪組織，結合組織，骨などに蓄えられる性質をもっています．とくに注目されるのは血漿タンパクと薬の結合で，薬が血漿タンパクと結合すると，その薬は血管から組織へ移行することが難しくなります．タンパクと結合していない薬（遊離型の薬）が組織に移行して薬効を発揮すると基本的に考えてもよいのです．したがって，アルブミンを含むタンパク質の濃度が減少したり，ほかの薬を併用したりすると結合するタンパク質が少なくなり，遊離型が増えるので効果が強く現れることになるのです．

## 代謝(生体内変化)

「薬が生体内で代謝される」という言葉を耳にされることが多いと思いますが,代謝とはいったいどのようなことなのでしょうか.薬は身体にとっては異物であり,それを認識すると分子構造を変化させ,活性を弱めると同時に水に対する溶解度を増加させて体外に排泄しやすい物質にしようとします.このような変化を「代謝」とよんでいます.

しかし,代謝を受けると逆に活性が強くなることもあり,かつ代謝されたものが違った作用をもつようになることもあるのです.このような代謝の主役は肝臓のミクロゾームに含まれている薬物代謝酵素で,この主成分がチトクローム P450 です.

薬の代謝的変化には主に次の4つの経路があります.

### 1 酸化

いちばんよくみられる経路です.多くはチトクローム P450 によるもので,アルコールやアルデヒドは肝ミクロゾームの外にあるモノアミンオキシダーゼで酸化されて酢酸になります.

### 2 還元

ニトロ基やアゾ基をもっているものは還元されます.たとえばニトロ化合物はアミノ化合物になります.

### 3 加水分解

エステル結合をもっているものは水と反応し,別の化合物に分解されます.たとえばアセチルコリンはコリンエステラーゼの作用によりコリンと酢酸になります.

### 4 抱合

身体内に存在しているアミノ酸や硫酸などの物質と結合して無毒化されます.代表的なものにグルクロン酸抱合,エーテル硫酸抱合,メチル化,アシル化,システイン抱合などがあります.

> **チトクローム P450**:cytochrome P450(CYP).ミクロゾームかミトコンドリアに存在する酵素で,薬物代謝,解毒などに関与している.

> **ニトロ基**:$-NO_2$.ニトロ基をもつ化合物は溶液中では中性を示す.

> **アゾ基**:$-N=N-$.アゾ基をもつ化合物は溶液中では中性を示す.光を吸収する性質をもつ.水には溶けず,有機溶媒中でさまざまな反応を起こす.

## 排泄

生体内に入った薬はそのままのかたちか,代謝されたかたちで最終的に腎から排泄されます.ほかには胆道系や肺,皮膚からの汗などにより排泄されます.腎の糸球体で濾過された薬は尿細管で再吸収されるものもあれば,そのまま排泄されるものもあります.

# 05 相互作用のメカニズム

薬物相互作用は臨床の場でしばしば問題とされるもので，現に複数の薬を使っているケースが大部分ですので，無視することのできない知識の1つです．相互作用を示す薬物の組み合わせの例を表dに示します．

薬物相互作用の危険性をわかりやすくいえば，2剤使用しているケースと8剤使用しているケースを比較すると，8剤を使っているほうが12倍の危険性があるといえるのです（疫学的データによる）．

薬物相互作用の発生メカニズムを考えるときは，次の2つの視点から考えてみるとわかりやすいでしょう．

## 薬物体内動態の変化により生じるケース

周知のように薬は体内に入るとそのかたちが変化していくことが多いのです．経口投与で考えれば，p.12で示したように薬は「吸収」「分布」「代謝」「排泄」という4つの段階で変化を受ける要素があり，それぞれの段階で相互作用を受ける可能性があるのです．

### 1 吸収の段階

静脈注射の場合，薬は血液中に混じって作用部位まで到達するのですが，経口投与の場合は到達前に消化管から吸収され，その際に相互作用を受けることがあります．たとえば，抗菌薬と制酸薬をいっしょに服用すると，2つの薬が結びついて消化管粘膜から吸収されにくくなり，抗菌薬の効果が低下します．この2つの薬が結びついた状態を「キレート形成」とよんでいます．このケースでは，服用時期をずらすことで問題は解決します．

胃のpHが変化すると吸収に影響がでる薬があります．薬は非イオン型になると吸収されやすくなるものが多いのです．ですから，pHが変化してイオン型が増えると吸収が低下する薬が出てきます．

また，消化管の動きが変化することで薬の吸収が変化します．ある薬によって消化管機能が亢進されると，併用したもう1つの薬の吸収が促進されることがあります．

### 2 分布の段階

薬は血液中のタンパク質（主にアルブミン）と結びつく性質を

> キレート：chelate．ギリシャ語が語源で，カニのはさみを意味する．金属原子を含む化合物において，金属イオンと化合物を形成することをいう．

もっていますが，タンパク質と結びついてしまった薬は細胞内の作用部位に到達しません．すなわち，タンパク質と結合していない遊離型の薬が効果を発揮するのです．タンパク質と結びつく性質や強さはそれぞれの薬で違っています．その結びつく性質や強さが2つの薬を使うことで影響を受けます．

たとえば，単独なら10個中8個がタンパク質と結びついて，2個が遊離型として作用している薬があったとします．その薬をほかの薬といっしょに用いることで，10個中7個しか結びつかなくなったとします．すると，遊離型が3個となり，作用を発揮する薬は3個で，作用は1.5倍となるわけです．このような相互作用を「タンパク結合率によるもの」とよんでいます．

しかし，これは実験的な現象で，ヒトのなかではそのような変化に対して対応する力が自然に発揮されるので，タンパク結合率の変化による相互作用の影響はあまりないと考えられています．

### 3  代謝の段階

薬物相互作用のなかで最も問題となるケースが多いのは，代謝の部分です．これには2つのケースがあります．それは，代謝が促進されるケースと阻害されるケースです．代謝が促進されればその薬の血中濃度は低下し，阻害されれば血中濃度が高くなります．このような現象は，薬の代謝に関する酵素（チトクロームP450）の奪い合いや，その酵素の産生を高めることで生じるのです．

前者を「代謝拮抗」，後者を「酵素誘導」とよんでいます．どのような薬どうしが代謝における相互作用を引き起こすかは，その薬がどのタイプのチトクロームP450で代謝されるかがポイントです．すなわち，チトクロームP450はいくつかのタイプがあるということなのです．いろいろなタイプのことを「分子種」とよんでいますが，同一分子種で代謝される薬どうしが，その酵素に対する親和性の違いにより，相互作用が生じるのです．

### 4  排泄の段階

薬の排泄に関しては，主に腎臓で相互作用と関連した反応が生じます．

水溶性が高くタンパク結合率の低い薬は，腎糸球体で濾過されます．また，極性の高い酸性や塩基性の薬は，腎尿細管中へ分泌されて除去されるので，両者が同時に存在すれば競り合いによって分泌障害が生じます．

塩基性の薬のなかには胆汁中へ分泌されるものもありますが，臨床的にこの部位での相互作用はとくに問題ないと考えられています．

表d 相互作用の例

| | | 組み合わせ | メカニズム |
|---|---|---|---|
| 吸収の段階 | キレート形成 | シプロフロキサシン（シプロキサン）↔酸化マグネシウム | 吸収が低下して抗菌薬の効力が低下する |
| | pHの変化 | アスピリン↔制酸薬 | 制酸薬によりpHが上がり，アスピリンのイオン型が増加して吸収が低下する |
| | 消化管機能の変化 | モルヒネ塩酸塩水和物↔メキシレチン塩酸塩 | モルヒネ塩酸塩水和物により消化管の動きが抑制され，メキシレチン塩酸塩の吸収が低下する |
| 分布の段階 | | ワルファリンカリウム↔クロフィブラート | ワルファリンカリウムのタンパク結合が阻害され，ワルファリンカリウムの効果が強くなる |
| 代謝の段階 | | テオフィリン↔シメチジン | シメチジンがテオフィリンの代謝を阻害して，テオフィリンの血中濃度が上昇する |
| 排泄の段階 | | メトトレキサート↔非ステロイド系抗炎症薬 | 非ステロイド系抗炎症薬によりメトトレキサートの尿細管分泌が阻害され，血中濃度が上昇する |
| 同じ作用部位 | | ハロペリドール↔スルピリド | ドパミン$D_2$遮断作用が増強される |
| 違う作用部位 | | $\beta$遮断薬↔スルホニル尿素（SU）類 | 低血糖を生じやすくなる |
| 生理機能の変化 | | ジゴキシン↔サイアザイド系利尿薬 | 利尿薬によりK値が下がり，ジゴキシンの感受性が高まる |

## 薬物の作用部位での相互作用

　先に述べた薬物体内動態とは別に，薬が作用する部位で相互作用が生じ，薬の作用が変化することが知られています．

### 1 同じ作用部位

　受容体の理論では刺激薬，遮断薬という言葉が用いられています．すなわち，同じ受容体では，この2つの薬により相互作用が生じるということなのです．

### 2 違う作用部位

　薬にはそれぞれの作用部位があり，そこで力を発揮します．その作用を発揮する作用機序が違っていても，作用の結果が同じであったり，逆であったりすれば，相互作用が生じることになるのです．

### 3 生理機能の変化

　薬の投与により身体の生理機能が変化し，それによってほかの薬の反応性に変化が現れるということがあります．

# 薬物血中濃度モニタリング（TDM）

患者さんに薬を投与するときには，どのくらいの投与量にすればよいのかを必ず考えなければなりません．投与時には効果が得られ，かつ副作用が生じない量であることが理想となります．一人ひとりに適した投与量を決める1つの方法として，薬物血中濃度を用いる方法があります．

## 至適治療濃度域とは

### 1 投与量と血中濃度

薬の添付文書をみると，「1回1錠，1日3回」という書き方で服用方法の表示がされています．すなわち，成人ならば誰もが同じ量を用いるということなのです．しかし，同じ量のある薬を投与しても，同じ薬物血中濃度は得られないことが非常に多いのです．たとえば，気管支喘息の治療薬の1つであるテオフィリンは同じ量を服用しても，人によってそれぞれが示す薬物血中濃度は2～3倍の較差があるのです．またTDMを用いてモニタリングしている患者さんのなかには，1日に1000mgのテオフィリンを服用している人もいますが，その人のテオフィリン血中濃度が，1日400mgを服用している人よりも低い血中濃度を示す人もいます．

なぜそのような違いが生じるのでしょうか．それは，人それぞれによって薬物体内動態が異なるからなのです．すなわち，「吸収」「分布」「代謝」「排泄」の能力が一人ひとり違うということが原因です（p.12参照）．

### 2 血中濃度と効果・毒性

実際にある薬を投与してみて，効果を示した患者さんと，逆に効果を示さなかった患者さんの血中濃度の関係をグラフにしていくと，ある一定の濃度以上を示さないと期待された効果が現れないということに気づきます．そして，同じように毒性が現れた場合でも，その人の血中濃度との関連を調べていくと，ある一定以上の濃度になると急に毒性が現れる人が目立ちはじめることにも気づきます．

すなわち，薬物血中濃度は，図eのように3つの領域に分けることができます．そして効果が期待でき，かつ毒性発現の心配が少ない領域があるのだということがわかります．そのような濃度

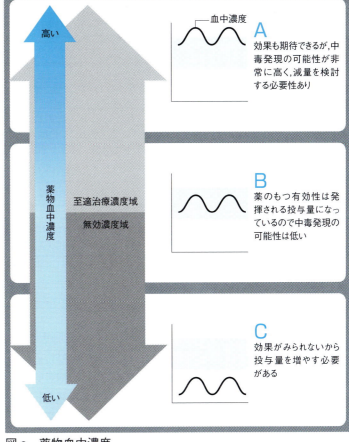

図e　薬物血中濃度

領域を「至適治療濃度域」あるいは「有効血中濃度域」というよび方をしています．つまり，この至適治療濃度が得られることができる投与量を，一人ひとりの患者さんに設定してあげれば，薬物療法はより効果的になるという考えが示されるようになったのです．

## TDMの対象薬とは

### 1 主な対象薬

このように薬物血中濃度を指標として，実際の薬物療法を実施していくことを一般的には"TDM"とよんでいます．この方法を用いることで薬物療法がより効果的になってきたのも事実です．しかし，どの薬でもTDMを行えばよいのかというと，実はそうではないのです．

現在，臨床の場でTDMの対象となっているのは表eに示した薬です．そのなかでも，抗てんかん薬や気管支喘息治療薬のテオフィリンはわが国ではTDMの対象となることが多い薬です．また，臓器移植の際に免疫抑制薬を用いるときにも，TDMがよく

TDM: therapeutic drug monitoring

表e　薬物血中濃度対象薬

| 抗てんかん薬 | フェニトイン，フェノバルビタール，カルバマゼピン，バルプロ酸ナトリウム，ゾニサミド，クロナゼパム，ニトラゼパム，クロバザム，ガバペンチン，トピラマート，ラモトリギン，レベチラセタム |
|---|---|
| 気管支喘息治療薬 | テオフィリン，アミノフィリン |
| ジギタリス製剤 | ジゴキシン |
| 抗不整脈薬 | リドカイン塩酸塩，ジソピラミド，アプリンジン塩酸塩，メキシレチン塩酸塩，ピルシカイニド塩酸塩水和物，プロパフェノン塩酸塩，フレカイニド酢酸塩，シベンゾリンコハク酸塩，プロカインアミド塩酸塩，アミオダロン塩酸塩 |
| 免疫抑制薬 | シクロスポリン，タクロリムス水和物(FK506) |
| 抗菌薬，抗真菌薬 | アミカシン硫酸塩，ゲンタマイシン硫酸塩，トブラマイシン，アルベカシン硫酸塩，バンコマイシン塩酸塩，テイコプラニン，ボリコナゾール |
| その他 | メトトレキサート(抗悪性腫瘍薬)，炭酸リチウム(抗躁薬)，ハロペリドール(抗精神病薬)，アセトアミノフェン(非ステロイド系抗炎症薬) |

実施されています．

### 2　条件

ではどのような薬がTDMの対象となるのでしょうか．それには，いくつかの条件にあてはまる必要があるのです．
その条件とは，次のとおりです．
①至適治療濃度域が狭く，中毒域が近くにある．
②薬の効果や副作用の発現が血中濃度と深く関連性がある．
③薬物体内動態の観点から研究されている．
④測定結果がすぐにでるような分析機器がある．

## どんなときにTDMを用いるのか

薬物療法を行っていくなかで，治療方法を再検討しなければならないときに直面します．そのようなときにはTDMを用いることで，今後の治療方針をかなり示してくれるのです．
実際には，以下のような場面でTDMが用いられています．
①至適治療濃度域が狭く，中毒がでやすい薬を使うとき
②腎・肝機能が低下していて投与量の設定が難しいとき
③副作用の発現がみられたとき
④患者さんの服薬状況に疑問があるとき
⑤患者さんの状態が急に変化したとき
⑥投与方法を変更したとき
⑦他の薬との併用が始まったとき
⑧十分と思える投与量なのに効果がみられないとき
⑨長期間服用している患者さんの定期検査を行うとき
このようにTDMを用いることで，薬のもつ有効性と安全性をより確保できます．

# 第2章
# 各治療薬のメカニズム

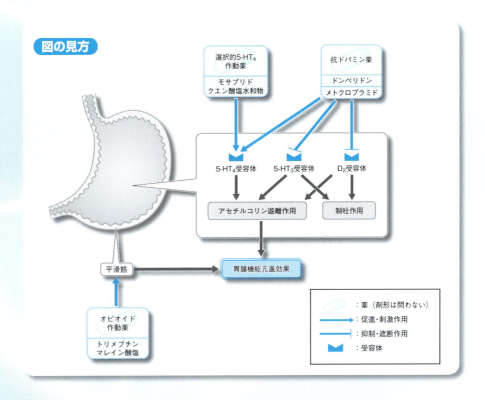

# 01 狭心症に用いる薬

　心臓は，生きているあいだ，絶えずはたらいている臓器です．心筋の収縮・弛緩を続けながら，全身へ血液を送り出しています．そのはたらきをきちんと行うためには，心筋に十分な酸素やブドウ糖などの栄養分を送りつづける必要があります．

　そのためのルートとして冠動脈という血管が存在しています．しかし，なんらかのアクシデントがこの血管に生じることもあります．一時的に酸素の供給が減少したり，逆に消費が増大したりして，供給が追いつかなくなったりすると，胸痛などの特有の症状を呈するようになります．これを狭心症とよんでいます．

　狭心症に用いる薬には，血管や心臓に作用するものがあります（図1）．

## 血管を拡張させる薬

### 1 硝酸薬

　心臓に対して酸素を十分に供給するためには，冠動脈を十分に拡張させておくことが大切です．その一番手として100年くらい使われ続けてきたのが，ニトログリセリンや亜硝酸アミルなどの亜硝酸化合物（硝酸薬）です．ニトログリセリン製剤は，現在でも狭心症発作のときには舌下で用いられ，効果が数分以内に確かめられる薬です．

　舌下とすることには2つの理由があります．1つは速効性を確保するためです．もう1つはこの薬は肝臓を通過するときにほとんどが代謝され不活化されてしまうので，肝臓を通過する前に薬を血管に作用させる必要があるからです（経口投与だと，消化管から吸収され門脈を通ってまず肝臓に運ばれ，それから全身に分散される）．

　この薬は，まず体内で一酸化窒素（NO）に変換されます．それがcGMPという物質の濃度を高め，平滑筋細胞内のCa$^{2+}$（カルシウムイオン）濃度を減少させるのです．その結果，平滑筋を弛緩させて血管を拡張させる作用を示します．以前は，このような作用が冠動脈に対して現れるため，酸素供給を増加させるので抗狭心症作用を示すのだと考えられていましたが，現在では次のような作用が中心となって作用が発揮されていると考えられています．

cGMP（サイクリックGMP）：グアノシン環状ーリン酸(guanosine 3′, 5′-cyclic monophosphate)．ある種の細胞において情報伝達の二次メッセンジャーとしてはたらく．

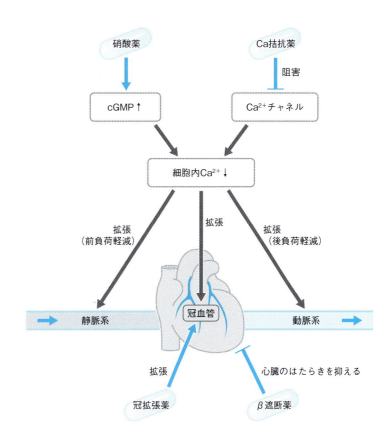

図1　各種薬物の抗狭心症作用のメカニズム

● 「前負荷を軽減させる作用」と「後負荷を軽減させる作用」

　ニトログリセリンの作用は冠動脈に対する作用より，実は静脈や動脈への拡張作用のほうが臨床的には大きいことがわかりました．とくに，静脈系への作用には大きいものがあります．

　静脈を拡張させる作用によって，静脈内に血液がプールされるようになります．このことで心臓に戻る血液量が減少し，結果的に心臓の仕事量は軽減され，酸素の消費量も減ります．これが，抗狭心症作用の中心的役割となっていることがわかりました．このような作用のことを，「前負荷を軽減させる作用」とよんでいます．

　また，動脈系への作用としては，動脈を拡張させることがあり，心臓（左心室）から血液を送り出しやすくさせるので，心臓の負担を軽くします．その結果，酸素の消費量を減らすので，これを「後負荷を軽減させる作用」とよんでいます．

● ニトログリセリン以外の薬

　ニトログリセリンのほかには，硝酸イソソルビドや一硝酸イソソルビドが臨床ではよく用いられています．剤形も，**表1**に示し

表1　いろいろな硝酸薬

| 一般名 | 剤形 | 商品名 |
|---|---|---|
| ニトログリセリン | 注射薬 | ミリスロール，バソレーター，ミオコール |
| | 舌下錠 | ニトロペン，ニトログリセリン |
| | 舌下スプレー | ミオコール |
| | テープ | ミリステープ，バソレーター，ミニトロテープ，メディトランステープ |
| | パッチ | ニトロダーム TTS |
| 硝酸イソソルビド | 注射薬 | ニトロール |
| | 舌下錠（または内服） | ニトロール |
| | 口腔内スプレー | ニトロールスプレー |
| | カプセル（徐放） | ニトロール R |
| | 錠（徐放） | フランドル，アイトロール |
| | テープ（徐放） | フランドル，アンタップ |

たようにさまざまなものがあり，発作予防や発作時の対応を目的として用いられています．

　この薬の注意点は，血圧低下や頻脈を生じ，それが逆に狭心症を増悪させる可能性があることがあげられます．また，この薬の血中濃度を絶えず高めておくと，耐性が生じて効きにくくなるので，1日のなかに休薬時間をもうけて投与する必要があるのです．

　耐性が生じる理由は，平滑筋細胞内のチオール基が減ってしまうからだとされています．とくにテープ剤を使用するときには重要となってきます．

> チオール基：-SH．システインなどのアミノ酸の構造の一部．硝酸薬は SH 基をもつシステインの存在下で一酸化窒素（NO）に変換される．

## 2　Ca 拮抗薬

　血管を拡張して前負荷や後負荷の軽減を期待できる薬として，Ca 拮抗薬があります．この薬は，降圧薬としてもよく用いられていますが，狭心症治療薬としても重要です．

　血管平滑筋細胞は，細胞内の $Ca^{2+}$ 濃度が高まると収縮する作用をもっています．Ca 拮抗薬は，血管平滑筋細胞膜に存在している Ca チャネルとよばれる部分に作用して，細胞内へ $Ca^{2+}$ が流入しないようにします．それにより，血管平滑筋が弛緩し，血管は拡張します．この作用は，冠動脈や動脈・静脈に現れ，酸素の供給を増大させ，消費を減少させる効果が期待できます．

　抗狭心症作用として Ca 拮抗薬はもう1つ重要なはたらきをもっています．それは冠動脈攣縮に対する作用です．攣縮は冠動脈の平滑筋内の $Ca^{2+}$ 濃度が蓄積によって高値を示すことで生じると考えられています．それを予防するために，Ca 拮抗薬が重要となってきます．とくにこのタイプの狭心症は安静時狭心症に多

くみられるのでよく用いられています．

Ca拮抗薬には2つのタイプがあります．1つはジヒドロピリジン系とよばれるもので，その代表はニフェジピンです．この系統の薬の血管拡張作用は強く，その分，逆に頻脈になる傾向も強いのです．

もう1つはベンゾチアゼピン系とよばれるもので，その代表はジルチアゼム塩酸塩です．血管拡張作用はジヒドロピリジン系よりも弱いのですが，房室伝導抑制作用があり，心拍数を減少させる作用があります．

### 3 冠拡張薬

冠動脈を拡張させる作用をもつ薬にトラピジル，ジピリダモール，ジラゼプ塩酸塩水和物，ニコランジルなどがあります．

トラピジルは，ホスホジエステラーゼという酵素を阻害してcAMPを増加させます．その結果，血管拡張作用や強心作用を発揮すると考えられています．また，血管内膜を厚くさせない作用もあります．

ジピリダモールやジラゼプ塩酸塩水和物は血管拡張作用をもつアデノシンの作用を強めることで，抗狭心症作用を発揮すると考えられています．

ニコランジルは硝酸薬とCa拮抗薬の中間的な薬剤で，冠拡張作用は硝酸薬と同じ作用機序ですが，ニトログリセリンと比べると冠動脈への選択性が高くかつ肝代謝に多少耐えることができる特徴があります．

## ■ 心臓のはたらきを抑える薬

### 1 β遮断薬

酸素の供給と消費のアンバランスを改善させるためには，心臓の機能亢進に伴う酸素の消費を抑えることが有効です．そのため，交感神経のβ受容体を遮断する作用をもっているβ遮断薬がよく用いられています．β遮断薬の作用機序は，β受容体を遮断して細胞中のcAMPを減少させることです．

この作用により，心拍数は減少し，心筋収縮力も低下することになります．狭心症に用いるβ遮断薬は，内因性交感神経刺激作用（ISA）がないほうが効果的で，かつ副作用を考えると呼吸器系に影響のすくない$β_1$選択性のあるものがよいとされています．そのため，メトプロロール酒石酸塩（$β_1$選択性ISA（−））が用いられており，とくに労作性狭心症に有効です．

---

cAMP（サイクリックAMP）：アデノシン環状ーリン酸（adenosine 3′, 5′-cyclic monophosphate），生体膜に存在する酵素アデニル酸シクラーゼによりATPから産生される．情報伝達の二次メッセンジャーとしてはたらき，さまざまな細胞機能の調節に関与する．細胞内に蓄積したcAMPは，ホスホジエステラーゼによって5' AMPに分解される．

内因性交感神経刺激作用：intrinsic sympathomimetic activity（ISA）．交感神経刺激と同様の効果をもたらすような，β受容体活性化を起こす薬物の性質．この作用の＋（プラス）のβ遮断薬は，心拍数をあまり低下させない作用がある．

## 心機能を助ける薬

　身体のなかで，最も大切な臓器は何かと問われたら「心臓」という答を頭に思い浮かべる人が多いことでしょう．その心臓の機能が低下すると，全身への影響は，はなはだ大きくなってしまいます．そのような事態を防ぐため，心機能をどうにかして保持していく必要があるのです．

### ■ 心不全

　心臓は人によって違いますが，平均的にみると，1日で9万回くらい拍動を繰り返しています．不眠不休ではたらきつづけ，絶えず血液を全身に循環させています．いわば，ポンプのようなはたらきを担っているのです．ところが，この心機能が低下してくると，酸素を十分に含んだ血液を身体のすみずみまで送り込むことができなくなってしまいます．そうすると，さまざまな症状を呈するようになり，それが進行していくと最終的には心機能が全く停止してしまうことにつながりかねません．

　このように，心臓がポンプとしてのはたらきを十分に発揮できないような状態を「心不全」とよんでいます．心不全は病名ではなく，状態を表しています．では，なぜ心不全になるのかというと，加齢のほかに表2に示したような病気が，心不全をつくり出す可能性が高いのです．

　心不全が示す代表的な症状としては，以下のものがあります．
　①呼吸苦
　②疲労感
　③浮腫
　④肝腫大

　とくに，寝ているときに息苦しくて目が覚めるといったことがあれば，医師にその旨を申告しておく必要があるでしょう．そのことを患者さんによく理解してもらうことが大切となります．

　心不全という状況に対して，基本的には，どのような薬を投与すればよいのでしょうか．大きく分けると，次の2つの作用をもっていればよいことになります．
　①心筋の収縮力を強くさせる作用
　②心臓の負担を軽減させる作用

　心機能を助ける薬の作用機序を図2に示します．

表2　心不全誘因因子

肺塞栓，感染，貧血，甲状腺機能亢進症，不整脈，リウマチ（心筋炎），心筋梗塞，高血圧，感染性心内膜炎など

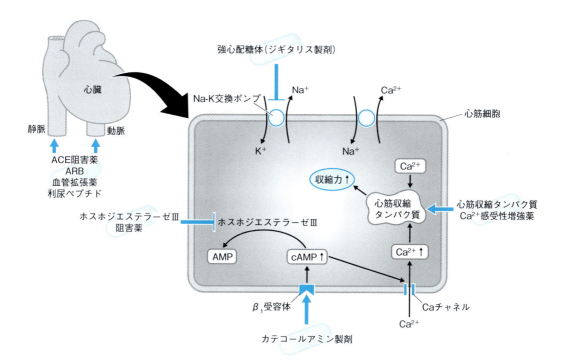

図2　心機能を助ける薬の作用機序

## 心筋の収縮力を上げる薬

###  強心配糖体（ジギタリス製剤）

　この系統の薬は，心筋の収縮力を強くさせる作用があることが古くから知られていました．しかし，どのようにしてその作用が発揮されるのかは，いまだにわかっていない部分もあります．有力な説としては，次のようなものがあります．

　心筋においては，Na-K交換ポンプを介して$K^+$（カリウムイオン）が組織内に入る代わりに$Na^+$（ナトリウムイオン）が外に出ているのです．しかし，ジギタリスはこの流れを抑制するので，結果として心筋細胞内の$Na^+$が増えてきます．

　また，心筋の別の部位では$Ca^{2+}$が外に出て，$Na^+$が代わりに入ってきます．しかし，ジギタリスによって$Na^+$が細胞内に増えてくると，$Ca^{2+}$との交換が行われにくくなり，$Ca^{2+}$は心筋を収縮させる作用をもっているので，結果として心筋細胞内の$Ca^{2+}$が多くなることで，このことが心筋の収縮力を増すという結果を生じさせるのです．

　副作用を防ぐためには，投与されてから数時間後に，血中薬物濃度が2.0 ng/mL以上にならないように投与量を設定することが大切です．

### 2 カテコールアミン製剤

ドパミン塩酸塩，ドブタミン塩酸塩に代表されるカテコールアミン製剤は，$\beta_1$ 受容体を刺激することで，心筋の収縮を増強させる作用をもっています．この作用は，$\beta_1$ 受容体への刺激となって cAMP が増え，それがキナーゼという酵素を増やすことによってもたらされます．キナーゼの増加に伴って Ca チャネルが開かれ，心筋細胞内に $Ca^{2+}$ が増えるのです．前述のように，細胞内に $Ca^{2+}$ が増えれば，心筋は収縮するのです．

> cAMP: p.25 参照．

### 3 ホスホジエステラーゼ（PDE）Ⅲ阻害薬

オルプリノン塩酸塩水和物，ミルリノンなどは，先に述べたように cAMP を分解するホスホジエステラーゼⅢという酵素を阻害することで，カテコールアミン製剤と同じように，cAMP を増やし，同様の作用機序で心筋を収縮させる作用をもっています．

## 心臓の負担を軽くする薬

### 1 アンジオテンシン変換酵素（ACE）阻害薬とアンジオテンシンⅡ受容体拮抗薬（ARB）

心臓の負担を軽減させるためには，静脈や動脈を拡張させる作用をもつものが重要です．なぜなら，静脈を広げることで心臓に戻る血液が静脈内にプールされるようになり，心臓の仕事量を減らすことができるからです．このような作用を，「前負荷を軽減させる作用」といいます．また，動脈を拡張すると，左室にある血液を動脈内に送り出す際の仕事量を減らすことができます．この作用を「後負荷を軽減させる作用」というのです．

ACE 阻害薬や ARB（p.32，33 参照）は，とくにこの 2 つの作用をバランスよくもつので，慢性の心不全の第一選択薬になっています．

### 2 血管拡張薬

単独で心不全の治療に用いられるケースはあまりありませんが，ACE 阻害薬と同様に，前負荷と後負荷を軽減させる作用をもっています．

### 3 心筋収縮タンパク質 $Ca^{2+}$ 感受性増強薬

$Ca^{2+}$ が心筋を収縮させる作用をもつことはすでにお話ししたとおりですが，ピモベンダンなどは，心筋の収縮に関与しているタンパク質（心筋収縮タンパク質：トロポニン C）に対する $Ca^{2+}$ の感受性を高める作用をもっています．慢性心不全の補助的な治療に用いられています．

### 4 利尿ポリペプチド製剤

急性期に用いる薬としてカルペリチドがあります．α型ヒト心房性 Na 利尿ペプチドとよばれる受容体に結合することで，細胞内の cGMP を増加させて血管を拡張させたり，利尿作用を発揮して心臓の負担を軽減させたりすることができます．

cGMP：p.22 参照．

### 5 利尿薬

#### ●ループ利尿薬

ヘンレ上行脚において $Na^+$，$Cl^-$ の再吸収を抑制し，循環血漿量を減少させて心臓の負担を軽減します（図3）．

#### ●抗アルドステロン薬

アンジオテンシン I 受容体はアルドステロンの分泌をさかんにして循環血漿量を増やすので，アルドステロンのはたらきを抑えればよいことになります．

#### ●バソプレシン $V_2$ 受容体拮抗薬

利尿薬は心不全の治療に重要な役割をしていますが，低 Na 血症などの電解質異常が問題となるケースが少なくありません．バソプレシンは主に髄質集合管において $V_2$ 受容体と結合して cAMP のレベルを上昇させ，水分の再吸収を促進させて尿量を減少させるホルモンです．トルバプタンは $V_2$ 受容体と結合してバソプレシンが受容体と結合するのを遮断することで，腎盂へ水分を送り込む作用を示します．

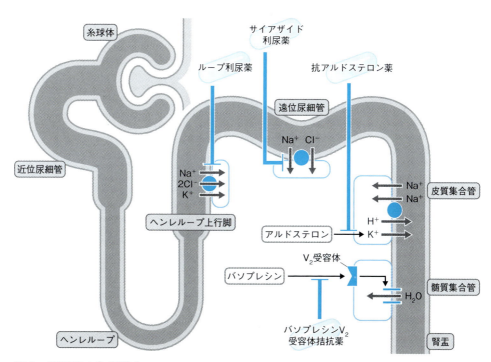

図3 利尿薬の作用機序

# 03 高血圧症に用いる薬

血圧は加齢とともに上昇していく傾向があります．しかし，その上がり方が急激であったり，血圧が高い状態が長期間続いたりすると，さまざまな臓器，とくに血管にダメージを与えます．その結果，脳血管障害，虚血性心疾患などの発生率を高くすることが知られています．高血圧症の治療は長期にわたって行われますので，その人の特性（体質，合併症など）を考慮した薬の選択が必要となってきます．

## 第一選択薬とは

降圧薬とよばれる薬は図4に示したようにいろいろなタイプのものがあります．わが国では利尿薬，Ca拮抗薬，ACE阻害薬，ARB，β遮断薬などに分類されますが，これらのうちβ遮断薬をのぞいた4つの薬が第一選択薬として多くの患者さんに用いられています．第一選択薬としてふさわしい条件には，以下の5つがあげられます．

①降圧作用が緩徐．
②長期に服用しても，問題となる副作用が少ない．
③他の病気へ悪い影響を与えない．
④他剤との相互作用が少ない．
⑤投与回数が少なくてすむ（1日1回）．

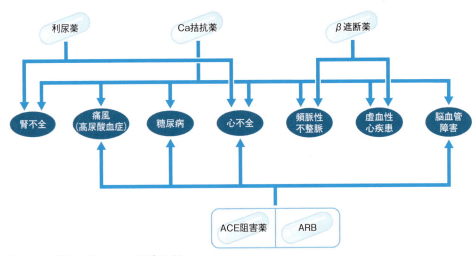

図4　合併症に向いている降圧薬

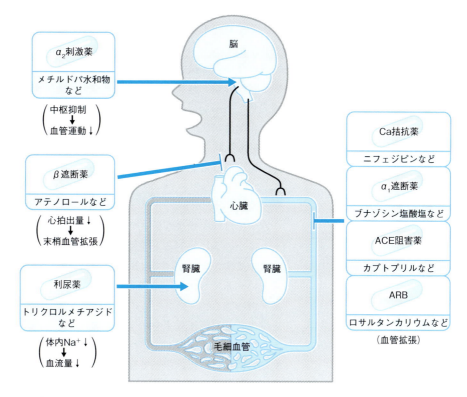

図5 降圧薬の作用点

これらの条件を最も兼ね備えているといえるのが Ca 拮抗薬であり，臨床の場でも高頻度に使用されている薬となっています．また，選択の際には合併症を考慮したものが重要となってきます（図4参照）．そういう点で糖尿病を合併している例を中心にACE 阻害薬や ARB の使用例が増えています．

## 作用機序

血圧を下げる薬物療法には2つの方法があります．1つは血管を広げることによって血管抵抗を改善する方法であり，もう1つは血管の中を流れる血液量を減少させるという方法です（図5）．いずれの降圧薬も最終的には，血管を広げるか血流を弱くする作用を示すのですが，血圧を上昇させている原因を改善する作用は残念ながらもちあわせていません．

### 1 利尿薬

古くから降圧薬として用いられてきましたが，長期に服用すると糖，脂質，尿酸の代謝に悪い影響を及ぼすことから，降圧薬として使われるケースが少なくなっています．利尿薬には腎臓に対

して作用する部位の違いから，
　①サイアザイド系
　②ループ系
　③カリウム保持系
の3つに分類されます．降圧効果は主に遠位尿細管にはたらくサイアザイド系が最も強いと評価されています．血圧を高くすることと相関性が高い$Na^+$は，再吸収の際に水を一緒に引き込むので，$Na^+$を再吸収させないようにする作用機序により，利尿作用が生じ，循環血液量を減少させます（p.29参照）．

### 2　β遮断薬

　欧米では降圧効果が確実であるとの評価を受け，かつ薬のコストもほかの薬に比べると安価なのでわが国と比べると多く用いられていますが，わが国では欧米ほどには高い評価が得られていないといえるでしょう．この薬は，β受容体をブロックして心拍出量を減らす（ポンプとしての力を低下させる）ことで循環血液量を減少させ，降圧効果を示すのです．

　このことによって，末梢へは十分な血液がいかなくなるので末梢血管は反射的に拡張して血流を呼び込もうとします．そのため，降圧効果はさらに強力なものになっていきます．ただし，β受容体は身体のいろいろな部分にあるので，不都合な作用も発揮してしまうのです．とくに，$β_2$受容体を遮断すると，気管支喘息や糖尿病を発症している人の場合は気管支を収縮させたり，低血糖が生じたときに必要な糖新生（グリコーゲンを分解してグルコースをつくる）を抑えて，かつ頻脈などの低血糖症状をマスクしたりするので注意が必要です．

### 3　Ca拮抗薬

　血管の平滑筋の特徴として，$Ca^{2+}$が平滑筋細胞膜にあるCaチャネルとよばれているところを介して細胞内に入ると，血管を収縮させるという作用をもっています．したがって，$Ca^{2+}$を細胞内に流入させないようにすれば，血管は弛緩し結果的に血圧が下がるのです．そのCaチャネルを遮断する作用をもつ薬をCa拮抗薬とよんでいます．

　血管が拡張されると，反射性の頻脈や顔面紅潮といった副作用が生じやすくなります．ただし，ジルチアゼム塩酸塩，ベラパミル塩酸塩では逆に伝導ブロック作用があるので，徐脈が現れやすくなります．

### 4　アンジオテンシン変換酵素（ACE）阻害薬

　「ACE」とはアンジオテンシン変換酵素のことで，血中や血管に存在しています．アンジオテンシノーゲンは肝臓でつくられ血

中に放出されます．それに腎臓でつくられたレニンが作用してアンジオテンシンIになり，さらにACEが作用してアンジオテンシンIIになります．このアンジオテンシンIIがアンジオテンシンII受容体に結合すると血管は収縮して血圧は上昇するので，ACEを阻害する薬でアンジオテンシンIIをつくらせにくくさせ，血圧を下げようというものです．

### 5 アンジオテンシンII受容体拮抗薬（ARB）

ACEには作用せず，アンジオテンシンII受容体をブロックしてアンジオテンシンIIのはたらきを抑えてしまうアンジオテンシンII受容体拮抗薬（ARB）という薬も登場してきました．

ところがアンジオテンシンII受容体は$AT_1$，$AT_2$の2種類あることがわかりました．この2つは図6のように逆の作用を示すことがわかり，血圧を下げることを考えれば$AT_2$受容体には作用せず，$AT_1$受容体だけを遮断することが望まれるのです．

ACE阻害薬を服用している人に比較的よくみられる副作用として空咳があります．これはACEのもう1つの作用（降圧作用をもつブラジキニンという物質を分解させないようにして血圧を下げる作用）があるのですが，ACE阻害薬によりブラジキニンが身体のなかに多く残るので，空咳が発生するのではないかと考え

> ブラジキニン：p.113 参照．

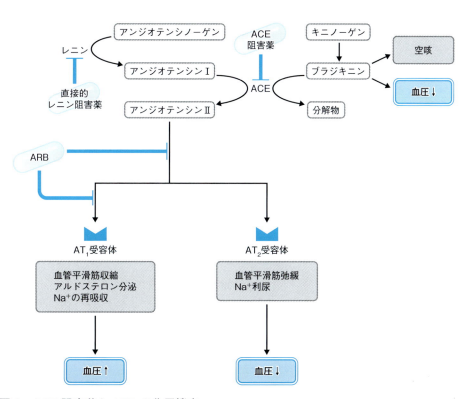

図6　ACE阻害薬とARBの作用機序

られています．したがって，先に述べたARBはブラジキニンに対する作用はもっていないと考えられているので，そのような副作用を考慮する必要のある人にはARBがよく用いられます．

### 6 直接的レニン阻害薬

レニンはアンジオテンシノーゲンをアンジオテンシンIに変換するのを促進するはたらきをもっています．このレニンのはたらきを抑える薬が登場し，直接的レニン阻害薬とよばれています（図6）．この薬は降圧効果だけでなく臓器保護作用もあります．

### 7 $\alpha_1$遮断薬

この薬には，交感神経系の$\alpha_1$受容体を遮断して末梢の血管を拡張させる作用があるため，心臓，脳，腎臓などに血流が保たれ，高齢者が有しているさまざまな合併症の治療にも役立つということで第一選択薬として指名されるようになったのですが，エビデンスに乏しくいまは第一選択薬からはずされています．しかし前立腺肥大症の治療薬としても広く用いられているので，そのような合併症があるケースではよく用いられています（p.93参照）．起立性低血圧を生じやすいことでも知られていますので，服用後は注意深く観察する必要があるでしょう．

### 8 $\alpha_2$刺激薬

いわゆる第二選択薬とよばれるものです．降圧作用は第一選択薬よりも強力ですが，副作用の面で問題があるものがみられます．当然，第一選択薬でうまくコントロールできないケースに用いられるので，重症の患者さんに適用されています．

メチルドパ水和物，クロニジン塩酸塩は中枢神経系の$\alpha_2$受容体を刺激することにより，交感神経系の末梢への作用を抑制させるようにします．$\alpha$受容体には2種類（$\alpha_1$，$\alpha_2$）あって，それぞれが逆の作用を示します．すなわち，$\alpha_1$を遮断する効果と，$\alpha_2$を刺激する効果が同じということになるのです．その結果，心拍出量を減少させたり，血管を拡張させたりして降圧効果を示すのです．

### 9 その他

あまり用いられるケースはありませんが，レセルピン（末梢性交感神経抑制薬），カリジノゲナーゼ（循環改善薬），ジヒドロエルゴトキシンメシル酸塩（脳卒中治療薬）などが用いられることがあります．

# 04 低血圧症に用いる薬

血圧が低いという状態は，病気という認識が高血圧症に比べるとあまり高くないように思われますが，治療を要することもあります．治療を要するケースは，主に低血圧により日常生活に支障をきたすことが多くなってきた患者さんです．

一般的には，安静時血圧が 90 ～ 100mmHg/60 ～ 70mmHg 以下が低血圧症と診断されます．低血圧症も主に本態性低血圧症と起立性低血圧症が多いのです．血圧を上げるためには，血管を収縮させるか，心臓の機能を上げて循環を活発にさせる方法があります（図7）．さらに，精神的な要因があるときには，抗不安薬も用いられます．

## 血管を収縮させる薬

### 1 ミドドリン塩酸塩

血管には，$α_1$ 受容体が存在していて，これを刺激すると末梢血管が収縮する性質があります．$α_1$ 受容体は身体のいろいろな部分（臓器）に存在しますが，低血圧治療薬として用いられている薬は，できるだけ血管に存在する $α_1$ 受容体に作用する性質をもっているので，血管を収縮させて血圧を上昇させます．とくに，起立性低血圧症にはよく効果を示し，正常血圧にはあまり影響しないといわれています．

### 2 ジヒドロエルゴタミンメシル酸塩

片頭痛の治療によく用いられている薬（p.150 参照）で，主に静脈の平滑筋に作用して血管を収縮させることで昇圧効果を発揮します．そのことにより，心拍出量も二次的に増加されるので，持続性の昇圧作用を示します．とくに，慢性低血圧症に用いられています．

## 心筋の収縮力を上げる薬

### 1 デノパミン

$β_1$ 受容体を主に刺激する作用をもっている薬で，この作用により心筋の収縮力は増加して，心拍量の増加により血圧が上昇します．慢性の心不全に用いられていますが，不整脈を生じさせる点

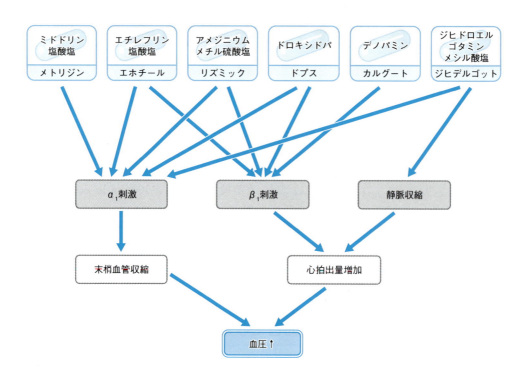

図7 代表的な経口昇圧系薬のメカニズム

に注意が必要です．

## α₁・β₁受容体の両方を刺激する薬

### 1 エチレフリン塩酸塩

この薬は，主にβ₁受容体を刺激することで心拍出量を増加させ，血圧を上昇させる効果を発揮します．同時にβ₁受容体への作用よりは弱いものの，α₁受容体も刺激することで，血管の収縮が生じ，さらに昇圧効果は強くなります．この薬は，低血圧症の治療のほか，網膜動脈の血行障害の治療にも用いられています．

### 2 アメジニウムメチル硫酸塩

この薬は，低血圧症の治療のほか，腎透析施行時の血圧低下を改善する目的で用いられています．

交感神経がノルアドレナリン（ノルエピネフリン）に刺激されることで，血管のα₁受容体や心臓のβ₁受容体を介して，血管の収縮や心筋の収縮力の上昇作用がみられるようになります．交感神経では，神経のなかに伝わる情報を次々と伝えるために，神経

ノルアドレナリン：p.130 参照．

表3 ドブタミン塩酸塩とドパミン塩酸塩の比較

| ドブタミン塩酸塩 | | ドパミン塩酸塩 |
|---|---|---|
| ↑ | 心拍出量 | ↑ |
| → | 心拍数 | ↗→ |
| ↑ | 冠血流量 | ↑ |
| → | 収縮期血圧 | ↑ |
| → | 拡張期血圧 | ↗ |
| → | 腎血流量 | ↑↑ |
| → | 末梢血管抵抗 | ↗ |

の末梢部分でノルアドレナリンが分泌されています．しかし，分泌されたノルアドレナリンは，再び神経末梢部位で取り込まれてはたらきが弱くなり，交感神経は抑えられてしまいます．

アメジニウムメチル硫酸塩は，末梢神経で取り込まれるノルアドレナリンが再吸収されないようにし，ノルアドレナリンの量を保ってそのはたらき（血管の収縮や心筋の収縮力の上昇作用）を強める作用を発揮して血圧を上昇させます．さらに神経の末梢においてノルアドレナリンの不活化を抑えて，ノルアドレナリンの作用を強くさせる作用も持ち合わせています．

したがって，身体のなかにノルアドレナリンが不足している人には，効果が現れにくいと考えられます．

### 3 ドロキシドパ

前述したように，ノルアドレナリンの量を増やせば，心臓や血管に作用して血圧が上昇します．この薬はノルアドレナリンに似た構造をもったもので，身体のなかに投与されるとノルアドレナリンに変化して，交感神経の流れをよくして血圧を上昇させるのです．

血管や心臓に対してばかりでなく，脳内のノルアドレナリンも増やす作用があるので，パーキンソン病の治療にも用いられ，とくに「すくみ足」の改善に期待されています（p.141）．

### 4 カテコールアミン製剤

ドブタミン塩酸塩やドパミン塩酸塩は，急性循環不全やうっ血性心不全などの心原性ショックに用いられていますが，これらはドパミン受容体に作用することで，$α_1$受容体や$β_1$受容体に作用して昇圧効果を示します．

ドブタミン塩酸塩は，ドパミン塩酸塩と比べると$β_1$受容体だけに作用する性質をもっているので，強心作用が期待されます．昇圧作用はドパミン塩酸塩が強力です（**表3**）．

# 05 不整脈に用いる薬

　不整脈という病気を理解しなくてはその治療薬の作用機序の理解は難しいといえます．そして不整脈を理解するためには，刺激伝導系とよばれている心臓における電気刺激の流れと，一つひとつの細胞での電位変化のメカニズムを理解することが大切となってきます．

## 刺激伝導系

　心臓を動かしているおおもとは心臓の洞結節とよばれる部分で，1分間で約70回の刺激となる電気を発しています．その刺激は興奮ともよばれ，それが心臓のすみずみまで届けられるネットワークが刺激伝導系とよばれるものです（図8）．
　洞結節 → 房室結節 → ヒス束 → 左脚・右脚 → プルキンエ線維
と伝わるものです．この系は一つひとつの細胞が興奮し，その周りの細胞に電気を伝えながら流れをつくっていくのですが，まるで長い列のドミノ倒しのように流れていくイメージでとらえてみてください．

## 心筋細胞内の電位の変化

### 1 静止電位－80mVのワケ

　「静止電位」と「活動電位」という言葉があります．簡単に言えば「静止電位」の状況は細胞が興奮していない状態，「活動電位」の状態は逆に細胞が興奮している状態にあるということです．よく静止電位はゼロではなく「－80mV」だと紹介されています．なぜこの電位で止まっているのでしょうか．実は「Na-K交換ポンプ」とよばれる機能が心筋の細胞膜にあることがそれと関連しているのです．
　このポンプは細胞内のナトリウムイオン（$Na^+$）を外に出してカリウムイオン（$K^+$）を細胞内に取り込むというものです．ところがこのときなんと3つの$Na^+$を外に出して，2つの$K^+$を取り込むという不公平な交換をするのです．ですから，細胞内は以前に比べ，1つプラスイオンが少なくなるのでマイナスに荷電していくのです．そして細胞内は電解質（イオン）の濃度を均一になるように調節しようとするので，Na-K交換ポンプにより細胞外

に比べ細胞内にたくさん増えたK⁺は，Kチャネルとよばれる窓から細胞外に流出しようとする動きを生じるのです．しかし細胞内はマイナスに荷電されているためK⁺は外に出たくても内へ引っ張られる状態となり，動けない状況になるのです．だからマイナスの状態でイオンの動きが静止してしまい，「静止電位」として−80mVが生まれるのです（図9）．

### 2 脱分極から再分極までの流れ

「脱分極」「再分極」という言葉があります．「分極」とは電位がゼロでない状態にあるという意味であり「脱分極」とはその状況から脱するということなので，電位がゼロに近づいていくフェーズということになります．そして「再分極」とは再びゼロから電位が変化していくフェーズということになります．すなわち，静

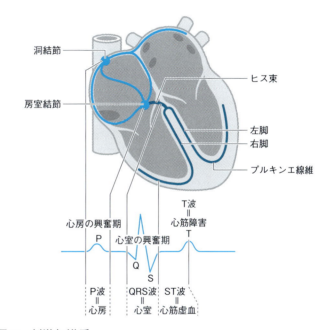

図8　刺激伝導系

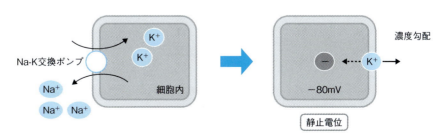

図9　静止電位

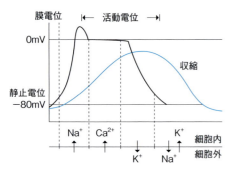
図10 イオンの動きと電位の変化

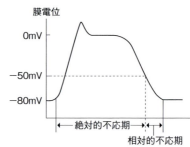
図11 不応期

止電位→脱分極→ゼロ電位→再分極→静止電位という一連の流れにより細胞は活動電位を生み出し，その刺激を周りの細胞に伝えていくのです．この電位にかかわっているのが $Na^+$，$Ca^{2+}$，$K^+$ の3つなのです（図10）．

### 3 イオンの動きと電位の変化

#### ● $Na^+$ の流入

細胞膜には $Na^+$ を通過させる「Naチャネル」，$Ca^{2+}$ を通過させる「Caチャネル」，$K^+$ を通過させる「Kチャネル」が存在しています．静止状態ではこれらのチャネルは閉じているのですが，細胞外から刺激を受けるとまずNaチャネルが開き，$Na^+$ が細胞の中にすごい勢いで流入してきます．そのため－80mVであった電位が急激に上昇しはじめるのです．すなわち脱分極が開始されたのです．そしてその勢いは電位をゼロまで，もしくはゼロよりはすこし上まで押し上げるのですが，その時点ではすでにNaチャネルは閉じていて，その後 $Na^+$ は入ってこなくなります．

#### ● $Ca^{2+}$ の流入と $K^+$ の流出

$Na^+$ により興奮した細胞は，今度は細胞膜にあるCaチャネルを開きます．そして細胞外の $Ca^{2+}$ を内に取り込み，プラスの電位を細胞内に取り込みます．しかしその一方でKチャネルも開き，細胞内に閉じ込められていた $K^+$ が解き放たれて外に出るので，ちょうど入ってくるプラスイオンと出ていくプラスイオンとのバランスがとられ，電位は $Na^+$ がつくったゼロ電位を保つことになるのです．ところが，しばらくするとCaチャネルが閉じられてしまうのです．

#### ● $K^+$ の流出増大

Caチャネルが閉じられると，$K^+$ の流出は増大しはじめ，再びマイナス電位に向かっていき，－80mVでその流出は止まり再び静止電位状態となるのです．すなわち再分極が終了したということなのです．

## 不応期

不応期とは，一度興奮した心筋はいかなる刺激を受けても再び興奮することにならない期間のことで，絶対的不応期と相対的不応期があります．図11のように絶対的不応期とは脱分極を開始してから再分極により電位が下がりはじめて-50mVになるまでの期間で，相対的不応期はそのあとから静止電位に至るまでで，この場合は通常より強い刺激だと興奮してしまいます．

## 不整脈治療薬の作用機序

不整脈とは刺激伝導系のどこかの部分に異常をきたし過剰な興奮が生じたり，スムーズに伝導されなかったりすることで，脈が乱れたり，速くなったり遅くなったりする現象なのです．

これらの病気に用いられている薬は，主に$Na^+$，$Ca^{2+}$，$K^+$の動きに影響することで刺激伝導を調節しようとするものです．またそれぞれの薬が作用する部位は洞結節であったり，心房（上室）であったり，房室結節であったり心室であったりするために，その不整脈がどこの部位の異常で生じているかによって，選ばれる薬が変わってきます．

現在用いられている不整脈の分類は2つあり，$Na^+$イオンなどのイオンの生理的性質を基にしてつくられたボーン・ウィリアムズの分類（表4）と，不整脈の作用機序から考え始め，治療の標的をつくって薬を選択するためのシシリアン・ガンビットの分類がありますが（表5），前者のほうが，薬理作用を理解するにはわかりやすいので，ここではそれに基づいて解説します．

### 1 Ⅰ群

Ⅰ群はいずれもNaチャネルの開くのを抑制して活動電位が急に上昇するのを防ぐものです．すなわち細胞を興奮しにくくさせ，かつ興奮したものが隣の細胞に伝わりにくくなるということです．

● Ⅰa群

Ⅰa群とは活動電位を延長させるタイプで，心電図上QT時間は延長します（図12a）．そして不応期も延長させます．すなわち不応期を延ばすことで，不整脈を抑えるということになります．しかし延ばせば延ばすだけよいというわけではありません．

● Ⅰb群

Naチャネルを抑制するのですが活動電位を短縮させるタイプで，心電図上QT時間を短縮します（図12b）．そして，不応期は不変か，やや短縮されます．不応期が短くなるとかえって不整脈

表4 ボーン・ウィリアムズの分類

| 分類 | | | 一般名 | 適応となる主な不整脈 |
|---|---|---|---|---|
| 1 | 第Ⅰ群（Naチャネル遮断薬） | 活動電位持続時間（延長型） Ia | キニジン硫酸塩水和物 | 上室性期外収縮<br>心室性期外収縮<br>心房細動<br>心房粗動<br>上室性頻拍<br>心室頻拍 |
| | | | プロカインアミド塩酸塩 | |
| | | | ジソピラミド | |
| | | | リン酸ジソピラミド徐放剤 | |
| | | | リン酸ジソピラミド | |
| | | | シベンゾリンコハク酸塩 | |
| | | | ピルメノール塩酸塩水和物 | |
| | | （不変型）<br>Ib（短縮型） | アプリンジン塩酸塩 | 心室性期外収縮<br>心室頻拍 |
| | | | リドカイン塩酸塩 | |
| | | | メキシレチン塩酸塩 | |
| | | （不変型）Ic | プロパフェノン塩酸塩 | Ⅰaと同じ |
| | | | フレカイニド酢酸塩 | |
| | | | ピルシカイニド塩酸塩水和物 | |

| 分類 | | 一般名 | 適応となる主な不整脈 |
|---|---|---|---|
| 2 | 第Ⅱ群（β遮断薬） | プロプラノロール塩酸塩 | 洞性頻脈<br>上室性頻拍<br>心室性期外収縮<br>心室頻拍<br>心房細動 |
| | | ビソプロロールフマル酸塩 | |
| | | アテノロール | |
| | | ランジオロール塩酸塩 | |
| | | エスモロール塩酸塩 | |
| 3 | 第Ⅲ群 | アミオダロン塩酸塩 | 心室頻拍<br>肥大型心筋症を合併した発作性心房細動 |
| | | ニフェカラント塩酸塩 | |
| | | ソタロール塩酸塩 | |
| 4 | 第Ⅳ群（Ca拮抗薬） | ベラパミル塩酸塩 | 上室性頻拍<br>心房細動 |
| | | ベプリジル塩酸塩水和物 | |
| | | ジルチアゼム塩酸塩 | |
| 5 | ジギタリス製剤 | ジゴキシン | 心房細動<br>上室性頻拍 |
| | | メチルジゴキシン | |
| | | デスラノシド | |
| 6 | 抗コリン薬 | アトロピン硫酸塩水和物 | 洞不全症候群<br>房室ブロック |

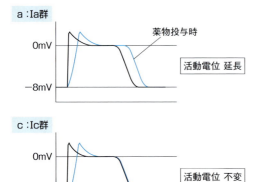
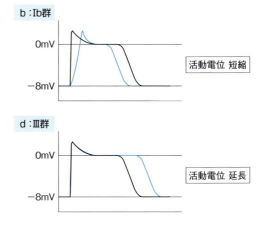
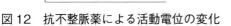

図12 抗不整脈薬による活動電位の変化

が生じやすくなると考えられますが，この薬は活動電位が終わってからその次にくる$Na^+$の電流を入りにくくするので，不整脈は起こりにくくなるのです．すなわち発火しにくくしているようなものです．

表5　シシリアン・ガンビットの分類

| 一般名 | チャネル Na 速い | Na 中間 | Na 遅い | Ca | K | If | 受容体 α | β | $M_2$ *1 | $A_1$ *2 | ポンプ Na-K ATPase | 臨床的効果 左室機能 | 洞頻度 | 心外作用 | 心電図効果 P-R間隔 | QRS幅 | J-T間隔 |
|---|---|---|---|---|---|---|---|---|---|---|---|---|---|---|---|---|---|
| リドカイン塩酸塩 | ● | | | | | | | | | | | → | → | ● | | | ↓ |
| メキシレチン塩酸塩 | ● | | | | | | | | | | | → | → | ● | | | ↓ |
| アプリンジン塩酸塩 | | I | | ● | ● | ● | | | | | | → | → | ● | ↑ | ↑ | → |
| シベンゾリンコハク酸塩 | | A | | ● | ● | | | | ● | | | ↓ | → | ● | ↑ | ↑ | → |
| プロカインアミド塩酸塩 | | A | | | ● | | | | | | | ↓ | → | ● | ↑ | ↑ | ↑ |
| ジソピラミド | | A | | | | | | | ● | | | ↓ | → | ● | ↑↓ | ↑ | ↑ |
| キニジン硫酸塩水和物 | | A | | | | | ● | | ● | | | → | ↑ | ● | ↑↓ | ↑ | ↑ |
| プロパフェノン塩酸塩 | | A | | | | | | ● | | | | ↓ | ↓ | ● | ↑ | ↑ | |
| フレカイニド酢酸塩 | | A | | | ● | | | | | | | ↓ | → | ● | ↑ | ↑ | |
| ピルメノール塩酸塩水和物 | | A | | | | | | | ● | | | ↓ | → | ● | ↑ | ↑ | ↑→ |
| ピルシカイニド塩酸塩水和物 | | A | | | | | | | | | | ↓ | → | ● | ↑ | ↑ | |
| ベプリジル塩酸塩水和物 | ● | | | ● | ● | | | | | | | ? | ↓ | ● | | | ↑ |
| ベラパミル塩酸塩 | ● | | | ● | | | ● | | | | | ↓ | ↓ | ● | ↑ | | |
| ジルチアゼム塩酸塩 | | | | ● | | | | | | | | ↓ | ↓ | | ↑ | | |
| ニフェカラント塩酸塩 | | | | | ● | | | | | | | → | → | ● | | | ↑ |
| ソタロール塩酸塩 | | | | | ● | | | ● | | | | ↓ | ↓ | ● | ↑ | | ↑ |
| アミオダロン塩酸塩 | ● | | | ● | ● | | ● | ● | | | | → | ↓ | ● | ↑ | ↑ | ↑ |
| ナドロール | | | | | | | | ● | | | | ↓ | ↓ | ● | ↑ | | |
| プロプラノロール塩酸塩 | ● | | | | | | | ● | | | | ↓ | ↓ | ● | ↑ | | |
| アトロピン硫酸塩水和物 | | | | | | | | | ● | | | → | ↑ | ● | ↓ | | |
| ATP（アデノシン三リン酸ニナトリウム水和物） | | | | | | | | | | ■ | | ? | ↓ | ● | ↑ | | |
| ジゴキシン | | | | | | | | | ■ | | ● | ↑ | ↓ | ● | ↑ | | ↓ |

*1　$M_2$：ムスカリン受容体　　*2　$A_1$：アデノシン受容体

チャネル抑制の程度　　●：弱い　　●：中間　　●：強い　　A：活性化状態での抑制
　　　　　　　　　　■：アゴニスト（作動）　　　　　　　　I：不活化状態での抑制

（抗不整脈ガイドライン委員会：抗不整脈薬ガイドライン．p.7，ライフメディコム，2000より一部改変）

### ● Ⅰc群

Naチャネルを抑制するのですが活動電位を変えないタイプで心電図上QRSが延長することがあります（図12c）．不応期は不変か，やや延長されます．Ⅰ群のなかでは同じ濃度で比較するとⅠc群がいちばん抑制する作用は強いといわれています．

### 2 Ⅱ群

β遮断薬に分類される薬で，cAMPの濃度を減少させCaチャネルを閉じて交感神経による過剰な心筋の興奮を抑えます．洞結節のβ$_1$受容体による刺激や心室筋のβ受容体刺激に対して抑制的にはたらきます．

### 3 Ⅲ群

Kチャネルを抑制してK$^+$の流れを抑えることで，活動電位を延長させて不応期を延長させます（**図12d**）．ただしアミオダロン塩酸塩はCa$^{2+}$チャネル，Na$^+$チャネル，β受容体をも抑制する作用をもっています．

### 4 Ⅳ群

洞結節や房室結節を抑制する作用をもっています．これらの節は細胞内へのCa$^{2+}$の流入を抑えられると興奮が抑制されます．おもにCa拮抗薬が用いられます．ジヒドロピリジン系は不整脈の治療には用いられず，主にベラパミル塩酸塩，ジルチアゼム塩酸塩，ベプリジル塩酸塩水和物が用いられます．

### 5 ジギタリス製剤

ジギタリスは細胞膜にあるNa-K交換ポンプのはたらきを阻害することで，細胞内のCa$^{2+}$が増加して心臓の収縮力をアップさせる薬です（p.27）．不整脈に対しては，Na-K交換ポンプが抑制されることで交感神経の活動が弱まり（弱い陽性変力作用）洞結節の自動能を抑えて房室結節への伝導を抑制します．

### 6 抗コリン薬

アトロピン硫酸塩水和物は脈が遅くなる徐脈タイプの不整脈に用います．これは副交感神経を遮断することで脈拍数を上げます．したがって交感神経が優位になります．

> 陽性変力作用：心筋の収縮力を増加させて心拍出量を増加させること

# 第2章 各治療薬のメカニズム

 脂質異常症に用いる薬

脂質異常症を指摘されても，痛くもかゆくもないことが多いので，治療を行う意義を理解することができない人もいるようです．しかし，脂質異常症が動脈硬化を促進し，図13に示したように重篤な病気を発症させることと関連性があることも明らかになり，積極的に治療を開始するケースが増えてきています．

脂質異常症の診断基準は，表6に示したものが臨床でよく用いられています．動脈硬化との関連では，LDLコレステロール値が大切となっています．

脂質異常症に用いる薬はそのはたらきによりコレステロールを下げる薬と中性脂肪を下げる薬に大きく分けられ，さまざまな薬があります（図14）．

> LDL: low density lipoprotein. 低比重リポタンパク．コレステロールが多く含まれているリポタンパク（タンパク質に包まれた脂質）．

## 主にコレステロール値を下げる薬

### 1 HMG-CoA 還元酵素阻害薬（スタチン系）

コレステロールには内因性のものと外因性のものがあります．外因性のものは食物によるものであり，内因性のものは肝臓で身体自らが生成するものをいいます．

HMG-CoA 還元酵素阻害薬に分類されるプラバスタチンナトリウムやシンバスタチンなどは，身体のなかでつくられる内因性のコレステロールの産生を抑えるものです．肝臓でのコレステロー

> HMG-CoA (hydroxymethyl-glutaryl-coenzyme A) 還元酵素：肝臓内でコレステロールがつくられるときに必要な酵素．HMG-CoA 還元酵素阻害薬はスタチン系ともよばれている．

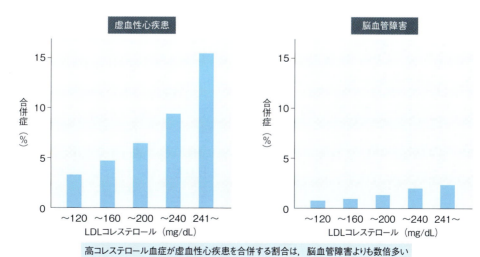

図13　LDL コレステロール値と血管合併症

表6 脂質異常症：スクリーニングのための診断基準（空腹時採血*）

| LDLコレステロール | 140mg/dL 以上 | 高LDLコレステロール血症 |
|---|---|---|
| | 120～139mg/dL | 境界域高LDLコレステロール血症** |
| HDLコレステロール | 40mg/dL 未満 | 低HDLコレステロール血症 |
| トリグリセライド | 150mg/dL 以上 | 高トリグリセライド血症 |

● LDLコレステロールはFriedewald（TC-HDL-C-TG/5）の式で計算する（TGが400mg/dL 未満の場合）．
● TGが400mg/dL 以上や食後採血の場合にはnon HDL-C（TC-HDL-C）を使用し，その基準はLDL-C+30mg/dL とする．
＊10-12時間以上の絶食を「空腹時」とする．ただし，水やお茶などカロリーのない水分の摂取は可とする．
＊＊スクリーニングで境界域高LDLコレステロール血症を示した場合は，高リスク病態がないか検討し，治療の必要性を考慮する．
（日本動脈硬化学会編：動脈硬化性疾患予防ガイドライン．2012年版，p.13，2012，日本動脈硬化学会）

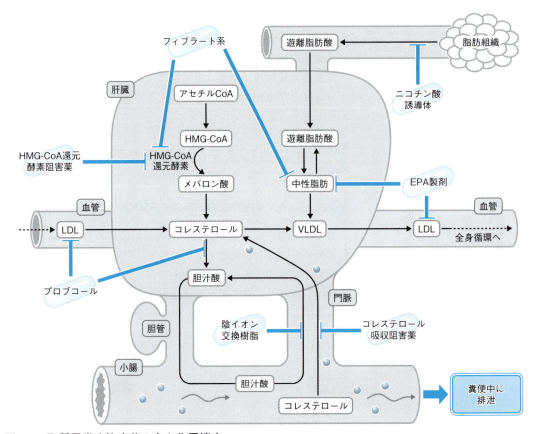

図14 脂質異常症治療薬の主な作用機序

ルの産生過程にHMG-CoA還元酵素が関与して次々とコレステロールをつくる役目をしています．この薬により，その酵素のはたらきを抑制することでコレステロールの産生を抑えています．

コレステロールは重要なはたらきをしています．たとえば，身体のなかでつくられるホルモンの材料になったり，胆汁酸の原料や皮膚を形成する材料になったりしています．この薬を使うことで肝臓で産生される内因性のコレステロールが不足し，LDL受

容体の数を増加させて血液のなかにある外因性のコレステロールを取り込むようになります．そうすることで，血液中のLDLコレステロールが低下するのです．

この薬には横紋筋融解症などの副作用がみられるため，筋肉痛などの徴候が現れたら注意する必要があります．

### 2 陰イオン交換樹脂

陰イオン交換樹脂に分類されるコレスチラミンは，消化管で胆汁酸を吸着して，再び肝臓に胆汁酸が戻らないようにしています．肝臓中の胆汁酸濃度が低くなると，身体は原料となるコレステロールを使おうとするので，コレステロールが低下するのです．

また，同時にLDL受容体の数を増加させて血中のLDLコレステロールを減少させます．その他に消化管内の胆汁酸も吸着によって減少するので，消化管からのコレステロールの吸収も抑制されます．

しかし，投与量が多く，胃腸障害や便秘などの消化器系の副作用もあるので，用いられるケースは少ないようです．

### 3 プロブコール

この薬もコレステロールを低下させる作用は強いものがあります．作用機序はよくわかっていない部分がありますが，血管に蓄積したLDLコレステロールを取り除く効果があるとされています．これはLDL受容体を介さない経路によるものでLDL受容体が欠損している症例に有効とされています．善玉といわれているHDLコレステロール値も低下させてしまうので，使いにくいという人もいます．

しかし，動脈硬化の直接的な原因の1つである酸化されたLDLコレステロールがつくられないようにする作用があるので，抗酸化薬として最近注目されています．LDLコレステロールの酸化にはフリーラジカルが関与し，マクロファージが酸化されたLDLを取り込み，それが泡沫細胞に変化しプラーク化することで動脈硬化が形成されると考えられています．

### 4 小腸コレステロールトランスポーター阻害薬

小腸からコレステロールを吸収する際に，コレステロールトランスポーターとよばれる担体が発見され，そのはたらきを抑えることでコレステロールの吸収を抑える薬エゼチミブが登場しました．腸からのコレステロールの吸収が約50%減少すると報告されています．

---

HDL：high density lipoprotein．高比重リポタンパク．タンパク質が多く含まれているリポタンパク．

### 5 植物ステロール

コレステロールの消化管吸収を阻害する作用機序をもったものが，いくつか臨床で用いられています．植物ステロールに分類されるものにはガンマオリザノールがありますが，コレステロール低下作用はスタチン系と比べるとあまり強くありません．

## 主に中性脂肪値を下げる薬

### 1 フィブラート系

コレステロール値を下げる作用もありますが，中性脂肪値を下げる力が最も強い薬の1つです．代表的な薬はベザフィブラートやクロフィブラートですが，主に肝臓でのコレステロールや中性脂肪の合成を抑えます．この作用はリポタンパクを介して発揮されます．脂質は基本的には水に溶けにくいので，血中では脂質はリポタンパクという形で移動しています．リポタンパクは比重によりいくつかに分類されていて，その構成成分はカイロミクロンがいちばん中性脂肪の比率が高くなっています．小腸から取り込まれた脂質はまずカイロミクロンという形で門脈を通り肝臓へ運ばれていくのですが，その途中にリポタンパクリパーゼという酵素で分解され，その際に中性脂肪の一部を放出して，カイロミクロンレムナントというリポタンパクになります．

フィブラート系の薬は，この酵素のはたらきを活発にして中性脂肪が少ないカイロミクロンレムナントの形で肝臓に脂質を運ばせることで，コレステロールや中性脂肪を少なくするのです．

また脂質を排出したりすることで脂質を低下させる作用を発揮します．善玉である HDL コレステロール値を上げる作用もあります．

### 2 ニコチン酸誘導体

この薬は外国ではよく使用されていますが，顔面紅潮やほてり感があるので使いにくいという人もいます．ニコモールはそのような点を改善したものです．作用機序としては，脂肪組織からの遊離脂肪酸の放出の抑制があると同時に，善玉コレステロールである HDL コレステロールを増加させる作用もあります．

また，動脈硬化と関連性が深い LDL コレステロールの異化を促進して低下させる作用が期待されています．

---

中性脂肪：トリグリセリド（triglyceride）．体内で糖質から合成される．

遊離脂肪酸：血液中に存在する脂質の1つ．ほかにはコレステロール，中性脂肪，リン脂質がある．

EPA: ethyl icosapentate

LPL: lipoprotein lipase，リポタンパクリパーゼ．脂質分解酵素

### 3　多価不飽和脂肪酸

　魚の油からつくられている薬で，イコサペント酸エチル（EPA）が臨床では用いられています．この薬は，閉塞性動脈硬化症に用いられていて，抗血小板作用ももっていますが，中性脂肪が高い高脂血症の治療にも用いられています．脂肪酸合成酵素や中性脂肪合成酵素の活性化を抑制したり，β酸化を亢進させて脂肪酸代謝を亢進して肝臓での中性脂肪合成を抑制することで中性脂肪値を下げるほか，LPLの活性を高めることで悪玉コレステロールのLDLコレステロールを分解する作用ももっています．

　この薬は脂溶性なので，空腹時に服用するよりも食事と一緒のほうがよく吸収される性質をもっているので，食直後に服用することになっています．

　また，EPAにDHA（ドコサヘキサエン酸エチル）も含有しているオメガ-3脂肪酸エチルも登場しました．DHAが含まれているので血小板の凝集を抑制する作用が強化されています．

# 血栓形成を阻害する薬

脳血管障害や虚血性心疾患などの治療では，血管に作用して血栓形成を抑えることのできる薬が重要になってきます．

## 血栓形成のメカニズム

血管が破れてしまった場合，ヒトには自ら止血する能力が備わっています．そして止血するためには，血液を凝固させて血栓を形成する必要があります．

ところが，止血する必要性もないのに血栓を形成してしまうことがあるのです．それは，なんらかの原因で血管壁に傷がついてしまったりしたときです．

血栓形成のためには，血小板系と凝固系という2つのルートが関与しています（**図15**）．それぞれの反応過程において，なんらかの抑制作用をもつ薬が抗血栓薬として用いられています．

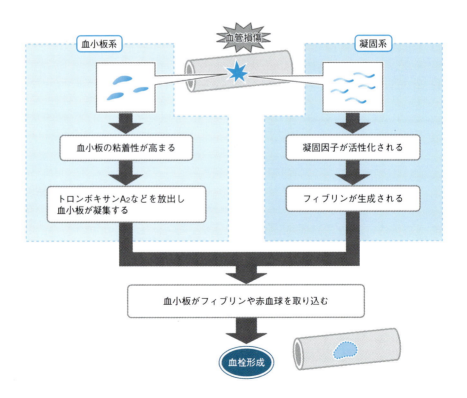

図15　血栓形成のメカニズム

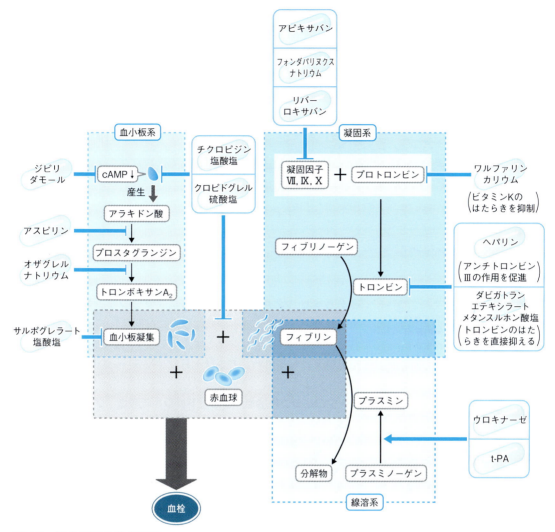

図16 抗血栓薬の作用部位

## 抗血栓薬の作用機序

抗血栓薬は，その作用部位により血小板凝集阻害薬，血液凝固阻止薬，血栓溶解薬に分けることができます（図16）．

### 1 血小板凝集阻害薬

血栓形成を阻止するための薬の分類名ですが，主に動脈性血栓症の治療に用いられています．

● アスピリン

トロンボキサン $A_2$ は血小板の凝集を起こす物質ですが，少量のアスピリンは血小板内でのシクロオキシゲナーゼを阻害することで，血小板内でのプロスタグランジンの産生を抑えトロンボキサン $A_2$ の産生を抑制することで血栓形成を阻害します．ところが，大量に投与すると血管内皮細胞で血小板凝固を防ぐはたらき

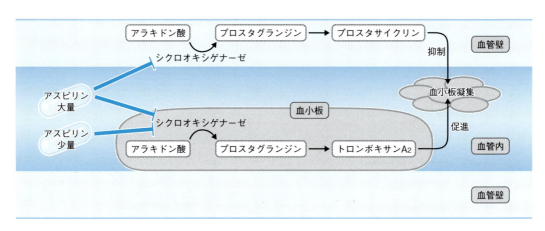

図17　アスピリンジレンマ

のあるプロスタサイクリン（プロスタグランジン $I_2$）の合成を抑えてしまい，血栓形成抑制効果が逆に抑制されてしまいます．これを，アスピリンジレンマとよんでいます（図17）．したがって，抗血栓薬として用いるときは1日投与量80〜200mgが適当量とされています．

●チクロピジン塩酸塩，クロピドグレル硫酸塩，プラスグレル塩酸塩

まだよく解明されていない部分はありますが，この薬は血小板とフィブリンの結合を抑制する作用をもっています．また，血小板内のcAMPを上昇させ，トロンボキサン $A_2$ 産生を抑制し，血小板凝集を抑える作用があります．

これらの作用はプロスタグランジン系に影響を及ぼさないところがアスピリンとは違う点です．しかしチクロピジン硫酸塩は，副作用として血栓性血小板減少性紫斑病（TTP）が生じて死亡した例がありました．そのため，この系統の薬は投与開始後2〜3か月以内は倦怠感，紫斑，食欲不振，意識障害などのTTPの初期症状に注意する必要があります．その点を配慮して最近ではクロピドグレル硫酸塩の使用が多くなっています．

●ジピリダモール，シロスタゾール，ベラプロストナトリウム

血小板内のcAMPやcGMPを分解してしまうホスホジエステラーゼを阻害することで，これらの物質を上昇させ血小板凝集を抑えるはたらきがあります．ベラプロストナトリウムはプロスタグランジン製剤（$PGI_2$ 誘導体）で血管拡張作用も示します．

●オザグレルナトリウム（トロンボキサン $A_2$ 阻害薬）

この薬は血小板内でのトロンボキサン合成酵素を阻害することで，血小板凝集に関与するトロンボキサン $A_2$ を阻害する作用をもち，クモ膜下出血後の脳血管障害の改善薬として用いられています．

---

プロスタサイクリン：プロスタグランジン $I_2$ のこと．血管内皮細胞でアラキドン酸より産生される．血管拡張作用，血小板凝集抑制作用をもっている．

フィブリン：フィブリノーゲンにトロンビンが作用して生じる不溶性タンパク質．血小板とともに血栓のもととなる．

cAMP：p.25参照．

TTP：thrombotic thrombocytopenic purpura

cGMP：p.22参照．

この酵素を阻害するとトロンボキサン $A_2$ に変換されないプロスタグランジンが放出されて，血管内皮細胞で血小板凝集抑制作用をもつプロスタサイクリンをつくる材料となります．

### ●サルポグレラート塩酸塩

セロトニンも血小板凝集に関与しており，この薬はセロトニン受容体（$5-HT_2$）を遮断することで，血小板凝集抑制作用や血管収縮抑制作用を示すことが知られています．

> セロトニン（5-HT）：生体アミンの１つで，平滑筋を収縮させるはたらきがある．

### 2 血液凝固阻止薬

血液凝固機序のどこかの部分に作用して血管内の凝血を抑制する薬の分類名です．DIC，肺動脈塞栓症，血栓性静脈炎，術後の血栓形成予防などに広く用いられています．

> DIC：disseminated intravascular coagulation syndrome．播種性血管内凝固症候群．

### ●ヘパリン

単独では効果がなく，アンチトロンビンⅢの存在下で抗凝固作用を発現します．アンチトロンビンⅢはトロンビンのはたらきを抑えて抗凝血作用をゆるやかに発現しますが，ヘパリンを投与することで，それが迅速に行われるようになるのです．過剰投与のときはプロタミン硫酸塩を使用して中和します．

> アンチトロンビンⅢ：血液凝固制御因子として血中に存在する物質．

### ●ワルファリンカリウム

クマリン誘導体とよばれている経口薬です．凝固因子のプロトロンビンなどは，ビタミンKが関与して産生されています．ワルファリンカリウムはそのビタミンKのはたらきを抑えることで抗凝固作用を示します．作用発現までに12～36時間を必要とします．いろいろな薬との相互作用が指摘されているので，併用薬とのチェックが必要となります（表7）．薬以外には，納豆がその作用を減弱させるものとして有名です．

> クマリン誘導体：血液凝固因子の生成に必要なビタミンKに拮抗することで，血液凝固抑制作用を示す．経口投与で薬効を示す．

### ●フォンダパリヌクスナトリウム

アンチトロンビンⅢに選択的に結合して抗第Xa因子を増強させて，トロンビンの生成を抑えることで，フィブリン形成を抑制して血栓形成を抑制するものです．臨床的には静脈血栓症の患者に用いられ，1日1回の投与でよく，凝固能のモニタリングをしながら用量を調節する必要がありません．

### ●ダビガトランエテキシラートメタンスルホン酸塩，アルガトロバン水和物

トロンビンの活性を直接結合することで抑制して，フィブリノーゲンからフィブリンへの変換を抑えることで作用を発揮します．この薬は安全域が広いので投与量を個別に設定する必要性が低く，同じ理由でTDMをしなくてよいとされています．

### ●リバーロキサバン，アピキサバン，エドキサバントシル酸塩水和物

血液凝固機序でプロトロンビンをトロンビンに変換することに関与している第Xa因子の活性を直接的に阻害することでトロン

表7 ワルファリンカリウムの作用に影響を及ぼす薬の例

| 増強 | フェニトイン，解熱鎮痛薬，三環系抗うつ薬，アミオダロン塩酸塩，クロフィブラート，シンバスタチン，オメプラゾール，シメチジン，ダナゾール，タンパク同化ステロイド薬，アロプリノール，プロベネシド，スルホニル尿素系糖尿病薬，抗生物質，化学療法薬，抗真菌薬，インターフェロン，トラニラストなど |
|---|---|
| 減弱 | カルバマゼピン，コレスチラミン，ステロイド薬，リファンピシン，ビタミンK（メナテトレノン），経口避妊薬など |

ビンの生成を抑える薬です．リバーロキサバンは1日1回の投与でよく，腎機能低下患者に対しては減量する必要があります．

### 3 血栓溶解薬

血栓の主成分はフィブリンです．しかし，ヒトにはそのフィブリンを分解するプラスミンというものが備わっています．そのプラスミンの産生を高める作用がある薬を，血栓溶解薬と分類しています．

#### ●ウロキナーゼ

ウロキナーゼではヒトの尿中から取り出されたプラスミノーゲン活性化因子で，血漿中のプラスミノーゲンからプラスミンを産生する過程を促進させます．血栓中のフィブリンに作用させて，血栓溶解作用を示します．血漿中にはプラスミンの作用を阻害する物質もあるので，それを上回るプラスミンを産生しなければなりません．そこで，大量に投与する必要性が生じるのです．

#### ●t-PA

アルテプラーゼやモンテプラーゼはウロキナーゼとは違い，血栓中のフィブリン上でプラスミンを産生させます．その結果，ウロキナーゼのときのようにはプラスミンが阻害されないのです．したがって，血漿中には作用しないため，出血などの副作用が比較的少ないことになるのです．

---

プラスミン：フィブリン溶解酵素．血中では不活性のプラスミノーゲンとして存在するが，活性化因子によりフィブリン上でプラスミンとなる．

t-PA：tissue-type plasminogen activator．組織性プラスミノーゲンアクチベータ．

# 08 鉄欠乏性貧血と鉄剤

貧血は表8のように原因の違いによってさまざまに分類されています．そして，それぞれの貧血に対して用いられる薬にも違いがみられます．

鉄欠乏性貧血は，日常的に最もよくみられる貧血で，赤血球生成過程（成熟期）において，ヘモグロビンの合成に必要な鉄が不足することで生じるものです．

##  鉄の役割

ふつうの生活をしていれば，ヒトは食事をとおして1日に10〜20mgの鉄を摂取することができます．しかし，消化管からの吸収率は低く，吸収される量は約5〜10％くらいといわれています．また，女性では月経により鉄が失われますので，1日に必要な吸収量は1.5mg以上とされています．

実際に鉄は体内に蓄積され，正常な状態ならその量は3,000〜4,000mg存在しています．体内に蓄積されている鉄の分布をみると，その約70％が赤血球中でヘモグロビンと結合したかたち（ヘモグロビン鉄）で存在しています．残りは貯蔵鉄で，フェリチンなどとして肝臓や脾臓などに存在しています．また，筋肉中にもミオグロビン鉄として多少存在しています．

鉄のはたらきを図18に示します．鉄は十二指腸や空腸，小腸上部から吸収されます．鉄には二価鉄（$Fe^{2+}$）と三価鉄（$Fe^{3+}$）がありますが，三価鉄より二価鉄のほうが消化管からの吸収はよいのです．ですから，吸収されるときは二価鉄であるものが多いが，消化管粘膜で三価鉄に変換されます．

> フェリチン：鉄の貯蔵に必要な水溶性タンパク質．

表8　貧血の種類と代表的な治療薬（対処法）

| 種類 | 治療薬（対処法） |
| --- | --- |
| 鉄欠乏性貧血 | 鉄剤 |
| 悪性貧血 | ビタミン$B_{12}$，葉酸 |
| 鉄芽球性貧血 | ビタミン$B_6$ |
| 溶血性貧血 | 糖質コルチコイド，免疫抑制薬 |
| 再生不良性貧血 | 糖質コルチコイド，タンパク同化ステロイド薬 |
| 腎性貧血 | エリスロポエチン |
| 出血 | 輸血 |

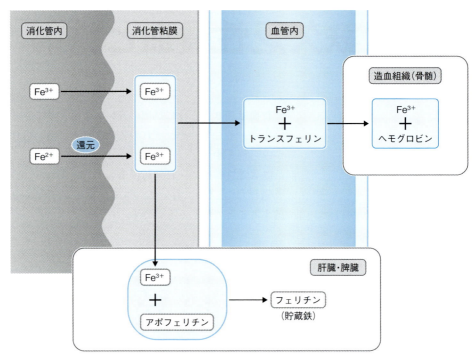

図18　鉄のはたらき

　その後は2つのルートに分かれます．まず1つめのルートは，血液中に直接入るものです．血液中に直接入ったものは，そこでトランスフェリンという物質と結合して血液中を移動し，造血組織などに運ばれます．そして，赤血球に取り込まれ，ヘモグロビンの合成に使われます．もう1つのルートは，消化管粘膜内で鉄貯蔵タンパクとよばれているアポフェリチンと結合し，フェリチンとして貯蔵されます．

　赤血球に取り込まれ，ヘモグロビン合成に利用される鉄は，1日に約30mg必要といわれています．実はその大部分は古くなった赤血球から生じた鉄を再利用しているのです．

　先に述べたように，鉄は消化管粘膜から吸収されるのですが，体内の鉄の状況に応じて吸収力は変化します．すなわち，鉄が不足した状態になると吸収量は増し，逆に十分量であると吸収量は低下するのです．また，胃粘膜に病変が生じると，鉄の吸収量は低下します．

## 鉄剤の種類

　鉄欠乏性貧血の治療の基本は，経口薬を用いることです．現在，経口薬としては，徐放性鉄剤と非徐放性鉄剤とがあり，小児用にはシロップ剤があります．経口薬を用いることがふさわしくないケースでは注射薬が用いられることがあります（**表9**）．

表9　鉄剤の種類

| 分類 | | | 一般名 | 代表的商品名 |
|---|---|---|---|---|
| 経口薬 | 徐放性 | 還元鉄 | 硫酸鉄水和物 | フェロ・グラデュメット，テツクール |
| | | 有機酸鉄 | フマル酸第一鉄 | フェルム |
| | 非徐放性 | | 溶性ピロリン酸第二鉄 | インクレミン |
| | | | クエン酸第一鉄ナトリウム | フェロミア |
| 注射薬 | | | 含糖酸化鉄 | フェジン |
| | | | シデフェロン | フェリコン鉄 |

### 1　経口薬

　徐放性鉄剤は，鉄イオンを高分子物質に付着させて，鉄が消化管内で徐々に溶けるようにしたものです．その目的は，胃腸障害を少なくして空腹時の服用を可能にし，鉄の吸収量を多くすることにあります．徐放性鉄剤には還元鉄と有機酸鉄とがありますが，有機酸鉄のほうが胃腸障害は少ないとされています．

　非徐放性鉄剤は，鉄の吸収をよくするためにつくられたものです．鉄は二価鉄のほうが吸収されやすいのですが，胃液の状態によって影響を受けることが多いのです．そこで，クエン酸第一鉄ナトリウムを用い，胃液のpHの変動による影響を少なくして，安定した吸収を確保するものです．

### 2　注射薬

　注射薬は次のような患者の条件で用いられますが，ショックなどの危険性もあります．
　①腸管からの吸収障害がある患者
　②経口薬使用により発生した胃腸障害が重症な患者
　③腸管から出血がある患者
　④急いで鉄欠乏状態を改善する必要のある患者
　⑤経口投与ができない患者

# 09 消化性潰瘍に用いる薬

消化性潰瘍は，胃液中の塩酸やペプシンにより，胃壁や十二指腸壁が消化されることによって起こる組織欠損です．そのような状況は，Shayという人たちが唱えた攻撃因子と防御因子のバランスが崩れることにより生じるという考え方（てんびん説）が最も受け入れられています．したがって，治療薬も攻撃因子を抑制する作用か，防御因子を増強させる作用をもつ特性を示します．

また，ヘリコバクターピロリ菌が消化性潰瘍を発生させる原因であることもわかり，除菌作用の薬が広く用いられています．

## 攻撃因子抑制薬

消化性潰瘍は，主に胃潰瘍と十二指腸潰瘍とに分けられます．胃潰瘍は食事摂取後に痛むのが多い反面，十二指腸潰瘍は空腹時や夜間に痛むことが多いのですが，このような場合は食事をとることで痛みが軽くなることがあります．

いずれにしても，これらの痛みは，なんらかの原因により胃液の分泌が盛んになり，胃が刺激されたり，あるいは胃液分泌をコントロールしている自律神経系の作用によって胃液が分泌されたりすることによって起こります．

したがって，胃液分泌を抑えるか，すでに分泌された胃液を中和することで，胃壁への刺激は軽減されることになります．攻撃因子抑制薬とは，このような作用をもつものをいいます（**表10**）．また，それぞれの作用機序については**図19**に示しました．

### 1 中和薬（制酸薬）

一般的には制酸薬とよばれているものです．"No acid, no ulcer"といわれているように，これに分類される薬は酸を中和する作用をもっています．いろいろな制酸薬がありますが，中和するまでの時間，作用時間，その作用の持続力などさまざまな違いがあります．

しかし作用が強すぎて，逆にアルカリ性になることによって二次的に酸分泌が生じるので，そのような場合は，酸を抑制する効果は低下してしまうこともあります．

### 2 胃液分泌抑制薬

●抗不安薬

胃液の分泌は，身体のなかでいろいろな方向から調節されてい

表10 主な攻撃因子抑制薬

| 中和薬（制酸薬） | 炭酸水素ナトリウム，酸化マグネシウム，水酸化アルミニウム，ケイ酸アルミニウム |
|---|---|
| 抗不安薬 | ベンゾジアゼピン系薬（ジアゼパム，クロルジアゼポキシド） |
| 抗コリン薬 | ブチルスコポラミン臭化物，プロパンテリン臭化物，ブトロピウム臭化物 |
| 抗ムスカリン薬 | ピレンゼピン塩酸塩水和物，チキジウム臭化物 |
| 抗ガストリン薬 | プログルミド |
| $H_2$拮抗薬 | シメチジン，ラニチジン塩酸塩，ファモチジン，ロキサチジン酢酸エステル塩酸塩，ニザチジン |
| プロトンポンプ阻害薬 | オメプラゾール，ランソプラゾール，ラベプラゾールナトリウム，ボノプラザンフマル酸塩，エソメプラゾールマグネシウム水和物 |
| 抗ペプシン薬 | スクラルファート |

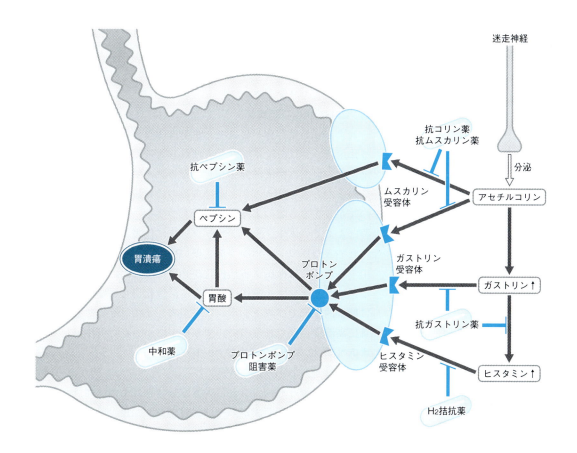

図19 攻撃因子抑制薬の作用機序

ます．基本的には，食物を見たり，胃に食物が入ったりすると，その情報は副交感神経に伝わり胃液の分泌が盛んになります．したがって，この興奮を抑制するために抗不安薬を用いることもあります．

● 抗コリン薬, 抗ムスカリン薬

　副交感（迷走）神経が刺激されると，アセチルコリン（副交感神経などの刺激伝達物質）が分泌されます．すると，胃壁にあるムスカリン受容体が刺激を受け，胃液が盛んに分泌されるようになるだけでなく，胃液分泌を促進する作用をもつガストリンのはたらきも盛んになります．アセチルコリンの作用を抑えるのが抗コリン薬です．また，アセチルコリンによるムスカリン受容体の作用を抑えるのが抗ムスカリン薬です．

● 抗ガストリン薬

　ガストリンは，直接ガストリン受容体を介して胃酸の分泌を盛んにするだけでなく，強力に胃酸分泌を盛んにする作用をもつヒスタミンのはたらきを活発にします．このようなガストリンの作用を抑える薬が抗ガストリン薬といわれています．

> ガストリン：胃壁から放出される消化管ホルモンの1つ．摂食に伴い分泌され，胃酸分泌を促進する．
>
> ヒスタミン：p.106 参照．

● $H_2$ 拮抗薬

　ヒスタミンによってヒスタミン受容体（$H_2$ 受容体）を介して生じる胃液分泌作用を抑える作用をもつものが，$H_2$ 拮抗薬とよばれているものです．

● プロトンポンプ阻害薬

　ムスカリン受容体，ヒスタミン受容体などを介した胃酸分泌促進作用は，プロトンポンプとよばれる胃壁に存在している胃酸分泌過程の最終の機構部分を介して行われます．ですから，この部分のはたらきを抑えることが最も強力に胃酸分泌を抑えることにつながります．このような作用をもつ薬を，プロトンポンプ阻害薬とよんでいます．ランソプラゾールに代表される従来から用いられてきたプロトンポンプ阻害薬（PPI）は，プロトンポンプに作用するためには酸による活性化が必要でしたが，最近発売されたボノプラザンフマル酸塩は酸による活性化が必要なく，Kイオンに競合的な形でプロトンポンプを阻害します．そのことで分泌細管に高濃度に保たれるので，すみやかにかつ長時間作用します．

> PPI: proton pump inhibitor

● 抗ペプシン薬（スクラルファート）

　このほか，攻撃因子抑制薬としては，抗ペプシン薬があります．胃液は，胃酸とペプシンとに大きく分けられます．ペプシンはタンパク質消化酵素ですが，やはり胃壁や十二指腸壁を消化するので，攻撃因子の1つでもあるのです．

## 防御因子増強薬

　攻撃因子抑制薬に比べると，抗潰瘍効果がマイルドであるというイメージが定着している防御因子増強薬は，広くかつ長期に用いられる特徴をもっています．また，胃などの消化管粘膜を強化するメカニズムも多彩です．

　胃炎にしろ，消化性潰瘍であれ，これらの患者さんの消化管粘

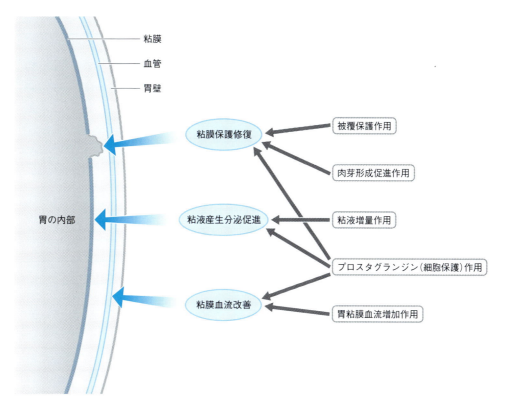

図20 防御因子増強薬のメカニズム

膜が損傷していることは間違いのない事実です．そのメカニズムを単純に考えれば，攻撃因子と防御因子のバランスが崩れたことで説明されていますが，その防御因子とは粘膜血流，粘液分泌などです．

現在，消化性潰瘍治療薬として用いられている防御因子増強薬は図20に示したように，

①粘膜血流改善
②粘液産生分泌促進
③粘膜保護修復

の3つの方法で粘膜を強化する効果をもっています．それには下記の5つの作用のいずれか，またはそれら複数の作用を有するものです（表11）．

これらの薬の特徴としては，副作用が少ないことがあげられ，長期的に用いても比較的安心して用いることができます．しかし，防御因子増強薬どうしの併用は好ましいものではないと一般的には考えられています．

表11 防御因子増強薬

| 一般名 | 代表的な商品名 | 1 被覆保護 | 2 肉芽形成促進 | 3 粘液増量 | 4 胃粘膜血流増加 | 5 細胞保護 | その他 |
|---|---|---|---|---|---|---|---|
| スクラルファート | アルサルミン | ◎ | — | — | — | — | 抗ペプシン |
| アズレンスルホン酸ナトリウム水和物 | アズノール,アズレン | ◎ | ○ | — | — | — | 抗炎症 |
| アルギン酸ナトリウム | アルロイドG | ◎ | — | — | — | — | — |
| ポラプレジンク | プロマック | ◎ | ○ | ○ | ○ | — | 亜鉛補給 |
| エグアレンナトリウム水和物 | アズロキサ | ◎ | ○ | — | ○ | ○ | — |
| 配合剤 | マーズレン-S | ◎ | ○ | ◎ | — | — | 抗炎症 |
| アルジオキサ | アランタ,イサロン | — | ◎ | — | ○ | ○ | — |
| ゲファルナート | ゲファニール | — | ◎ | — | ○ | ○ | — |
| エカベトナトリウム水和物 | ガストローム | ◎ | — | — | — | — | 抗ペプシン |
| L-グルタミン | L-グルタミン | — | ◎ | ◎ | — | — | — |
| メチルメチオニンスルホニウムクロリド | キャベジンU | — | ◎ | — | ○ | — | — |
| 幼牛血液抽出物 | ソルコセリル | — | ◎ | — | ○ | — | 脳卒中治療薬 |
| テプレノン | セルベックス | — | — | ◎ | ○ | ○ | — |
| レバミピド | ムコスタ | — | — | ◎ | ○ | ○ | — |
| ミソプロストール | サイトテック | — | — | ◎ | — | ◎ | — |
| セトラキサート塩酸塩 | ノイエル | — | — | — | ◎ | ○ | — |
| ソファルコン | ソロン | — | — | ○ | ◎ | ○ | — |
| スルピリド | ドグマチール,アビリット | — | — | — | ◎ | — | 抗うつ |
| トロキシピド | アプレース | — | ○ | ○ | ○ | ○ | — |
| ベネキサート塩酸塩ベータデクス | ウルグート,ロンミール | — | — | ○ | ◎ | ○ | — |
| イルソグラジンマレイン酸塩 | ガスロンN | — | — | — | ○ | ◎ | — |

◎:中心となる作用
○:補助的作用

### 1 被覆保護作用

スクラルファートに代表されるこの作用は,潰瘍の病巣に薬が結合することで保護膜を形成し,抗潰瘍効果を発揮します.病巣部のタンパク成分と結合すると考えられています.

したがって,食物があると結合しにくくなるので,空腹時(食前1時間前,就寝前など)の服用が大切となってきます.スクラルファートは制酸作用や抗ペプシン作用を有し,$H_2$拮抗薬と同じくらいの臨床効果があるといわれています.

### 2 肉芽形成促進作用

アルジオキサに代表されるこの作用は，胃粘膜組織修復促進作用ともよばれることがあります．肉芽形成促進作用は直接的に粘膜に作用して発揮されます．

### 3 粘液増量作用

テプレノンに代表されるこの作用は，胃粘膜の防御機構上，重要な粘液の分泌を盛んにすることで，抗潰瘍効果が発揮されます．この粘液とは，胃粘膜の表面にある上皮細胞より分泌される粘状のものです．塩酸に溶かされない性質がありますので，粘膜を保護する力をもっているのです．

### 4 胃粘膜血流増加作用

セトラキサート塩酸塩に代表されるこの作用は，胃の内部に網の目のように張りめぐらされている微小な血管中の血流量を増加させるものです．胃はこのような多くの血管から栄養を補給して，新しい細胞を次から次へとつくり出しているのです．ですから，血流をよくすることで栄養分を多く運び，すばやく損傷した部分を修復させることができるのです．

### 5 プロスタグランジン作用（細胞保護作用）

鎮痛薬などの非ステロイド系抗炎症薬の副作用の1つである胃腸障害はよく知られています．その発生のメカニズムは，痛みや炎症などを引き起こす原因であるプロスタグランジンという物質のはたらきを弱めるために生じると考えられています．ですから，プロスタグランジンは胃粘膜を保護するためには重要な役割をもっているということになります．

すなわち，胃粘膜でのプロスタグランジンは塩酸にかぎらず，強アルカリ，エタノール，熱湯などから保護する力をもっているのです．この作用は，細胞保護作用（サイトプロテクション）とよばれるようになってきました．

現在では，プロスタグランジン $E_1$ 誘導体がその中心となって，広く潰瘍の治療や非ステロイド系抗炎症薬投与時の副作用防止などの目的で使用されています．また，プロスタグランジンは胃液分泌を抑える作用もあると報告されています．

プロスタグランジン：p.111 参照．

## 除菌療法薬

消化器系の研究が進み，ヘリコバクターピロリという細菌が消化性潰瘍の発生や再発に深く関与していることがわかり，消化性潰瘍は感染症かともいわれてきました．また，この細菌は外国で

は，がんを発生させる有力な物質であると規定されています．

　したがって，いままでとは違って抗菌薬を用いて，この細菌を殺すことで治療しようという流れが生じ，除菌療法とよばれています．一次除菌としてランソプラゾール（タケプロン），アモキシシリン水和物（アモリン），クラリスロマイシン（クラリス）の3剤を1シートに包装したランサップという薬があります．また，ラベプラゾールナトリウム（パリエット）もこの適用があり，同じようにラベキュアという名の合剤が発売されています．そして，これらの合剤で効果不十分なときにはクラリスロマイシンの代わりにメトロニダゾールが配合されたランピオン，ラベファインという名の薬も二次除菌用として発売されています．ヘリコバクターピロリの潰瘍形成メカニズムは細菌が分泌する毒素タンパクや細菌がつくり出すアンモニア，活性酸素などが関与しているとされています．

　また，抗菌薬以外にも，この除菌作用を発揮する薬があります．その代表的なものは収れん薬のビスマス製剤（p.69参照），防御因子増強薬のスクラルファートなどです．

　また，三次除菌用としは，クラリスロマイシンやメトロニダゾールの代わりにレボフロキサシン水和物を組み合わせる処方もあります．最近発売されたPPIのボノプラザンフマル酸塩もピロリ菌の除菌に用いられます．PPIの主な抗菌作用は強力に胃酸分泌を抑制して胃内の抗菌薬の安定性を高めることで抗菌力を増強することにあります．

# 10 消化管運動を改善する薬

日常生活のなかで，胃腸の不調を体験することは少なくありません．その際には，制酸薬をはじめ，いろいろなタイプの薬が用いられます．その中核をなすものに消化管運動改善薬とよばれる薬があります．

これらの薬は，とくに運動機能が低下している消化管に対し，以下のような機序により作用を発揮するものなのです．

## それぞれがもつ異なった作用機序

消化器症状には，胃痛，胸やけ，食欲不振などの上部消化管の不定症状がめだちます．これらには古くから健胃薬，消化薬とよばれている薬が用いられてきましたが，消化管運動のメカニズムが解明されてきたことにより，消化管機能を調整する作用をもつ薬が開発されてきました．消化管運動は，主に中枢性の副交感神経と交感神経の二重支配下にあってコントロールされているほか，末梢においても壁内神経叢などによりコントロールされています．

消化管運動改善薬は主に末梢で作用し，平滑筋を収縮させる力を増強させたり，胃内容物排出運動能を高めたりすることで，低下した運動機能を改善させ自覚症状を消失させることができるのです．

現在，主に臨床の場で用いられている薬は図21に示したタイプのもので，それぞれ異なった作用機序をもっています．

### 1 間接的コリン作動薬

アセチルコリン：p.130参照．

アセチルコリンのはたらきを促進することで，以下のような作用を発揮して消化管機能を改善させます．
①胃内容物排出促進作用
②下部食道括約部圧上昇作用
③酸クリアランス改善作用
④腸管内容物輸送促進作用

アセチルコリンの受容体を刺激すると，消化管壁のなかにある筋層間神経叢とよばれている部分を介して作用が生じるので，間接的コリン作動薬という分類がされています（シサプリドという薬がありましたが，循環器系への副作用が報告されたため販売中止となりました）．

# 第2章 各治療薬のメカニズム

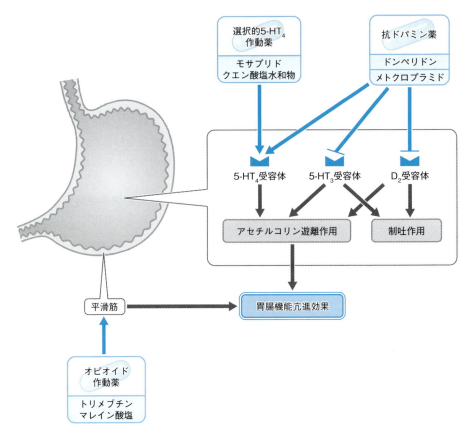

図21 消化管運動改善薬のメカニズム

---

ドパミン：p.130, 139参照.

CTZ：chemoreceptor trigger zone. 化学受容器引金帯. 迷走神経背側核付近にある嘔吐中枢の背側付近に存在. 嘔吐反射はCTZを介する刺激により反射的に起こる.

ドパミン $D_2$ 受容体：p.139参照.

セロトニン：p.130参照.

## 2 抗ドパミン薬

　ドパミンは体内でいろいろな作用を示し，さまざまな機能に影響を与える物質です．ドパミンは消化器系に対しては，アセチルコリンの遊離を抑制して胃の運動を低下させる作用と，嘔吐にかかわるCTZとよばれる化学受容器引金帯と関連して嘔吐を引き起こす作用を示します．

　ドンペリドンやメトクロプラミド，イトプリド塩酸塩は，このようにドパミン $D_2$ 受容体を遮断して抗ドパミン作用を発揮し，胃の機能を高めたり制吐作用を示したりするほか，セロトニンの 5-$HT_3$ 受容体を遮断する作用ももちあわせており，その点でも胃腸運動機能を亢進させる作用を発揮しているともいわれています．

## 3 選択的セロトニン (5-$HT_4$) 作動薬

　セロトニン (5-HT) も体内でさまざまなはたらきをしています．消化管運動機能に関係する受容体は，5-$HT_1$，5-$HT_2$，5-$HT_3$，5-$HT_4$ の4種類が明らかになっています．とくに，5-$HT_4$ 受容体

は刺激を受けるとアセチルコリンが遊離され,胃腸運動の亢進が示されます.

モサプリドクエン酸塩水和物は,$5-HT_4$ だけをできるだけ選択的に刺激する作用をもつ薬で,その作用は消化管内に存在している神経叢のなかの $5-HT_4$ 受容体を刺激することで生じると考えられています.

### 4 オピオイド作動薬

平滑筋に直接作用して蠕動運動を引き起こし,上部消化管運動を調節する作用を示すとともに,末梢性の制吐作用を有する薬で,トリメブチンマレイン酸塩がこの分類に入ります.

この薬の効能には胃・腸運動調律作用という言葉が用いられており,その意味は下痢にも便秘にも効果を発揮するというものですが,実際に過敏性腸炎によく用いられています.しかし,どちらかというと運動を抑制する作用のほうが発揮されやすいという意見もあります.

#  下痢に用いる薬

　下痢・便秘は，基本的に腸の異常に基づく症状としてとらえることができます．腸に作用する薬としては，整腸薬，止痢薬，便秘薬（次項）が代表的なものですが，それらの作用機序はそれぞれに特色があります．

## 病原菌の増殖を抑える整腸薬

　一般用医薬品でも整腸薬が多数発売されています．整腸薬にはビフィズス菌，酪酸菌，乳酸菌などが含まれています．
　ビフィズス菌の主な作用は，乳酸とともに揮発酸をつくり，腸内細菌のバランスを正常化させることで整腸作用を発揮します．
　酪酸菌は，緑膿菌などの発育を抑えることで病状を改善し，抗生物質による下痢などの腸内の異常を改善する目的で用いられます．
　乳酸菌は，腸内を酸性にして病原大腸菌などを阻止するはたらきがあります．抗生物質による腸内異常にも用いられます．

## 腸の蠕動運動を抑える止痢薬

　下痢が生じる原因は，主に次のように分類することができます．
　①細菌毒素
　②消化不良
　③腸の炎症
　これらの原因により，腸内の水分量が増加したり，腸の蠕動運動が亢進したりすることで下痢が生じます．したがって，下痢のときには，腸内の病原細菌を取り除いたり，殺菌したりすると同時に，蠕動運動を抑制する作用をもつ薬を投与することが多いのです．一般に止痢薬とよばれている薬は蠕動運動を抑えるものが多く，その作用機序は薬によって違いがあります（図22）．

### 1 腸管運動抑制薬による蠕動運動抑制

　ロペラミド塩酸塩は直接腸管に作用し，自律神経系を介して内因性のアセチルコリンを抑えることで腸の動きを抑制します．また，腸管内へ分泌される水分を抑える作用もあるので，強力に下痢を抑える作用を発揮します．このような薬を腸管運動抑制薬とよびます．

> アセチルコリン：p.130参照．

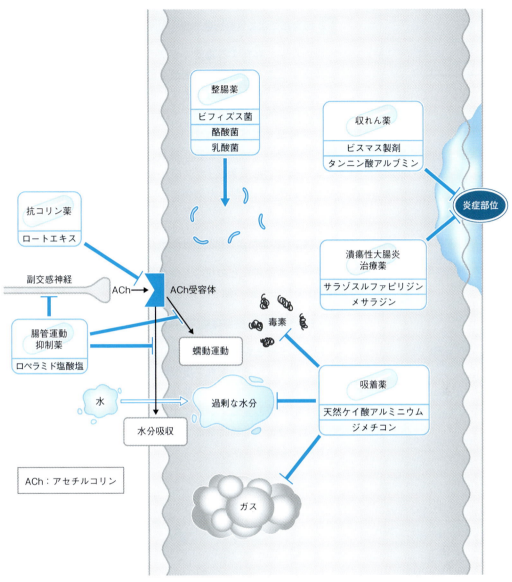

図22 止痢薬のメカニズム

### 2 収れん薬による蠕動運動抑制

　腸が炎症を起こしているときなどに，腸の粘膜を保護する薬が用いられます．これを収れん薬とよんでいます．その代表的なものがビスマス製剤です．この薬は，タンパク質と結合し，沈殿して腸の粘膜に不溶性被膜をつくります．この被膜によって炎症が抑えられるとともに，粘膜の感受性が低下します．つまり，腸内の毒物からの刺激によって腸が異常な動きをしないようにすることで下痢を止めるものです．

　タンニン酸アルブミンも，腸のなかでタンニン酸に分解されて収れん作用を現します．

### 3 吸着薬による蠕動運動抑制

　腸のなかに存在する毒素，ガス，過剰な水分を吸着して，体外に排出することで粘膜への刺激を低下させて腸の異常な動きを抑えることができる薬があります．そのような薬を吸着薬とよんでいて，代表的なものに天然ケイ酸アルミニウムがあります．しかし，併用薬をも吸着してしまうことがあるので注意が必要です（例：テトラサイクリン系抗生物質）．

　ジメチコンも吸着薬（ガス駆除薬）で，腸内にあるガスの気泡の表面を壊し，遊離した気体にしてから体外に排出することで作用を発揮します．

### 4 抗コリン薬による蠕動運動抑制

　ロートエキスなどの抗コリン作用をもつ薬も自律神経（副交感神経）を介して腸の動きの亢進を抑えます．

### 5 選択的 5-HT₃ 受容体拮抗薬による過敏性腸症候群の改善

　便秘，下痢といった症状を繰り返す過敏性腸症候群という病気があります．ラモセトロン塩酸塩はストレスなどによってセロトニンが遊離し，それが腸管神経に存在している 5-HT₃ 受容体を刺激して消化管の運動を盛んにするのを抑制するものです（図23）．これは，いままで制吐薬として用いられてきたものを低用量にしたものでもあります．

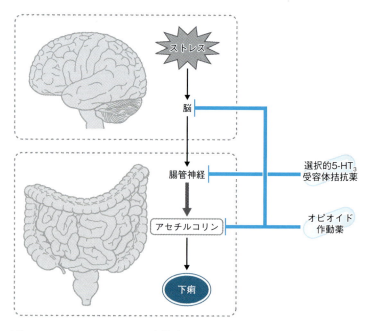

図23　ストレスによる下痢発生メカニズム

## 麻薬は最強の止痢薬

臨床の場ではげしい下痢に見舞われたときに，コデインリン酸塩水和物などのアヘンアルカロイド（麻薬）が用いられることがあります．これは，腸管神経叢に作用して鎮痙作用や腸管分泌抑制作用などを強力に発揮して，下痢を強力に止めるものです．

## 潰瘍性大腸炎には炎症を抑える薬

潰瘍性大腸炎は，腸管粘膜にびらんや潰瘍を形成する病気です．その背景には炎症免疫反応の異常があると考えられています．5-アミノサリチル酸が，現在ではその治療薬の主役です．その作用は，主に腸管粘膜の炎症組織細胞から放出される活性酸素を消去して，炎症の進展を阻止するというものです．このことで，下痢の症状を改善する作用を発揮するといわれています．代表的な薬に抗菌薬のサラゾスルファピリジンや，炎症性腸疾患治療薬のメサラジンなどがあります．

# 12 便秘に用いる薬

便秘という症状は、大腸のなかに便が停滞したまま長い期間、排泄されないでいる状態といえます。個人によって排便回数には違いがあり、また、それによる苦痛の状態も人によってそれぞれ違います。したがって、薬の使い方も個人個人によって考えなくてはいけないことになります。

便秘は一般的には、機能性と器質性に分けられますが、前者は、
　①直腸性
　②弛緩性
　③痙攣性

の3つにさらに分けることができます。薬を選択する際にも、どのようなタイプの便秘なのかを考慮することが大切です。なぜならば、便秘薬にはいろいろなメカニズムをもつものがあり、なるべく便秘の状況に適したメカニズムをもつ薬を選択することが効果的であるからです（**図24**）。

便秘薬は**表12**のように大まかに分類されていて、それぞれが特徴あるメカニズムをもっています。

## ■ 浸透性下剤

### 1 塩類下剤

この薬は吸収されないため腸にとどまり、腸のなかの浸透圧が高くなります。よって、腸内の水分が保持されるばかりでなく、組織から腸内へ水分を吸収させる効果も現れます。そのため、腸内に多量の水がたまります。結果的に、便のかさが増し、水様便を排泄させるのです。吸収されにくい塩類の順序は、イオン別に次のようになっています。

　①陰イオン：$HPO_4^{2-}$（リン酸水素イオン）＞$SO_4^{2-}$（硫酸イオン）＞$NO_3^-$（硝酸イオン）＞$Br^-$（臭化イオン）＞$Cl^-$（塩化物イオン）
　②陽イオン：$Mg^{2+}$＞$Ca^{2+}$＞$Na^+$＞$K^+$

したがって、理論的には$MgHPO_4$（リン酸水素マグネシウム）が最も強力と考えられますが、この物質は水に溶けないので便秘薬としては用いられず、臨床的には$MgSO_4$（硫酸マグネシウム）が最も強力な塩類下剤となっています。

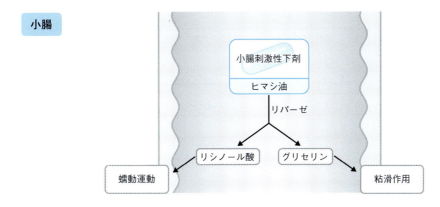
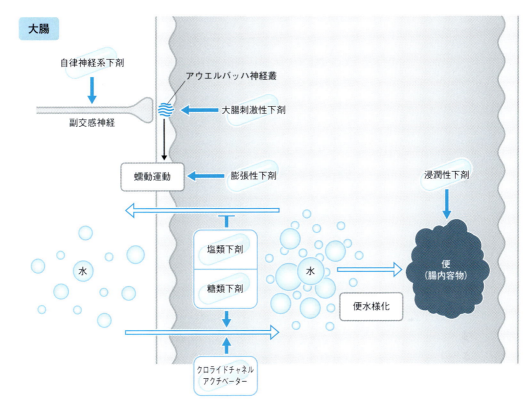

図24　便秘薬のメカニズム

表12　便秘薬の分類

| 浸透性下剤 | 塩類下剤 | 酸化マグネシウム，硫酸マグネシウム水和物，硫酸ナトリウム配合薬 |
|---|---|---|
| | 膨張性下剤 | カルメロースナトリウム |
| | 浸潤性下剤 | ジオクチルソジウムスルホサクシネート |
| | 糖類下剤 | D-ソルビトール，ラクツロース |
| 刺激性下剤 | 小腸刺激性下剤 | ヒマシ油 |
| | 大腸刺激性下剤 | センナ，センノシド，ピコスルファートナトリウム水和物 |
| 自律神経系下剤 | | ネオスチグミン |
| クロライドチャネルアクチベーター | | ルビプロストン |

### 2　膨張性下剤

　この薬は，腸管のなかで水分を吸収して膨張し，腸内容物を増大させます．大腸に刺激を与えることで蠕動運動を促進させ，排便を起こさせる作用をもっています．したがって，効果を高めるには，コップ1～2杯の水とともに用いることが大切となってきます．便は軟便となって排泄されるので，排便時の痛みは少なくなります．

### 3　浸潤性下剤

　この薬は界面活性剤で，やはり腸からは吸収されず，腸管内の内容物（便）の表面張力を低下させます．そうすると硬い便に水分を浸透させることができ，便を増大させます．作用はあまり強くなく，単独で用いることはあまりないようです．

### 4　糖類下剤

　この薬は，一般的には肝機能が低下していて，高アンモニア血症をきたしている患者さんの治療に用いられます．ラクツロースは分解されることなく腸に達し，かつ吸収されないので，塩類下剤と同じように高浸透圧状態をつくり出して，下痢を生じさせます．また，ガスも発生させ，便を酸性化させます．

## 刺激性下剤

### 1　小腸刺激性下剤

　代表的なヒマシ油は，十二指腸のリパーゼにより，リシノール酸とグリセリンに分解されます．リシノール酸には刺激作用があるため，小腸の蠕動運動を活発にします．また，グリセリンには粘滑作用があるので，下剤としての効果を助けます．ただし，骨盤内に充血を起こす作用もあるので，妊婦には禁忌です．服用後，2時間くらいで軟便を排泄させます．

### 2 大腸刺激性下剤

最もよく用いられているのが，この大腸刺激性下剤です．ジフェニルメタン系（ピコスルファートナトリウム水和物）とアントラキノン誘導体（センノシドなど）があります．

ピコスルファートナトリウム水和物は，大腸細菌叢由来の酵素により加水分解され活性型となり，腸管蠕動運動の亢進，大腸での水分吸収抑制作用を示します．

アントラキノン誘導体は，主成分が小腸で吸収・分解され，アグリコンとして大腸内に分泌されます．アウエルバッハ神経叢を刺激し，蠕動運動を促進させます．

## 自律神経系下剤

腸の運動を支配している自律神経系に作用させて，腸の運動を活発にさせるものです．

代表的な薬にネオスチグミンがあります．この薬は，神経筋接合部にてコリンエステラーゼを阻害することによりアセチルコリンを蓄積させ，副交感神経系を刺激して腸の蠕動運動を亢進させます．

## クロライドチャネルアクチベーター

小腸粘膜上皮細胞にClC-2クロライドチャネルとよばれているものがあり，腸管の水分分泌に関与しています．

ルビプロストンはこのチャネルを活性化して粘膜上皮細胞内に存在していた$Cl^-$を腸管内に移動させ，それに伴って$Na^+$も受動的に腸管内に移動し，その結果，水分を腸管内に分泌させる作用で便秘を改善させます．

---

アグリコン：配糖体から糖部分がはずれたもの．

アウエルバッハ（Auerbach）神経叢：筋層間神経叢．消化管の内輪筋と外縦筋のあいだにある神経叢で，蠕動運動を支配している．

# 13 胆嚢・膵臓疾患に用いる薬

腹痛のなかには，胆嚢や膵臓の病気が原因で生じるものがあります．その痛みもはげしいことが多いです．急性胆嚢炎，胆石症，急性膵炎などがそれに該当します．

消化器系の機能から考えますと，胆嚢は肝臓でつくられる胆汁を蓄えて濃縮し，食物が胃から十二指腸へ入るのを合図に胆汁を分泌する役目を担っています．そして，同時に膵臓から分泌される膵液と混ざって，主に脂肪などの消化・吸収に寄与しています．

## 痙攣や痛みに用いる薬

はげしい腹痛を伴う疾患に対して，鎮痙薬とよばれている抗コリン薬がしばしば用いられています．消化器系に対する抗コリン薬の薬理作用をまとめると表13のようになります．

抗コリン作用とは，自律神経系の副交感神経を抑制する作用の1つです．実は，消化管の運動や平滑筋の緊張は副交感神経の影響を大きく受けているために，抗コリン作用を示す薬の影響を強く受けることになるのです．

具体的には，抗コリン薬は消化管の緊張を低下させることで，消化管のもつ自動運動を抑制します．ですから，胃液分泌は抑制され，加えて異常な動きも抑制され，いわゆる痙攣を鎮める作用を発揮するのです（p.60，70参照）．

しかし，抗コリン薬には痛みそのものを和らげる作用はないので，はげしい痛みの場合には麻薬や非麻薬性鎮痛薬（ペンタゾシンなど）が用いられます．

表13　消化管への抗コリン作用と治療効果

|  | 潰瘍 | 便秘 | 下痢 | 痛み |
| --- | --- | --- | --- | --- |
| 胃液分泌抑制作用 | ○ | ― | ― | ○ |
| 消化管運動抑制作用 | △ *1 | ○ *2 | ○ *3 | ○ |

○：効果的な作用
△：有効な作用
*1：胃の運動を抑制することで，胃内容物の停滞をきたし悪化することがある
*2：痙攣性便秘のケース
*3：運動機能亢進に伴うもの

表14 胆石溶解薬の適用条件

①コレステロール系の石

②直径は15mm以下

③症状は軽い

④石が胆嚢内にある

 **2つの作用をもつ胆石溶解薬**

ウルソデオキシコール酸やケノデオキシコール酸は胆道疾患治療薬の代表的なものですが，これらの薬は肝臓からの胆汁分泌を促進する作用（利胆作用）と胆石を溶解する作用をもっています．

利胆作用は，この薬のもつ脂肪分解作用により発揮されるものです．すなわち，肝細胞のなかに脂肪が沈着するのを防ぐことにより，胆汁分泌を促進させているのです．

また，胆石溶解作用は，胆石表面のコレステロールを変化させ，胆汁中に溶けやすくする作用です．胆石溶解薬の適用については**表14**のようなことが基準になって用いられています．

 **膵消化酵素抑制薬の作用機序**

膵臓には2つの役割があります．1つは血液中にインスリンを分泌するもので，ランゲルハンス島とよばれている細胞がその役割を果たしています．もう1つの役割は，十二指腸に膵液を分泌するものです．膵液は腺房細胞とよばれるところで分泌されています．

膵液にはトリプシン，エラスターゼ，アミラーゼ，リパーゼなど多くの消化酵素が含まれていて，それぞれがタンパク質，糖質，脂肪を分解するはたらきがあります．

しかし，アミラーゼやリパーゼ以外の消化酵素は十二指腸に分泌されるまでは不活性なかたちで膵臓内に存在しています．たとえば，トリプシンはトリプシノーゲン，エラスターゼはプロエラスターゼというかたちで存在し，十二指腸でエンテロキナーゼなどによって活性型のトリプシンなどに変化するのです．ですから，膵臓自体が自らの消化酵素で消化されることはないのです．

膵炎とは，実は膵臓内でそれらの酵素が活性化されることで膵臓が自己消化されることで生じるものなのです．なぜ酵素が活性化されるのでしょうか．主な原因としては，アルコール，胆石，脂質異常症，腹部の外傷・手術，薬物などがあげられています．

膵炎の治療に用いられている膵消化酵素抑制薬（タンパク分解酵素阻害薬，**図25**）は，膵消化酵素活性化を抑制する作用をもっ

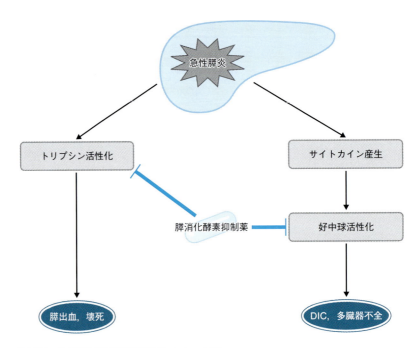

図25 膵消化酵素抑制薬のメカニズム

表15 膵消化酵素抑制薬の種類

| 一般名 | 商品名 | 阻害される酵素 | | | | | | |
|---|---|---|---|---|---|---|---|---|
| | | トリプシン | プラスミン | トロンビン | カリクレイン | キモトリプシン | エラスターゼ | ホスホリパーゼ$A_2$ |
| ウリナスタチン | ミラクリッド | ○ | − | − | − | ○ | ○ | − |
| ガベキサートメシル酸塩 | エフオーワイ | ○ | ○ | ○ | − | − | ○ | ○ |
| ナファモスタットメシル酸塩 | フサン | ○ | ○ | ○ | ○ | − | ○ | ○ |
| カモスタットメシル酸塩 | フオイパン | ○ | ○ | ○ | ○ | − | − | − |
| シチコリン | ニコリン | − | − | − | − | − | − | ○ |

ていますが，薬によって阻害する酵素に違いがあります（**表15**）．とくにトリプシンがキーとなる酵素と考えられていて，トリプシンの活性化が出血，壊死，重症感染へと広がりをつくることから，この酵素の活性化を抑制し，連鎖反応を阻止する目的でこれらの薬が投与されています．これらの薬はいろいろな酵素と結合することで，酵素のはたらきを抑えます．

第2章 各治療薬のメカニズム

#  糖尿病に用いる薬

糖尿病治療薬は次々と新しいタイプの薬が登場し，血糖コントロールの方法が多彩になってきました．現在使用されている薬は，経口薬とインスリン製剤の注射薬とに分類されますが，経口薬はさらに，血糖降下薬，α-グルコシダーゼ阻害薬，インスリン抵抗性改善薬，インクレチン製剤，アルドース還元酵素阻害薬，末梢神経障害治療薬，SGLT-2阻害薬に分けられます（図26）．

## ■ インスリン製剤（注射薬）

糖尿病は，成因と病期を考慮して1型糖尿病と2型糖尿病に分けられます．1型糖尿病は，基本的にはインスリンを自分自身で

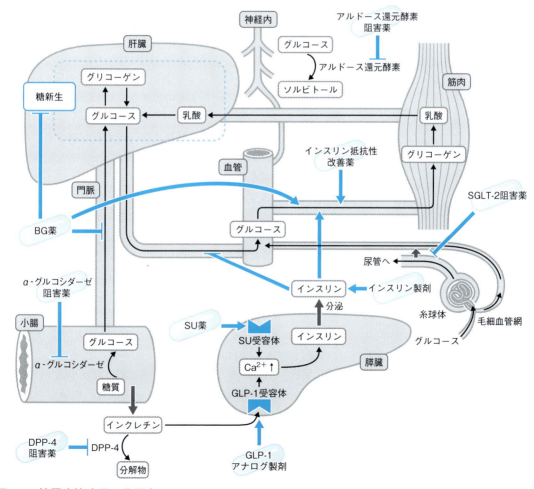

図26 糖尿病治療薬の作用点

表16 インスリンのはたらき

| 臓器 | 促進（上昇） | 抑制（低下） |
| --- | --- | --- |
| 肝臓 | グリコーゲン合成<br>糖利用<br>タンパク合成 | 糖新生<br>グリコーゲン分解 |
| 脂肪組織 | 糖取り込み<br>グリコーゲン合成<br>脂肪合成<br>タンパク合成 | 脂肪分解 |
| 筋肉 | 糖・アミノ酸取り込み<br>糖利用<br>グリコーゲン合成<br>タンパク合成 | タンパク分解 |
| 血液 | ピルビン酸，乳酸 | 血糖<br>血清カリウム<br>無機リン |

つくる能力が乏しい，もしくは能力がない状態．2型糖尿病は，少なくとも自分自身でインスリンをつくる能力がありながら正常に分泌されていない，もしくはインスリン抵抗性がある状態，と考えればよいでしょう．

インスリンは，主に糖により刺激されて分泌されるのですが，その分泌能が欠乏している1型の患者さんを中心にインスリン製剤が用いられています．インスリンは**表16**のようなさまざまな作用を示しますが，その中心は糖代謝に対するものです．インスリンは細胞膜にあるインスリン受容体と結合し，糖の取り込みを増大させる作用を発揮します．

ヒト型インスリン製剤は皮下からの吸収を遅らせ，作用時間を長くするなどの工夫がなされ超速効，速効，中間，持続，二相型などに分けられ，個々の患者さんに適切な投与方法ができるように，単独もしくは組み合わせて用いられています．

## 血糖降下薬

この系の薬は，スルホニル尿素系（SU薬）とビグアナイド系（BG薬）に大きく分けられます．

SU薬は，膵ランゲルハンス島β細胞膜に存在するSU受容体に結合し，結果的に細胞内の$Ca^{2+}$を上昇させ，膵臓からのインスリン分泌を促進させるのです．

BG薬は，SU薬のようなβ細胞のインスリン分泌促進作用はなく，肝臓での糖新生抑制，糖の腸管吸収抑制，末梢組織の糖利用促進作用により，血糖を下げる効果を示すと考えられています．

SU: sulfonylurea

BG: biguanide

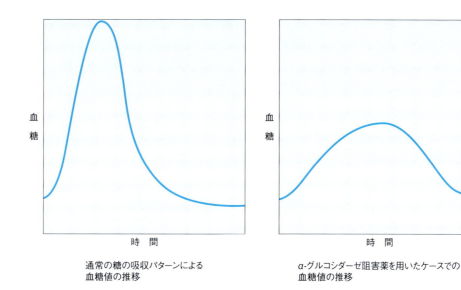

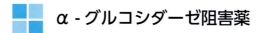

図27　α-グルコシダーゼ阻害薬の効果

## α-グルコシダーゼ阻害薬

　合併症を防ぐためには血糖コントロールが重要．とくに，食後に高血糖が顕著にみられることが合併症悪化につながるので，食後過血糖を改善する必要性があり，腸管からの糖吸収過程にかかわるα-グルコシダーゼのはたらきを抑える薬を用います．

　糖は唾液などでショ糖のように二糖類に分解されてから，小腸でα-グルコシダーゼによりさらに分解され，最終的にはグルコースなどに分解されて吸収されます．

　α-グルコシダーゼ阻害薬は二糖類に似ているため，食前に投与することで二糖類が小腸に到着する前にα-グルコシダーゼと結合して，その活性を抑えます．図27に示したようなメカニズムにより糖の急激な吸収を生じさせないようにすることができ，結果として食後過血糖を抑えることができるのです．

## インスリン抵抗性改善薬

　血中にインスリンがあるにもかかわらず，それにふさわしいインスリンのはたらきが得られず，血糖が高くなってしまうとき，それをインスリン抵抗性とよんでいます．

　その原因は，遺伝的要因のほかに，肥満，過食，運動不足，ストレス，加齢などが組み合わされて生じると考えられています．インスリン抵抗性の患者さんでは主に肝臓での糖の放出が亢進

し，骨格筋・脂肪細胞では糖の取り込みが低下して，その結果，血糖値が高くなり，2型糖尿病の原因の1つになっています．

インスリン抵抗性改善薬とは，末梢や肝臓でのインスリン抵抗性を改善する薬で，肝臓からの糖の放出を抑え，骨格筋や脂肪細胞での糖の取り込みや利用を促進する作用をもっています．

主な作用機序はインスリン抵抗性の原因となる物質（TNF-α）の産生を抑制したり，脂肪細胞の分化を促進させるPPAR$_2$の活性を高めるものです．

## インクレチン製剤

インクレチンは食べ物を食べた際に消化管から分泌され，インスリン分泌をうながす作用がありますが，DPP-4という酵素にすぐに分解されてしまいます．この系統の薬はこのDPP-4の活性を阻害することで，インクレチン（とくにGLP-1）の作用を長く維持させてインスリン分泌を増加させる薬です．代表的なDPP-4阻害薬はシタグリプチンリン酸塩水和物です（図28）．

また注射薬ですが，インクレチンのGLP-1のアナログ製剤も登場しています．これはGLP-1の構造の一部を変更したもので，長時間作用するので1日1回の投与から1週間に1回の投与でよいものまであります．GLP-1受容体を刺激してインスリンの分泌をうながします．代表的なものはリラグルチドです．これらの系統の薬には，とくにインスリン分泌だけでなくβ細胞の機能改善作用も期待されています．

> TNF-α：tumor necrosis factor-α. 腫瘍壊死因子α．インスリン受容体基質のチロシンのリン酸化を抑えて，細胞内にインスリン情報伝達系の機能を低下させる物質．
>
> PPAR$_2$：peroxisome proliferators-activated receptor. 脂肪細胞の核内の転写調節因子．

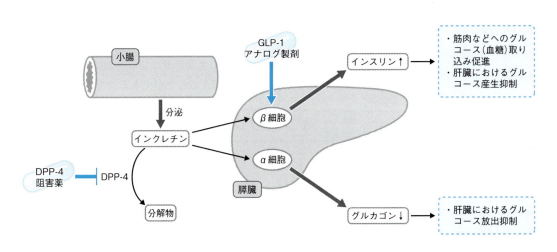

図28　インクレチン製剤の作用機序

##  SGLT-2阻害薬

腎での糖の再吸収は近位尿細管で行われ，SGLT（$Na^+$/グルコース共輸送担体）とよばれる担体が糖を原尿から血管に運ぶはたらきをしています．SGLTのなかでもSGLT-2が糖の再吸収の90%に関与しています．そして糖尿病患者さんではこのはたらきが亢進しています．SGLT-2のはたらきを抑えて血糖値を下げる薬剤がSGLT-2阻害薬として登場しました（図29）．

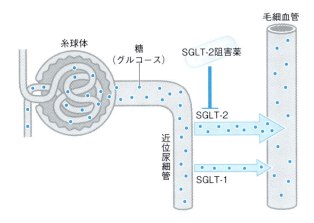

図29　SGLT-2阻害薬の作用点

##  アルドース還元酵素阻害薬

糖尿病の合併症の1つである末梢神経障害は，糖尿病発症後，比較的早期に認められる発症頻度の高いものです．その成因はま

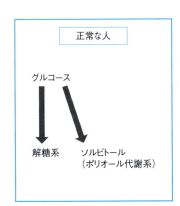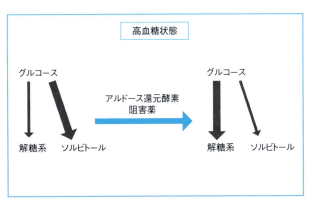

高血糖状態でのソルビトールの産生が抑えられることで神経組織へのダメージを少なくする

図30　アルドース還元酵素阻害薬の効果

> ソルビトール：グルコースの還元によりつくられる糖アルコールの一種．グルコースの代謝異常により生じたソルビトールの蓄積により，血管障害をきたし慢性合併症を併発する．

だ不明な点もありますが，1つにはソルビトールの産生と蓄積が，細胞浮腫を生じさせて神経組織に障害を与える，という考えが示されています．高血糖状態のなかでのソルビトール産生を抑え，その産生にかかわるアルドース還元酵素のはたらきを抑える薬が，アルドース還元酵素阻害薬とよばれているのです（図30）．

## 疼痛伝達抑制薬

糖尿病性神経障害は，神経の損傷あるいはそれに伴う機能異常によって生じる痛みを伴います．これに対する治療薬として，末梢神経のNaチャネルを遮断してその痛みの伝達を抑制するタイプの薬が用いられています．現在その目的で用いられているのは，メキシレチン塩酸塩，プレガバリンなどですが，それ以外にも同様の作用機序をもつ抗てんかん薬のカルバマゼピン，ラモトリギンなどが用いられるケースもあります．

# 15 甲状腺の病気に用いる薬

甲状腺の病気にはいろいろありますが，ここでは甲状腺機能亢進症と甲状腺機能低下症に対して用いられる薬について説明します．

## 甲状腺ホルモンのはたらき

甲状腺ホルモンは，主に次の作用により熱産生や交感神経系の感受性を増加させるはたらきを示します．

① DNA，RNA はヒトの成長にとって不可欠で，甲状腺ホルモンは，これらタンパク質合成に必要な DNA，RNA の合成を刺激してエネルギー代謝に必要な酵素をつくります．
② ミトコンドリア内でのタンパク質合成を促進します．
③ 細胞膜に作用してイオンの透過性を高めると同時に，神経末端の受容体に結合して神経伝達物質としてはたらきます．
④ アドレナリン作動性神経が放出するカテコールアミンの作用を増強させます．

## 病態

甲状腺ホルモンの主体をなすのは，チロキシン（$T_4$），トリヨードサイロニン（$T_3$），サイロカルシトニンの3種です．$T_4$，$T_3$ は脳下垂体の分泌する甲状腺刺激ホルモン（TSH）によってその分泌がコントロールされていて，TSH 分泌はさらに寒さや精神的刺激によって増大します．

表17 甲状腺機能亢進症・低下症の症状

| 甲状腺機能亢進症 | 部位 | 甲状腺機能低下症 |
|---|---|---|
| 食欲は増加するが体重減少，発汗増加 | 全身 | 食欲不振でも体重増加，発汗減少，疲れやすい |
| 脱毛 | 頭部 | 顔面浮腫 |
| 眼球突出，視力減退 | 眼 | ── |
| 甲状腺肥大 | 頸部 | ── |
| 心悸亢進，血圧上昇（収縮期） | 心臓 | 心臓肥大，呼吸困難，胸部痛 |
| 下痢 | 消化器 | 便秘 |
| 無月経，月経期間短縮 | 生殖器 | 月経過多 |
| 皮膚充血 | 四肢 | 皮膚乾燥，むくみ |
| 神経質，不眠 | 感情 | 感情不安定，うつ |

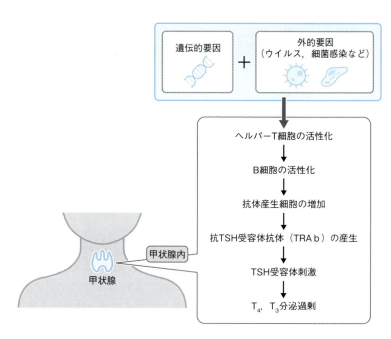

図31　甲状腺機能亢進症発症のメカニズム（自己免疫異常説）

甲状腺ホルモンの過剰産生による病気が甲状腺機能亢進症で，その欠乏が甲状腺機能低下症であり，その特徴は**表17**に示します．

甲状腺機能亢進症の治療は薬物療法，放射線療法，外科療法が主体で，低下症の場合は薬物療法が主体となって治療が行われます．

### 1 甲状腺機能亢進症

甲状腺機能亢進症は現在では自己免疫疾患としてとらえられていて，TSH受容体に対する自己抗体（TRAb）が産生され，それが甲状腺をより強く刺激するためにおこると考えられています（図31）．

### 2 甲状腺機能低下症

甲状腺機能低下症は原発性（一次性）と二次性に分類され，原発性は甲状腺自体に異常があるもので，二次性は甲状腺機能を刺激できない何かがあることによって生じるものです．有名な橋本病は慢性自己免疫性の甲状腺炎で，病初期には甲状腺機能亢進症のような症状を示すこともありますが，その後は低下症の症状が出現します．

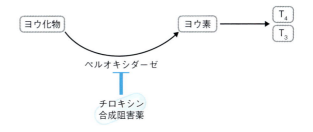

図32　チロキシン合成阻害薬の作用機序

## 甲状腺機能亢進症に用いられる薬の作用機序

　代表的な病気がバセドウ病です．ここで用いられるのはチロキシン合成阻害薬で$T_4$，$T_3$産生を抑制します．臨床で用いられているものは，プロピルチオウラシル，チアマゾールの2種類で，作用機序は同じです．

　甲状腺から分泌される$T_4$，$T_3$は次のように産生されています．われわれが摂取した食事の中にあるヨウ化物は体内でヨウ素に変えられ，さらに有機化学反応を介して$T_4$，$T_3$と変化していきます．その過程のなかのヨウ化物をヨウ素に変換させるときに，ペルオキシダーゼという酵素が必要となり，チロキシン合成阻害薬はこの酵素の活性を抑制する作用を発揮して，$T_4$，$T_3$の産生を抑制します（**図32**）．ただし薬の使用により$T_4$，$T_3$濃度が低くなるので，TSHが亢進して$T_4$，$T_3$の分泌をうながすようになることもあり，そのようなケースでは$T_4$，$T_3$の値が不安定になるので，後で述べる$T_4$，$T_3$製剤を投与することもあります．

　また，チアマゾールは，先に述べた抗体（TRAb）の産生を抑える作用もあるのではないかという意見もあります．

　また甲状腺を手術する前にヨウ素を大量に投与することがあります．これは大量に$T_4$，$T_3$の原料となるヨウ素を投与することで，逆に甲状腺からのホルモン分泌を一時的に抑えることができるからです．

## 甲状腺機能低下症に用いられる薬の作用機序

　甲状腺ホルモンには$T_4$，$T_3$がありますが，$T_4$の方が圧倒的に多く分泌されます．しかし甲状腺ホルモンとしての効力を発揮しているのはむしろ$T_3$のほうであって，$T_4$は細胞の中に取り込まれて$T_3$になるのです．そして$T_3$が受容体と結合してp.85に述べた①〜④までの作用を示すようになるのです（**図33**）．

　現在治療に用いられている甲状腺薬は乾燥甲状腺末，レボチロ

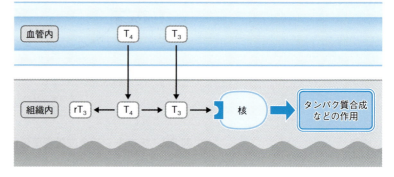

図33 $T_3$，$T_4$の作用メカニズム

キシンナトリウム水和物，リオチロニンナトリウムの3つですが，後者の2つが主に用いられています．

　乾燥甲状腺末は$T_4$，$T_3$を含んでいますがその比率が一定でなく，不純物もあるのでアレルギー反応も生じやすいという欠点があります．

　レボチロキシンナトリウム水和物は$T_4$製剤なので，体内で$T_3$に変換されて作用を発揮します．効果発現まで1週間かかるのが欠点ですが，半減期が長いので1日1回の投与でOKです．

　リオチロニンナトリウムは$T_3$製剤なので活性も強く効果発現も早いですが，半減期が短いため1日2回の投与となります．

 **放射性ヨウ素と小児の甲状腺がん**

　平成23年3月の津波による福島原子力発電所の事故により問題の1つになった放射性ヨウ素は，甲状腺がんの発生との関係で大いに注目されることとなりました．今回の事故で注目されたヨウ素131は核分裂によって生みだされたもので，半減期は8日です．日本人は海草類をよく食べるので，大人の場合すでにヨウ素が蓄積されているので放射性ヨウ素を蓄積する余地はなく，これによって甲状腺がんになる危険性はきわめて低いのですが，子どもの場合食物から摂取されるヨウ素が少ないため，この放射性ヨウ素を取り込んでしまい，それで甲状腺がんが引き起こされる可能性があるという論理なのです．

# 16 痛風・高尿酸血症に用いる薬

痛風発作は，はげしい痛みを伴う急性関節炎で，その背景には高尿酸血症が存在しています．発作を繰り返していくうちに骨や関節が変化し，また，腎炎にまで発展する病気でもあります．薬物療法は発作期と寛解期とでは用いる薬に違いがあります．

## ■■ 尿酸と痛風との関係

尿酸はヒトの体内で1日約600〜700mgつくられ，同量が排泄されています．このバランスが崩れると，尿酸値は上昇します．一般的には血清尿酸値が7.0mg/dL以上の値を示すと高尿酸血症と診断されます．

尿酸に関しては，プリン体という言葉がよく聞かれます．プリン体はふつうの食物にも含まれているほか，核酸やATPなどが代謝されてできます．最終的にこのプリン体が尿酸となって，主に腎臓から排泄されるのです．

では，尿酸がどのようなかたちで痛風発作を引き起こすのでしょうか．

まず，尿酸が関節などにたまってくると，それを取り除こうとして白血球などの顆粒球が登場し，それらが集まって尿酸を消化・分解しようとします（貪食作用）．顆粒球が尿酸を取り囲むと，顆粒球からプロスタグランジンなどの炎症を引き起こす物質がつくられ，関節内に痛みや炎症が発生します（図34）．さらに，pHが低下すると尿酸結晶が生成されやすい状態になって，尿酸の組織への沈着がさらに進むのです．

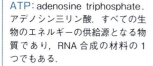

ATP: adenosine triphosphate. アデノシン三リン酸．すべての生物のエネルギーの供給源となる物質であり，RNA合成の材料の1つでもある．

## ■■ 痛風発作時の薬

コルヒチンは，昔から痛風発作の特効薬として用いられてきました．しかし，非ステロイド系抗炎症薬（NSAIDs）が用いられるようになり，使用頻度は少なくなってきました．コルヒチンは尿酸値には影響することなく，痛風発作を軽減させる作用を示しますが，その効果は発作初期にしか十分に発揮されません．

コルヒチンの作用機序は，主に抗炎症作用であり，次の3つがあります．

①炎症組織へ顆粒球を移動させにくくします．
②貪食作用によって引き起こされる尿酸の生成を抑えます．
③肥満細胞から出るヒスタミン含有顆粒の放出を抑えます．

# 第2章 各治療薬のメカニズム

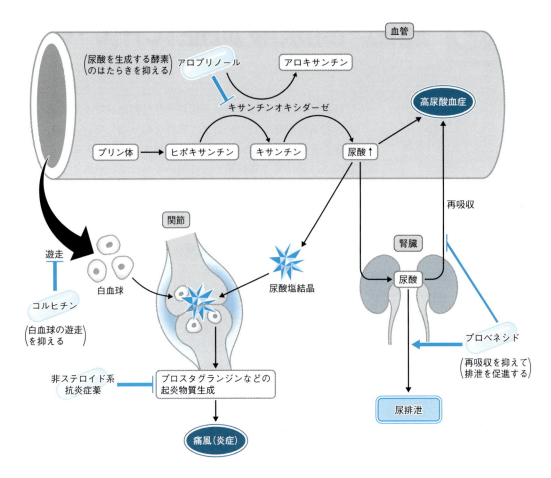

図34 痛風，高尿酸血症治療薬の作用機序

このなかで，主な作用機序は①であり，顆粒球の尿酸への反応を抑えるのです．

## ■ 尿酸値を低下させる薬

### 1 尿酸生成抑制薬

尿酸生成抑制薬には昔からアロプリノールがあります．ヒトでは，

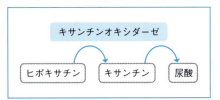

という過程を経てプリン体から尿酸がつくられます．この過程では，キサンチンオキシダーゼという物質が必要となっています．

実は，アロプリノールが代謝されてアロキサンチンになるときにも，同じようにキサンチンオキシダーゼが必要となります（図21参照）．そのため，尿酸がつくられる過程において，アロプリノールが投与されるとキサンチンオキシダーゼが尿酸をつくるために使われにくくなり，結果的に尿酸の生成が低下するのです．

最近，この系統の薬でフェブキソスタットが登場しました．この薬はキサンチンオキシダーゼの酸化還元状態に依存せず，両方の型のキサンチンオキシダーゼに結合することで，キサンチンオキシダーゼの作用をより強力に阻害することができます．

そのメカニズムとしては，アロプリノールはキサンチンオキシダーゼの反応部位と共有結合をすることで作用を発揮するのに対して，フェブキソスタットは水素結合，イオン結合，π-π相互作用，疎水相互作用とすることで作用を発揮します．単独の結合としては共有結合がいちばん強いのですが，フェブキソスタットの作用のしかたが多岐にわたるので，アロプリノールで効果不十分なケースでは結果的には強力な作用を発揮できるのです．また，複数の排泄経路をもつので腎機能が軽度から中等度に低下していても用量を調節する必要がありません．

また，トピロキソスタットはアロプリノールと同じようにキサンチンオキシダーゼを阻害しますが，アロプリノールはキサンチン以外の核酸代謝酵素を阻害してしまうのに対して，トピロキソスタットは選択的にキサンチンだけに作用する性質があります．

### 2 尿酸排泄促進薬

尿酸排泄促進薬にはプロベネシド，ベンズブロマロンなどの薬があります．尿酸は腎臓の尿細管において再吸収され，一部が再び体内に戻っていく性質をもっています．そこで，その再吸収を抑制すれば，尿酸の排泄は促進されることになります．尿酸排泄促進薬に分類される薬は，再吸収を抑制することで，その作用を発揮するのです．

## 尿路結石を防ぐためのアルカリ化薬

尿酸排泄促進薬を用いる際に注意することの1つに，尿路結石を防ぐことがあります．尿量を増やすために水分摂取量を増やす（2,000 mL/日程度）ことのほかに，尿が酸性に傾きすぎないようにすることが大切です．望まれるpHは6.0〜6.5なので，尿をすこしアルカリ化する必要があります．その目的で，重曹やクエン酸塩を用いて尿のpHを調整します．

# 17 前立腺肥大に用いる薬

男性で50歳を過ぎると前立腺肥大はある程度みとめられるのが普通ですが，その程度が大きく尿道を圧迫するようになると，前立腺肥大症と診断されます．70歳代では10人中7人が，この病気になっているのです．

## 前立腺肥大症発生のメカニズム

男性は加齢とともに男性ホルモンの合成能力が低下し，逆に女性ホルモンの合成は増加するので，両ホルモンのバランスが崩れることになります．エストロゲン（女性ホルモン）が増加するので，前立腺細胞のアンドロゲン（男性ホルモン）受容体を増加させて少なくなった男性ホルモンを取り込もうとする力が増すので

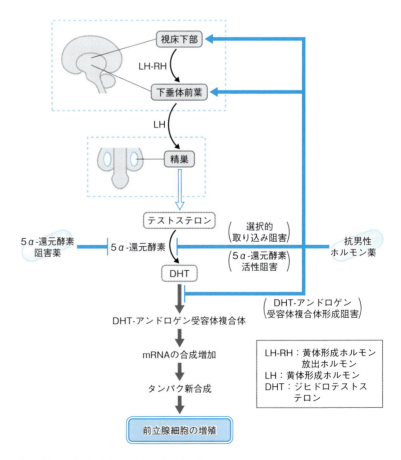

図35　抗男性ホルモン薬の作用点

### 表18 前立腺肥大症の自覚症状

| 下部尿路通過障害 |
|---|
| ・尿が勢いよく出ない |
| ・尿が途切れたり尿路が細い |
| ・尿が出始めるまでに時間がかかる |
| ・残尿感がある |

| 膀胱刺激症状 |
|---|
| ・頻尿（1日8回以上）がめだつ |
| ・夜間頻尿（2回以上）がめだつ |
| ・尿意切迫感がある |

す．そして，結果的に以前よりも前立腺の中に男性ホルモンを取り込みすぎることになり，前立腺が肥大してしまうのがこの病気の発生メカニズムなのです．

そして，この肥大化に直接的に深く関与しているのがジヒドロテストステロン（DHT）という物質なのです（図35）．

前立腺の肥大は膀胱と尿道を圧迫するようになり，表18のような特有の症状を示すことになるのです．

## 前立腺肥大症に用いられる薬の作用機序

### 1 α遮断薬

現在この治療の第一選択薬はα遮断薬です．

α遮断薬には，尿道を拡げさせる作用があります．膀胱頸部と前立腺にα受容体が存在しているので，ここを遮断し膀胱頸部と前立腺の平滑筋を弛緩させることで，尿道抵抗を低下させて排尿障害を改善させることができます．しかし前立腺そのものを小さくさせる作用は，α遮断薬にはありません（図36）．

### 2 抗男性ホルモン薬

抗アンドロゲン薬や5α-還元酵素阻害薬などの抗男性ホルモン薬には，前立腺を縮小させるはたらきがあります．

図35に示したように，前立腺に取り込まれたテストステロンは5α-還元酵素によりDHTに変換され，アンドロゲン受容体と結合して複合体を形成します．この複合体がm-RNAの合成を促進させ，タンパク質の合成を促進させて前立腺細胞を増やし結果として前立腺は肥大するのです．したがってDHT-アンドロゲン

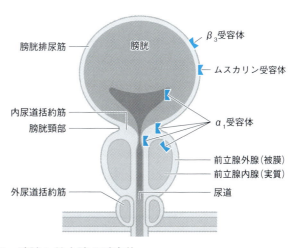

図36 膀胱と前立腺の受容体

受容体複合体の形成を阻害すれば前立腺の肥大化は防げるということになります．

従来から用いられていたクロルマジノン酢酸エステルなどの抗男性ホルモン薬は，

①テストステロンを減少させて，テストステロンの取り込みを抑制する．
②5α-還元酵素活性を阻害してDHTを減少させる．
③DHT-アンドロゲン受容体複合体の形成を阻害させる．

が主な作用機序であります．しかし本来この病気はテストステロンの減少が引き金になる病気ですので，投与を中止すれば再発する可能性が高いことになります．しかし，②の作用だけを有する5α-還元酵素阻害薬のデュタステリドを使用することで，テストステロンの減少を生じさせずに治療ができることになります．もちろん理論的には，その分だけ副作用も少なくなります．

### 3 PDE-5阻害薬（PDE: phosphodiesterase，ホスホジエステラーゼ）

PDE-5阻害薬といえば勃起不全の治療薬というイメージですが，この作用機序はいろいろな血管平滑筋を弛緩させる作用を発揮することから肺高血圧の治療にも用いられています（保険適用外使用）．今回，3つ目の適用として前立腺肥大症の治療薬として登場しました．血管や下部尿路組織にPDE-5が存在しているので，これを阻害すればcGMP濃度を上昇させることができ，血管平滑筋が弛緩して下部尿路組織の血流や酸素供給量が増加します（図37）．そのことで組織障害や下部尿路症状を改善させる

cGMP: p.22参照

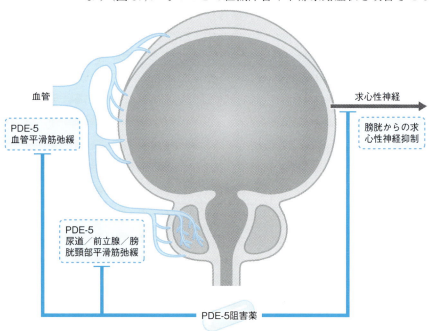

図37　PDE-5阻害薬の作用点

効果が発揮されます．また，PDE-5を阻害することで尿道，前立腺，膀胱頸部の平滑筋も弛緩させるので，さらにこれらの症状は改善されます．ただし，使用量は勃起不全に比べると少量となります（タダラフィル，2.5〜5.0mg）．

### 4 植物エキス製剤

■，■の2剤が前立腺肥大治療の主役でありますが，軽症のケースでは植物エキス製剤が用いられます．含まれている植物エキスは，オオウメガサソウ，ハコヤナギ，セイヨウオキナグサ，スギナなどですが，これらの作用メカニズムはよくわかっていない部分もあります．しかし，前立腺腫結合組織の膨張を改善することによる抗炎症作用，膀胱排尿筋の収縮力を弱めることによる排尿促進作用があるといわれています．

アミノ酸製剤も同じようなケースで用いられていますが，抗浮腫作用，前立腺組織代謝改善作用があるといわれています．

### 5 頻尿改善薬

頻尿改善薬は前立腺肥大症の治療に併用されます．

この系統の薬は平滑筋弛緩作用をもっていますが，一部の薬は抗コリン作用ももっています．抗コリン作用を有する薬は当然のこととして，排尿困難を有する患者さんには用いないこととなっています．

膀胱の収縮は膀胱平滑筋にあるムスカリン受容体がアセチルコリンによって刺激をうけることで生じるので，抗コリン作用をもつ薬剤を使えば膀胱の刺激は弱まり，症状は改善します．ムスカリン受容体は5つのサブタイプがありますが，膀胱は神経末梢の$M_1$受容体が拮抗されるとアセチルコリンの遊離が抑えられ，膀胱平滑筋の$M_3$受容体が拮抗されると，アセチルコリンによる膀胱収縮が抑えられます．このようにムスカリン受容体に拮抗する作用をもつ新しい薬は過活動膀胱治療薬とよばれていて，その代表的なものにコハク酸ソリフェナシン，酒石酸トルテロジンなどがあります．

また，膀胱排尿筋には$β_3$受容体があって，この受容体は刺激されると筋が弛緩し，膀胱への刺激は弱まります．そのような作用をもつ薬（ミラベグロン）も登場しています．

# 18 骨に作用する薬

「骨は生きている」という感覚をおもちでない患者さんも少なくありません．骨は人間が生きているかぎり生きているので，骨量が減少し骨が脆弱化してくると，治療が必要となるのです．

## ■ 骨の役割とリモデリング

骨格という言葉があるように，骨は身体の構造を支える役割をもちながら，肺や脳などの臓器を守る役割もあります．しかし，骨はもう1つ大切な役割もしているのです．それは，Ca（カルシウム）の備蓄所というものです．

Caは，身体のさまざまな機能をコントロールする役割をもつ大切な栄養素で，体内でCaが不足すると骨からCaを取り出して補給するのです．そして，再び骨の中にCaを補充して備えるのです．このように，骨は絶えず新しくつくり代えられ，このようなシステムを「骨のリモデリング」とよんでいます（図38）．

このリモデリングに深く関与しているのが，破骨細胞と骨芽細

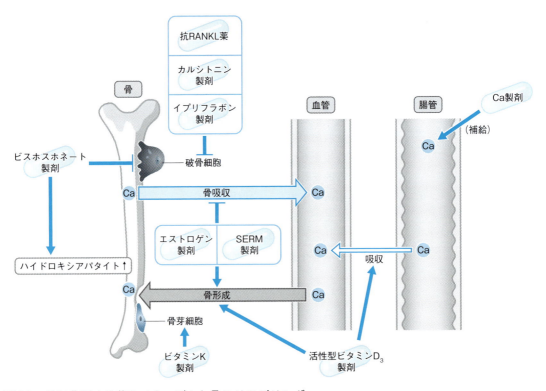

図38　骨に作用する薬のメカニズムと骨のリモデリング

表19　主な骨粗鬆症治療薬

| 分類 | 代表的な商品名 | 骨組織への作用 | |
|---|---|---|---|
| | | 骨吸収抑制 | 骨形成促進 |
| エストロゲン製剤 | エストラーナ | ● | ● |
| カルシトニン製剤 | エルシトニン | ● | ▲ |
| ビスホスホネート | ボナロン | ● | |
| 副甲状腺ホルモン | フォルテオ | | ● |
| ビタミンK | グラケー | ▲ | ● |
| 活性型ビタミン$D_3$ | アルファロール | ● | ● |
| カルシウム製剤 | アスパラ-CA | ● | |
| 抗RANKL薬 | プラリア | ● | |
| 骨代謝改善薬 | オステン | ● | |

胞の2つの細胞です．すなわち，血液中のCa濃度が低下すると破骨細胞が活発になり，骨からCaを取り出すようにはたらきます．これを「骨吸収」とよびます．骨吸収が生じると骨ではCaを蓄えるために骨芽細胞が活発になり，これを「骨形成」とよんでいます．このバランスがうまくいっていれば，骨は丈夫な状態が保たれるのですが，さまざまな要因がからみ，骨吸収に見合う骨形成が行われないと，骨粗鬆症とよばれる病気になるのです．

## 骨粗鬆症治療薬の作用機序

骨を丈夫にするには，骨吸収を抑制するか，骨形成を促進させればよいということになります．破骨細胞の形成や活性には，副甲状腺ホルモン（PTH）や，1,25-水酸化ビタミンD［1,25（OH）$_2$D］や，インターロイキン（IL）などが関与し，骨芽細胞と破骨細胞のあいだには密接な情報伝達が行われています．治療薬とされている薬は，そのようなメカニズムに影響を与える作用をもっているのです（**表19**）．次に主な治療薬の作用メカニズムについて述べましょう．

### 1 活性型ビタミン$D_3$製剤

アルファカルシドール，カルシトリオール，マキサカルシトールなどの活性型ビタミン$D_3$製剤は，骨代謝調整作用に基づく骨粗鬆症，くる病，骨軟化症に用いられていますが，投与量により発揮される作用に違いがみられます（**表20**）．腸管からのCaの吸収が促進されると，血中Ca濃度が上昇するので，骨吸収は抑制されます．また，Caには骨芽細胞を活性化する作用もあるので，骨形成が促進されます．

PTH：parathyroid hormone

インターロイキン：interleukin（IL）．さまざまな生物活性を有するタンパク質性物質で，リンパ球やマクロファージが産生する．サイトカインの一種．

表20 活性型ビタミン $D_3$ 製剤の投与量と作用

| 1日投与量（$\mu$g） | 主な作用 |
| --- | --- |
| 0.25～0.5 | 腸管からのCaの吸収を高める |
| 0.75～1.25 | 腸管からのCaの吸収を高めると同時に骨芽細胞を活性化して骨形成を促進させる |
| 1.5～2.0 | 骨を活性化させて骨代謝回転を亢進させる |

### 2 Ca製剤

　Caは体内に最も多く存在する無機質で，骨ばかりでなく，神経系，筋肉系などの機能調節に重要な役割を果たしています．

　血中Ca濃度が上昇すれば，破骨細胞を活発化させるPTHの分泌を抑制できるので，骨吸収は抑制されます．腸からの吸収をよくさせる必要があるので，L-アスパラギン酸カルシウム水和物，グルコン酸カルシウム水和物，乳酸カルシウム水和物などのCa製剤は，単独ではなくビタミン $D_3$ 製剤などとの併用が重要となってきます．

### 3 エストロゲン製剤（エストリオールなど）

　閉経後の女性に骨粗鬆症が多いことから，女性ホルモンが骨と重要な関係があることは古くから知られていました．エストロゲンは骨に対してはさまざまな作用があり，骨吸収抑制と骨形成促進の両作用を発揮します．

　骨吸収抑制のメカニズムとしては，破骨細胞を活性化する物質の1つであるインターロイキンなどの産生を抑えることが関与していると考えられています．

### 4 SERM製剤（ラロキシフェン塩酸塩など）

　ラロキシフェン塩酸塩はエストロゲンではありませんが，エストロゲン受容体と結合して骨代謝に関与するサイトカインを介してエストロゲンと同じような作用を示します．利点としては，子宮や乳房などに対してがんを発生させる副作用がない点があげられます．

### 5 カルシトニン製剤（エルカトニン，サケカルシトニン）

　カルシトニンは甲状腺から分泌されるホルモンで，血中Ca濃度が上昇すると分泌されます．この薬は主に，直接骨にはたらきかけて破骨細胞の作用を抑え，骨吸収を抑制します．

　また，骨の痛みにも効果的で，その機序はよくわからない部分もありますが，内因性オピオイド系のエンドルフィンという物質を介して疼痛を抑える作用や，中枢神経系のカルシトニン受容体に作用して疼痛を抑える作用などがあるといわれています．

---

SERM：selective estrogen receptor modulater，選択的エストロゲン受容体調整薬

サイトカイン：cytokine．種々の細胞から産生されるタンパク質性物質．免疫応答の細胞間伝達物質としてはたらく．インターロイキン，インターフェロン，各種増殖・分化因子などを総称していう．

### 6 ビタミンK製剤（メナテトレノン）

骨芽細胞に直接作用して，骨形成を促進し，骨量を増やす効果を発揮します．

### 7 骨代謝改善薬（イプリフラボン）

イプリフラボンは牧草に含まれている成分で，カルシトニンの分泌を促進して骨吸収を抑制する作用などを発揮します．

### 8 副甲状腺ホルモン

骨芽細胞の分化促進と骨芽細胞のアポトーシス抑制により破骨細胞の機能を活性化させて骨形成を促進します．骨折の危険性を低くする効果があります．

### 9 ビスホスホネート製剤

最近，最も注目され使用頻度が高くなってきた薬で，エチドロン酸二ナトリウムやアレンドロン酸ナトリウム水和物などがあります．この薬は体内に取り込まれると骨の中にあるハイドロキシアパタイトと結合して，ハイドロキシアパタイトの形成と溶解を抑える作用と，骨と破骨細胞の接する波状縁のはたらきを抑えて破骨細胞による（図39）骨吸収を強力に抑制する作用があります．

> ハイドロキシアパタイト：骨や歯の主成分であるリン酸カルシウムの一種．

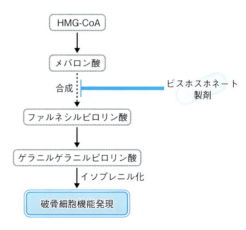

図39　ビスホスホネート製剤の作用点

### 10 抗RANKLモノクローナル製剤

破骨細胞の機能を抑制する方法として，その細胞の形成を促進していることに関与しているRANKLというメディエーターの活性を抑制するものがあります．このような作用機序ををもつデノスマブ（プラリア）は，破骨細胞にあるRANK受容体にRANKLが結合するのを阻害して骨吸収抑制作用を発揮します（図40）．6か月に1回の皮下注射でOKです．

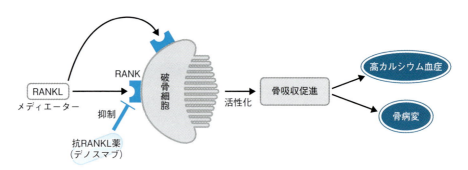

図40　RANKLによる破骨細胞の活性化に対するデノスマブの作用点

#  咳・痰に対する薬

呼吸器の代表的な症状といえば、咳と痰です。単なる風邪が原因でそのような症状が出る場合もあれば、図41のようなさまざまな疾患により生じることもあります。ですから、ただ薬を投与すればよいということではありません。

##  鎮咳薬

咳が生じることに関連する器官は主に喉頭、気管、気管支の粘膜で、これらの粘膜からの刺激が大脳のそばの延髄にある咳嗽中枢に伝えられて咳が生じると、基本的に理解しておくとよいでしょう（**図42**）。

では、どんな刺激が原因となるのでしょうか。まず、すぐに頭に浮かぶものとして、刺激性のガスや異物、そして自らがつくり出している気道内分泌物などの物質的な刺激があります。もちろん、いろいろな病気によっても咳が生じます。

咳はもともと異物を排除するための反射（咳反射）であって、むやみに咳を止めることは好ましいことではないのです。しかし、咳が生活上で大きく障害となるケースなど、咳を抑える必要があるときに薬物を用います。

咳反射は、次のようなメカニズムになっています。刺激物が存在すると、その器官の受容体を刺激し、信号を咳嗽中枢に送ります。それを受け取った咳嗽中枢は、咳運動を行う器官に命令を出します。その結果として咳が生じるのです。

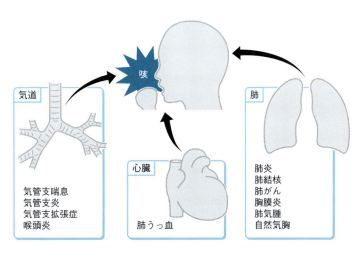

図41 咳と関連性のある疾患

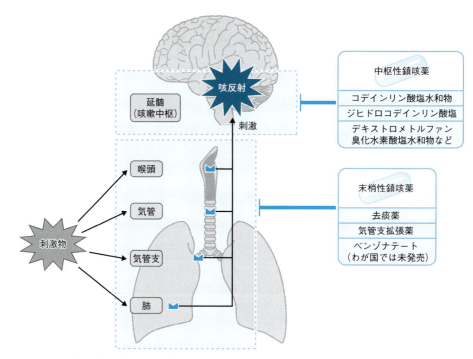

図42 咳反射と鎮咳薬の作用点

　咳を止める薬というものは，咳反射を抑える作用をもつ薬であるといえます．咳反射を抑制するには2つの方法があります（**図42**）．

### 1 末梢性鎮咳薬（去痰薬）

　まず，1つの方法は，刺激を受けても，その器官の受容体がそれを強く受けとめず，かつ咳嗽中枢への信号も弱くしてしまうというものです．このような鎮咳薬を末梢性鎮咳薬とよんでいます．このような作用を示す代表的なものが去痰薬です．

### 2 中枢性鎮咳薬

　もう1つの方法は，中枢性鎮咳薬とよばれているもので，コデインリン酸塩水和物のような麻薬性のものと，デキストロメトルファン臭化水素酸塩水和物のような非麻薬性のものとがあります．これらの薬は，咳嗽中枢への信号が送られてきても，それに対する閾値を上昇させ，咳反射が生じにくいようにさせるのです．
　作用の強さということからすれば，麻薬性のものが強く，ジヒドロコデインリン酸塩が最も強い鎮咳薬です．麻薬というと鎮痛作用が有名ですが，鎮咳作用においては全く別の受容体が関与していると考えられています．もちろん，非麻薬性鎮咳薬には鎮痛作用はありません．

表21　去痰薬の作用

| 一般名 | 代表的商品名 | 粘液溶解作用 | 粘液修復作用 | 粘膜潤滑作用 |
|---|---|---|---|---|
| L-メチルシステイン塩酸塩 | ペクタイト | ○ | − | − |
| L-エチルシステイン塩酸塩 | チスタニン | ○ | − | ○ |
| アセチルシステイン | ムコフィリン | ○ | − | − |
| ブロムヘキシン塩酸塩 | ビソルボン | ○ | − | − |
| カルボシステイン | ムコダイン | − | ○ | ○ |
| アンブロキソール塩酸塩 | ムコソルバン | ○ | − | ○ |

## 去痰薬

　痰とはいったい何なのでしょうか．一言でいえば，気管や気管支にたまった分泌物，それに炎症のときに生じた炎症細胞が分解された残骸などです．これらの廃棄物が痰の正体といえます．気道はそれらを外へ排出するはたらきを担っています．その際には，気道粘膜細胞に生えている線毛の動きによって痰を上へ上へと送り出していくのです．しかし，気道に炎症が生じるとそのはたらきが弱くなったり，痰の粘性が高まったりしてくると，排痰が困難になります．

　去痰薬は，そのようなときに用いる薬ですが，次の3つの作用のいずれかをもちあわせています．

　①粘液溶解作用：気道から分泌される液を多く出させて，濃い痰を薄める作用や粘性を低下させる作用．

　②粘液修復作用：痰の構成成分を変えて正常化させる作用．

　③粘膜潤滑作用：気道粘膜を潤滑にして，線毛運動を活発化する作用．

　去痰薬とよばれている薬を上記①～③の作用別に分類してみると，表21のように考えるのが一般的です．

　粘液溶解作用は，痰の粘液成分物質であるムコタンパクとよばれる物質のジスルフィド結合を壊して粘性を低下させる作用が主なものです．痰を薄める作用は，気道に直接作用して分泌液を増やすものです．

　また，気管支拡張作用をもつ薬（例：プロカテロール塩酸塩水和物，テオフィリンなど）も咳の原因となる刺激を弱めたり，痰を出しやすくしたりする作用をもっています．

ジスルフィド結合：S-S結合．2つのシステインSH基が酸化されて生じる結合．タンパク質の立体構造の維持の役割をしている．

# 第2章 各治療薬のメカニズム

## 20 気管支喘息に用いる薬

　気管支喘息に関する定義が,「気管支平滑筋の収縮」から「気道粘膜の炎症」に変わってきたことから,気管支喘息治療薬のもつ作用機序に関する考え方が変わりつつあります(図43).

### ■ 抗炎症作用を発揮する薬

#### 1 ステロイド薬

　ベクロメタゾンプロピオン酸エステルをはじめとしたステロイド薬(p.107参照)が気管支喘息に用いられているのは,作用機序のなかの抗炎症作用が期待されているからです.炎症によって生じた気道内の浮腫を抑制・改善させることで,結果的に気道の内径を大きく確保できるのです.

　炎症を抑えるメカニズムとして考えられているのは,炎症に関係する物質であるアラキドン酸の生成を抑制したり,サイトカイン産生を抑制したり,血管内皮細胞表面の接着分子が発現しにくいようにしたり,肥満細胞から放出されるいろいろな顆粒を抑えたりすることなどがあげられます.

#### 2 テオフィリン薬(キサンチン誘導体)

　テオフィリンといえば,気管支喘息の治療薬として長年用いられてきた代表的な薬の1つです.

　最近までは気管支拡張薬として分類され,その抗喘息効果はホ

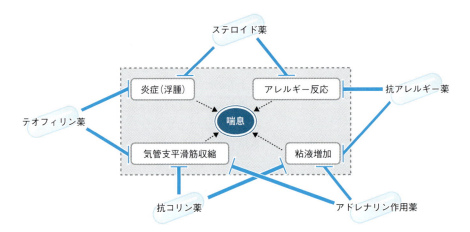

図43　気管支喘息治療薬の作用

スホジエステラーゼという酵素のはたらきを抑えて cAMP の量を減らさないことで気管支平滑筋を拡張させると考えられていました．しかし，この作用は臨床で用いられている投与量では発揮されないことがわかり，しばらくは，なぜテオフィリンが喘息に効果的な薬なのかよくわからない時期がありました．

しかし，現在ではそれも解明されました．すなわち，テオフィリンのもつ抗喘息効果は，抗炎症作用によるものだったのです．この作用機序も十分には解明されてはいませんが，先に述べた炎症性細胞を活性化させる作用をもつサイトカインの産生を抑えたり，リンパ球や肥満細胞などの活性を抑えたりすることが示されています．

> cAMP: p.25 参照.

> サイトカイン: p.98 参照.

## 気管支を拡張させる薬

### 1 アドレナリン作用薬（主に β 刺激薬）

アドレナリン受容体には，$α_1$，$α_2$，$β_1$，$β_2$ の4つが存在していることになっています．そのなかで，気管支喘息と関連があるのが $β_2$ 受容体で，気管支平滑筋は $β_2$ 受容体の刺激によって拡張することが知られています．すなわち，$β_2$ 受容体が刺激を受け，cAMP 濃度が増加することで気管支平滑筋が弛緩するのです．

注射薬として用いられているアドレナリンは，$α_1$，$α_2$，$β_1$，$β_2$ 受容体を同じように刺激します．経口薬や吸入薬として用いられている β 刺激薬は，できるだけ $β_2$ 受容体のみに作用する傾向が強い薬が主流となり，臨床の場で用いられています．

> アドレナリン: p.130 参照.

### 2 抗コリン薬

気道壁には副交感神経に支配されているムスカリン受容体が存在しています．ムスカリン受容体には5種類（サブタイプ）あることが知られていますが，気道に関連しているのは，そのうち $M_1$，$M_2$，$M_3$ とよばれている3つのムスカリン受容体です（**表22**）．とくに $M_3$ 受容体に対するアセチルコリンの結合を阻害することで，気管支収縮を抑制する作用を発揮します．そのため，抗コリン薬は発作予防に使われています．

> アセチルコリン: p.130 参照.

表22 ムスカリン受容体への刺激と気道に対する作用

| 気道に関連するムスカリン受容体 | 気道に対する作用 |
| --- | --- |
| $M_1$ | 気道分泌亢進，神経伝達促進 |
| $M_2$ | 気管支拡張の抑制，アセチルコリン遊離抑制，ノルアドレナリン遊離抑制 |
| $M_3$ | 気管支収縮，気道分泌亢進，線毛運動促進 |

表23 抗アレルギー薬の主な作用

| 一般名 | 代表的商品名 | ヒスタミン 遊離抑制 | ヒスタミン 受容体ブロック | ロイコトリエン 遊離抑制 | ロイコトリエン 受容体ブロック | トロンボキサン 合成阻害 | トロンボキサン 受容体ブロック |
|---|---|---|---|---|---|---|---|
| クロモグリク酸ナトリウム | インタール | ○ | | ○ | | | |
| トラニラスト | リザベン | ○ | | ○ | | | |
| アンレキサノクス | ソルファ | ○ | | ○ | ○ | ○ | |
| イブジラスト | ケタス | ○ | | ○ | | | |
| ペミロラストカリウム | アレギサール,ペミラストン | ○ | | ○ | | | |
| ケトチフェンフマル酸塩 | ザジテン | ○ | ○ | ○ | | | |
| アゼラスチン塩酸塩 | アゼプチン | ○ | ○ | ○ | ○ | | |
| オキサトミド | セルテクト | ○ | ○ | ○ | ○ | | |
| メキタジン | ゼスラン,ニポラジン | ○ | ○ | ○ | ○ | | |
| エピナスチン塩酸塩 | アレジオン | ○ | ○ | ○ | ○ | | |
| オザグレル塩酸塩水和物 | ドメナン,ベガ | | | | | ○ | |
| セラトロダスト | ブロニカ | | | | | | ○ |
| プランルカスト水和物 | オノン | | | | ○ | | |
| モンテルカストナトリウム | シングレア,キプレス | | | | ○ | | |
| ザフィルルカスト | アコレート | | | | ○ | | |
| スプラタストトシル酸塩 | アイピーディ | ○ | | ○ | | | |

○：比較的はっきりしている作用

**ヒスタミン**：生理活性アミンの1つで，ヒスチジンの脱炭酸反応により産生される．生体内に広く分布し，ほとんどが組織の肥満細胞に含まれる．かゆみ，発赤，炎症，気管支収縮などのアレルギー反応のほか，胃酸分泌作用も示す．

**ロイコトリエン**：炎症の化学伝達物質の1つ．アラキドン酸からリポキシゲナーゼにより合成される．白血球やマクロファージより産生され，アレルギー反応で多く産生される．白血球遊走作用，気管支平滑筋収縮作用，血管透過性亢進作用などをもつ．

**トロンボキサン**：アラキドン酸よりプロスタグランジン$H_2$を経て生合成される生理活性物質（p.111参照）．血管収縮作用，血小板凝集作用がある．

## 抗アレルギー作用をもつ薬（抗アレルギー薬）

アレルギー反応には，肥満細胞，好塩基球，好酸球，好中球などから遊離されるいろいろな化学伝達物質が関与しています．

これらの物質が増えることで気道平滑筋は収縮し，血管透過性も亢進します．また，痰などの粘液も多く分泌されるようになり，喘息を引き起こすことになるのです．

現在用いられている抗アレルギー薬は，このような化学伝達物質のはたらきを抑える作用をもっていて，そのなかでも主にヒスタミン，ロイコトリエン，トロンボキサンといった化学伝達物質のはたらきを抑える作用をもっています．表23に代表的な抗アレルギー薬の作用を示します．

# 21 抗炎症・免疫抑制作用を示すステロイド薬

ステロイド薬は臨床の場では欠かすことのできない薬であり，この薬がないと生命の危機にさらされることになる患者さんは少なくありません．ステロイド薬は強力な抗炎症作用や免疫抑制作用が期待されて用いられているわけですが，副作用も多様で，それもステロイド薬の作用と大いに関連しているのです．その薬を有効にかつ安全に用いるためにも，薬理作用をよく理解しておく必要があります．

## 副腎皮質ホルモンとは

プレドニゾロンに代表される薬を一般的にはステロイド薬とよんでいますが，薬理学的には副腎皮質ホルモン（ステロイドホルモン）といわれています．これらの薬は，4つの環から成り立っていて，この基本骨格のことをステロイド骨格というので，ステロイド薬とよばれるのです．

副腎皮質ホルモンは，副腎皮質の束状層から分泌される糖質コルチコイドと，球状層から分泌される鉱質コルチコイドに分類されます．これらは**表24**に示したような作用を発揮し，生命維持のためには不可欠なものとなっていると同時に，副作用も多岐にわたっています．体内ではコレステロールから合成され，代謝や抱合を受け，水溶性となって尿中に排泄されます．

臨床の場で用いられているステロイド薬は，糖質コルチコイドのことをさします．

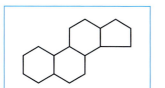

ステロイド骨格

**糖質コルチコイド**：グルココルチコイド．糖質代謝に関係するステロイドホルモン．

**鉱質コルチコイド**：アルドステロン．体内のミネラルを調節する電解質ホルモン．

**表24　ステロイド薬の主な作用**

- 抗炎症作用，抗アレルギー作用
- 免疫抑制作用
- 男性ホルモン作用
- 胃液活性促進作用
- タンパク同化作用，タンパク同化抑制作用
- 代謝作用（電解質，糖質，脂質）
- 抗ショック作用，生命維持作用
- 血液凝固促進作用
- 中枢神経作用
- 下垂体抑制作用

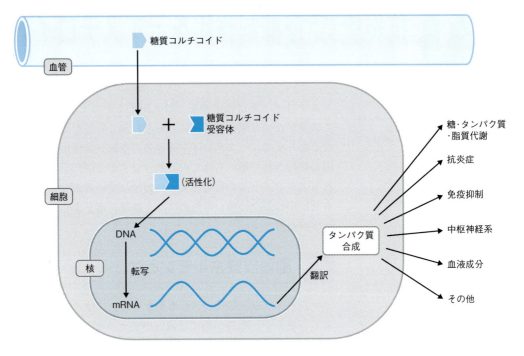

図44 糖質コルチコイドの作用機序

## 糖質コルチコイドの生理作用

　生体内の糖質コルチコイドの主要なものは，コルチゾールとよばれているもので，ストレスのない状態では主に代謝や体液の電解質の調整にかかわっているのですが，ストレス時には，炎症，免疫反応，アレルギーを抑制するはたらきを発揮しているのです．また，糖やタンパク質の代謝を調節する機能も発揮しています．

　基本的には糖質コルチコイドは，各細胞に作用して細胞内に広がり，細胞内にある糖質コルチコイド受容体と結びつきます．すると，糖質コルチコイド受容体は活性化されて，DNAと結合して遺伝子の転写を促進したり抑制したりする作用を発揮します．すると，特定のタンパク質の合成が調整されます．

　すなわち，炎症に関係する遺伝子の転写を抑制すれば，炎症に関係する物質の産生が抑えられ，抗炎症作用が発揮されることになるのです（図44）．

　このような過程では複雑にいろいろな物質の関与が考えられていますが，結果的には，糖質コルチコイドと結びついた受容体が活性化され，それが核のDNAの機能に影響させてタンパク質合成を調整して，いろいろな物質の産生に変化をもたらすことで作用を発揮していると考えればよいでしょう．

表25 ステロイド薬の主な副作用に関連する発症機序

| 予測すべき副作用 | 発症機序 | 発見の契機となる症状 |
|---|---|---|
| 感染症の合併 | 免疫抑制作用 | 発熱，咳，喀痰，呼吸困難，腹痛，腰痛など |
| 消化器合併症 | 胃酸分泌促進，胃粘膜防御作用の低下 | 腹痛，吐血，下血，便の変化，ショック症状 |
| 精神・神経障害 | 中枢神経直接作用 | 神経過敏，躁，うつ，統合失調症様 |
| ミオパチー | 体タンパク異化作用 | 下肢筋の脱力，起立・歩行障害 |
| 骨粗鬆症 | 体タンパク異化作用，骨吸収促進，骨形成抑制 | 腹痛，背痛，胸痛 |
| 糖尿病の発症 | 糖新生の促進作用 | 多尿，口渇，体重減少，倦怠 |
| 高血圧，低カリウム血症，脂質異常症，高尿酸血症，虚血性心疾患 | 鉱質コルチコイド（電解質代謝）作用 | 狭心症，四肢脱力，痛風発作など |
| 下垂体・副腎機能の低下 | HPA抑制，副腎への直接作用 | とくになし |
| 成長の抑制（小児） | HPA抑制に伴う成長ホルモン分泌低下 | 成長の遅延 |
| 月経の異常（婦人） | 男性ホルモン作用 | 月経不順，無月経 |

HPA：hypothalamus pituitary adrenal，視床下部・下垂体・副腎系

### 1 糖・タンパク質・脂質代謝作用

肝臓での糖新生（グリコーゲン→グルコース）が促進されるので，血糖値が上昇します．また，インスリンの作用に拮抗する作用もあります．さらに，筋肉や脂肪組織ではタンパク質分解や脂肪分解が促進されるので，血中の遊離脂肪酸が増加します．これらのことは，コルチゾールにより大部分の組織における糖摂取が抑制されることが関係していると思われます．

### 2 抗炎症作用

サイトカイン：p.98参照．

ホスホリパーゼ $A_2$ を阻害し，アラキドン酸代謝物の生成を抑制したり，サイトカインの産生を抑制したり，肥満細胞での脱顆粒を抑制することで，抗炎症作用や抗アレルギー作用が発揮されていると考えられています．その結果，浮腫，毛細血管拡張，好中球遊走，肉芽形成，毛細血管透過性などが抑制されて，抗炎症，抗アレルギー作用がみとめられるのです．

### 3 免疫抑制作用

細胞性免疫：p.114参照．

体液性免疫：p.115参照．

TおよびBリンパ球機能を低下させることや，マクロファージやリンパ球などを減少させることで細胞性免疫を抑制する作用を発揮します．また，体液性免疫を抑制して，γグロブリンの産生を低下させ，抗体を減少させることがみとめられています．

### 4 中枢神経系作用

基本的には中枢神経の興奮を高めて気分を高揚させる作用があ

りますが，うつ症状を示すこともあります．

### 5 血液成分への作用

リンパ球や単球は，貯蔵されている場所から末梢の血中への流出が抑えられるので減少すると考えられています．逆に赤血球，好中球は増加します．白血球は好中球の生成や骨髄からの遊走が促進されるので増加します．

### 6 ストレスに対する作用

内因・外因的ストレスに対する防御作用もありますが，作用機序ははっきりしていません．いろいろな薬理作用のトータル的な効果ともいえます．

## 作用と関連する副作用

ステロイド薬にはさまざまな副作用が知られていますが，**表25**のようにステロイド薬の有している作用と密接に関連しているのです．

# 22 非ステロイド系抗炎症薬 (NSAIDs)

医療用医薬品としても一般用医薬品としても広い範囲で身近な存在として用いられている薬といえば，非ステロイド系抗炎症薬 (NSAIDs) をあげる人が多いことでしょう．解熱，鎮痛，抗炎症作用をもち，多くの病気から生じる痛みや発熱に対して広く用いられています．

NSAIDs: non-steroidal anti-inflammatory drugs

## プロスタグランジンとNSAIDs

NSAIDs の作用機序はかなり明らかにされており，図45に示したように，最終的にはプロスタグランジンの生成を抑制することで種々の作用が発揮されています．

プロスタグランジンは体内でつくられ，基本骨格としては五員環をもち，そこから2本の側鎖が出ていて，側鎖の違いにより，いろいろなプロスタグランジン ($E_2$, $F_{2a}$ など) が存在しています．すなわち細胞膜リン脂質から生じたアラキドン酸がシクロオキシゲナーゼ (COX) という酵素のはたらきでプロスタグランジンエンドペルオキシドとよばれる不安定な物質に変化し，そこからいろいろなプロスタグランジンに次々と変化していきます．そして，さらにトロンボキサンなどもこのような経路でつくられていくのです．

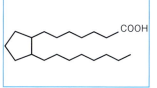

プロスタグランジン基本骨格

COX: cyclo-oxygenase

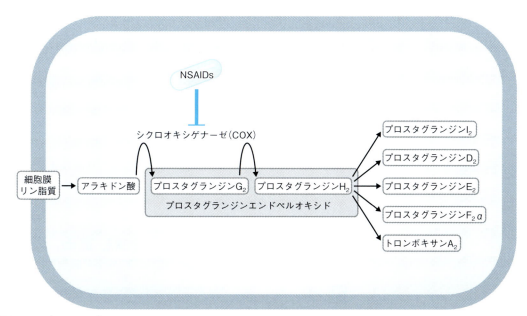

図45　プロスタグランジンとNSAIDs

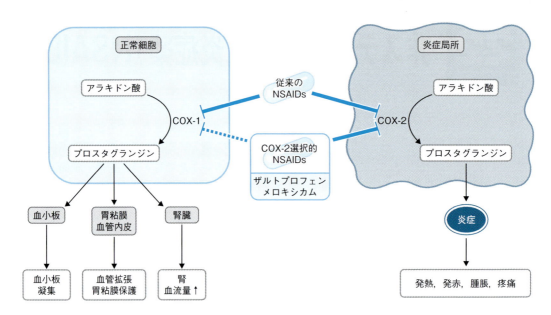

図46 COX-1 と COX-2

NSAIDs は COX を阻害することでプロスタグランジンやトロンボキサンなどの産生を抑制しますが，COX には COX-1，COX-2 とよばれている 2 つのタイプがあることがわかりました．その違いを図46に示しました．

### 1 COX-1 と COX-2

COX-1 は生体のあらゆる組織にいつも存在しているのに対し，COX-2 は炎症が生じているときに産生されます．そして COX-1 は，胃粘膜保護，血小板凝集，腎血流増加などの生理機能の調節にかかわっているプロスタグランジンを産生しています．それに対し，COX-2 は発熱，炎症反応や骨代謝などにかかわるプロスタグランジンを産生しているのです．

したがって，COX-1 を抑制すると胃腸障害などの症状が生じることになり，炎症や熱を抑える目的のときには COX-2 だけを抑制すればいいということになります．いままでの多くの NSAIDs は，両方の活性を抑えていたために副作用として胃腸障害が目立っていましたが，最近はザルトプロフェンやメロキシカムのような COX-2 への選択性が高い NSAIDs が発売されています．

## プロスタグランジンと発熱，痛み，炎症

### 1 発熱

いろいろな病気で発熱が生じますが，発熱は 2 つに分けて考え

られます．まず，局所的に生じるものがあります．これは炎症時に生じるもので，主に炎症が生じている部分の血管が拡張することで生じるものです．もう1つは全身的発熱で，これは炎症や感染によってインターロイキンなどの内因性の発熱物質が生じ，それがプロスタグランジン産生に関与することで生じるものです．

プロスタグランジンの発熱への関与は，次のように考えられています．

視床下部にある体温調節機構にプロスタグランジンが作用すると，サーモスタットのセットポイントを上昇させてしまいます．その結果，体温の上昇となって現れるのです．ですから，プロスタグランジンの産生を抑制すれば，セットポイントを正常化するまで下げることができます．すなわち，セットポイントが下がれば皮膚血管が拡張し，放熱が生じることになります．

### 2 痛み

痛みには，組織の物理的な損傷に加えて，発痛物質が関与しています．有名な発痛物質としては，ブラジキニンがあります．

プロスタグランジン自体は発痛物質とよべるほどの作用はないのですが，他の発痛物質が低濃度で存在していても，発痛作用が強く生じるようにはたらきます．ですから，プロスタグランジンの産生を抑制すれば発痛物質の作用は弱まるのです．

### 3 炎症

炎症は，身体に有害な物質が作用したときに生じる防御反応の1つです．そして，炎症にはいろいろな化学伝達物質（ケミカル・メディエーター）が関与しています．プロスタグランジンはその代表的なものなのです．

炎症症状として血管透過性の亢進がありますが，プロスタグランジンは他の化学伝達物質による血管透過性の亢進を増強する作用があります．ですから，プロスタグランジンの産生を抑制すると，血管透過性の亢進が抑えられ，炎症は弱まるということになるのです．

---

インターロイキン：p.97 参照．

ブラジキニン：9個のアミノ酸が連なったペプチド．血管拡張による降圧作用や炎症発現，知覚神経刺激による強力な発痛作用などに関与．

# 23 免疫抑制薬

免疫抑制薬は，臨床ではさまざまな自己免疫疾患の治療や臓器移植後に用いられている薬ですが，作用機序は多岐にわたっています．現在，用いられている主な免疫抑制薬を**表26**に示します．

## ■ 免疫反応

ヒトは，自ら恒常性を保つためにさまざまな機能をもっていますが，免疫能もその1つです．ヒトの細胞は，病原菌や微生物など自分とは異なる物質が侵入してくると，それらを認識して反応し，それを排除したり無毒化したりするシステムを有しています．このような反応は免疫反応とよばれ，主に血液中の白血球によって行われています．

白血球は顆粒球（好中球，好塩基球，好酸球）と単球（マクロファージ）とリンパ球に分類されます．そのリンパ球はT細胞，B細胞，ナチュラルキラー（NK）細胞に分けられます．そして，T細胞はさらにヘルパーT細胞とキラーT細胞に分けられます．キラーT細胞は侵入してきた異物（非自己）を攻撃することにかかわり，ヘルパーT細胞は活性化されると，B細胞やキラーT細胞だけではなく単球や好中球も活性化して炎症反応を生じさせるはたらきをしているのです．

### 1 細胞性免疫

抗原（病原菌などの異物）が侵入してきたときは，ヘルパーT細胞受容体がそれを認識してヘルパーT細胞が活性化されます．

表26 主な免疫抑制薬（ステロイド薬を除く）

| | |
|---|---|
| ①インターロイキン-2（IL-2）合成阻害薬（カルシニューリン阻害薬） | シクロスポリン<br>タクロリムス水和物（FK506） |
| ②核酸合成阻害薬 | アザチオプリン<br>メトトレキサート<br>ミゾリビン<br>ミコフェノール酸モフェチル |
| ③抗CD25モノクローナル抗体 | バシリキシマブ |
| ④細胞増殖シグナル阻害薬 | エベロリムス |
| ⑤アルキル化薬（細胞のDNA合成の阻害） | シクロホスファミド水和物 |
| ⑥その他 | グスペリムス塩酸塩 |

そうすると、インターロイキン-2（IL-2）という物質がつくられます。IL-2 は細胞の外に出て IL-2 受容体を刺激し、自分の細胞を増やすとともにキラーT細胞を活性化します。そして、マクロファージにも作用して、これを活性化し、キラーT細胞とマクロファージが共同で抗原を攻撃し、免疫反応がつくられているのです。このようにT細胞を介した免疫反応は「細胞性免疫」とよばれているのに対し、B細胞を介するものは次に述べるように「体液性免疫」とよばれています。

> インターロイキン-2: interleukin-2（IL-2）：T 細胞を活性化・増殖させる液性因子。抗原がリンパ球を刺激することにより産生される。

### 2 体液性免疫

B細胞はいわば血液やリンパ液を介して侵入する異物（抗原）を監視するパトロール隊で、抗原が認識されると、自らがヘルパーT細胞によって形質細胞（プラズマ細胞）とよばれるものに変化します。この細胞は免疫グロブリン（Ig）をつくり、大量に血液中にその物質を放出させます。Ig は、タンパク質でできた抗体をつくり異物を排除するはたらきを示します（抗原抗体反応）。しかし、抗原を正しく認識できなかったり、必要以上の Ig をつくってしまうと、抗原だけでなく自分自身の細胞や組織を傷害し、いわゆるアレルギー反応に基づく病気が生じるのです。

日常生活のなかで生じるアレルギーや臓器移植後に生じる拒絶反応は、このような反応が生じることで問題になっているのです。

> 免疫グロブリン: immunoglobulin（Ig）。抗体の総称でB細胞により産生される。物理化学的・免疫化学的性質の違いにより IgG, IgA, IgM, IgD, IgE の 5 つのクラスに分類される。

## 免疫抑制薬の作用機序

いろいろな免疫反応のプロセスに作用して免疫反応を抑える薬が臨床に用いられています（図 47）。

### 1 IL-2 合成阻害薬

#### ●シクロスポリン（CYA）

この薬は T 細胞に作用して免疫反応の進行を抑制するはたらきを示します。シクロスポリンは T 細胞内に入り、シクロフィリン（CYP）という物質に取りついて IL-2 の産生を妨げるので、その後の免疫反応の進行が抑制されます。主に腎・肝移植後の拒絶反応に使われます。ベーチェット病、乾癬、再生不良性貧血などにも用いられています。

> CYA: ciclosporin

#### ●タクロリムス水和物（FK506）

この薬はマクロライド構造を有し、免疫を抑制する作用は基本的にはシクロスポリンと似ていますが、T 細胞のなかで FK506 結合タンパク質（FKBP）と結合して IL-2 などの産生を抑制します。

また、免疫を抑制する作用はシクロスポリンの 10 〜 100 倍といわれています。そのため、投与量は少なくてすみ、副作用発現

# 第2章 各治療薬のメカニズム

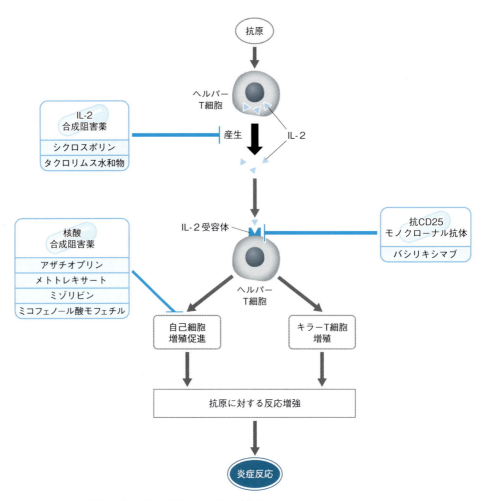

図47　免疫の機序と各種免疫抑制薬の作用機序

の点でもシクロスポリンより問題は少ないのです．しかし，心不全，急性腎不全，中枢神経障害，リンパ腫などの重篤な副作用があるため，血中薬物濃度（TDM）を測定しながら行うことが必要です．臓器移植後には，薬物濃度10〜20ng/mLを目安とし，経過によっては5〜10ng/mLで維持していくことで治療が進められています．

### 2 核酸合成阻害薬

●**アザチオプリン（AZP）**

プリン代謝拮抗薬とよばれているもので，体内で6-メルカプトプリンとなって作用します．抗腫瘍薬ですが，免疫抑制薬として用いられることのほうが多いようです．

作用機序はプリン体の合成を阻害することで，リンパ球や核酸合成が阻害されて免疫反応を抑えるものです．ヘルパーT細胞によってIL-2やサイトカインがつくられても，その後に生じる

AZP: azathioprine

免疫反応の進行を抑制するかたちで免疫抑制作用を示します．

●**メトトレキサート（MTX）**

葉酸代謝拮抗薬とよばれているもので抗腫瘍薬でもあります．プリン体の合成には葉酸が必要で，その葉酸のはたらきを抑えることでプリン体の合成が抑えられ，リンパ球などの合成が阻害されて免疫抑制作用が発揮されます．薬の作用時間が長すぎると効果の点ではよいのですが，当然，副作用が発現しやすくなるので投与方法を工夫しなければなりません．その際には，薬物血中濃度（TDM）の測定が大切となります．

●**ミゾリビン**

プリン合成系の代謝拮抗薬とよばれているもので，核酸の合成を阻害することでリンパ系細胞の増殖を阻害するはたらきを示します．臓器移植後のほかに関節リウマチにも用いられます．

●**ミコフェノール酸モフェチル（MMF）**

体内でミコフェノール酸になり，プリン体合成経路で必要となるイノシン-リン酸デヒドロゲナーゼという酵素の活性を阻害することで核酸の合成を阻害し，リンパ球の増殖を抑制することで免疫抑制作用を示します．

### 3 その他

●**グスペリムス塩酸塩**

抗体の産生を抑制することと，キラーT細胞の増殖を阻害することで免疫抑制作用を示します．

●**バシリキシマブ**

IL-2受容体に対する抗体で，この薬がIL-2受容体と結合することでIL-2との結合を妨げ，活性化されたTリンパ球の増殖を抑えます．

---

MTX : methotrexate

MMF : mycophenolate mofetil

第2章 各治療薬のメカニズム

# 24 関節リウマチに用いる薬

関節リウマチという病気は女性に多くみられ，発症時期も30～50歳代にピークを迎えることが知られています．自己免疫疾患に分類される炎症疾患であるだけに，薬物療法も根治をめざすには難しい状況にあります．

## 関節リウマチの経過

この病気の特徴は，よくなったり悪くなったりする状態を繰り返すということです．その状況を考えながら薬物を適用していくわけですから，先のことまで考えた治療法が大切で，ピラミッド療法からステップダウンブリッジプランへと薬物療法が変化しています（図48）．病型としては図48bのように早期，活動期，脱期の3つに分かれています．

現在は非ステロイド系抗炎症薬（NSAIDs），抗リウマチ薬，ス

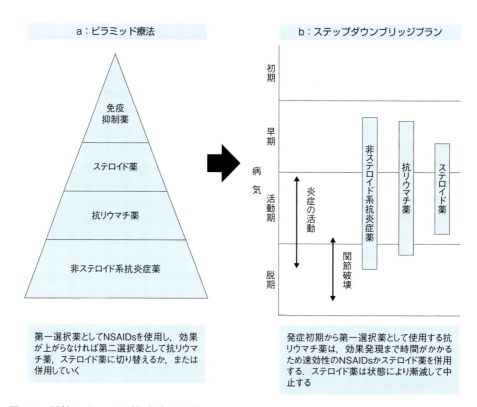

a：ピラミッド療法

第一選択薬としてNSAIDsを使用し，効果が上がらなければ第二選択薬として抗リウマチ薬，ステロイド薬に切り替えるか，または併用していく

b：ステップダウンブリッジプラン

発症初期から第一選択薬として使用する抗リウマチ薬は，効果発現まで時間がかかるため速効性のNSAIDsかステロイド薬を併用する．ステロイド薬は状態により漸減して中止する

図48　関節リウマチの治療法の変化

テロイド薬，生物学的製剤の4つが主に用いられています．NSAIDsとステロイド薬の作用機序については他のページで述べていますので，抗リウマチ薬と生物学的製剤について説明します．

## 抗リウマチ薬の作用機序

抗リウマチ薬はDMARDsとよばれているものですが，大きく分けると免疫調節薬と免疫抑制薬とに分けられています．すなわちここでは免疫機構の理解が必要となります．DMARDsは効果発現までに2〜3か月という時間のかかることが多いようです．

まずは免疫を担当する細胞とその役割を理解することが大切となります．

好中球は主に細菌に対して活躍し，マクロファージは細菌，ウイルスだけでなくホコリ，ダニ，花粉など広くいろいろなものに反応します．リンパ球系はキラーT細胞とB細胞が免疫反応の主体です．そして，キラーT細胞を介して抗原を攻撃する反応を細胞性免疫，B細胞が抗体をつくって反応するのを体液性免疫とよんでいます．さらにナチュラルキラー(NK)細胞は全身をパトロールして有害物を攻撃してやっつける役割を果たしています．そしてキラーT細胞とB細胞をコントロールしているのがヘルパーT細胞で，ヘルパーT細胞はサイトカインを放出してキラーT細胞とB細胞に命令を出しています．サプレッサーT細胞は免疫反応を抑える役割を果たしています(図49)．したがって，薬で免疫を抑えるということは，

①免疫を担当する細胞をつくらせないためにIL(インターロイキン)などのサイトカインのはたらきを抑える．
②攻撃命令を出すヘルパーT細胞のはたらきを抑える．
③攻撃命令を伝えるサイトカインのはたらきを抑える．
④サプレッサーT細胞のはたらきを活性化する．
⑤マクロファージのはたらきを抑える．
⑥免疫系にかかわる特定の細胞を除去する．

という作用をもつ薬を使うことになるのです．このことを前提に抗リウマチ薬を考えてみましょう．

### 1 免疫調節薬

正常な免疫機能には影響せずに，異常な免疫機能を正常化させる作用をもちます．

ペニシラミンはSH基を有することが特徴で，銅とキレートを形成します．SH基はリウマトイド因子をはじめとする免疫複合体のジスルフィド結合(S-S)を解離させます．さらにヘルパーT細胞を抑制することで作用を発現します．

ロベンザリットニナトリウムは，サプレッサーT細胞の活性

---

DMARDs：disease modifying anti-rheumatic drugs

インターロイキン：p.97参照．

サイトカイン：p.98参照．

キレート：p.15参照．

ジスルフィド結合：p.103参照．

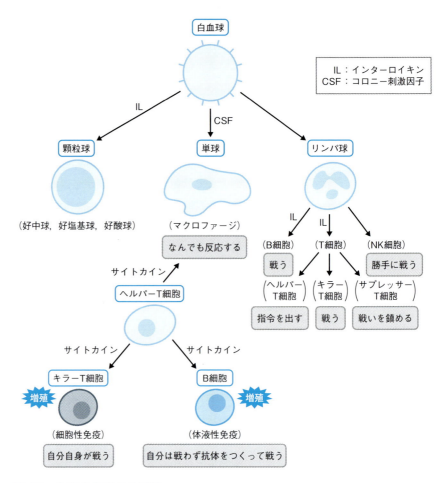

図49　免疫を担当する細胞

化を促します．

　金製剤とよばれている金チオリンゴ酸ナトリウムは，マクロファージの活性を抑制します．

　オーラノフィンはB細胞からの抗体産生を抑制する作用を示します．

　サラゾスルファピリジンは，マクロファージによるサイトカイン（IL）の産生を阻害し抗体産生を抑制します．

　イグラチモドは，TNF-αやインターロイキンなどのサイトカインの産生と，免疫グロブリンの産生を抑えます．

### 2　免疫抑制薬

　免疫機能を抑制する作用をもちます．

　メトトレキサートは葉酸代謝拮抗薬で，DNAやRNAの合成を抑制する作用をもっています．DNA合成を阻害することで，リンパ球の増殖が抑制され，免疫反応は抑制されます．

ミゾリビンはプリン合成系の代謝拮抗薬で，核酸合成を阻害することでリンパ系細胞の増殖を阻害する作用を示します．

タクロリムス水和物はILなどのサイトカインの産生を抑えてヘルパーT細胞のはたらきを抑えて免疫反応を抑えます．

レフルノミドはピリミジン代謝拮抗薬で，核酸を合成する過程で重要となるジヒドロオロト酸脱水酵素を阻害することにより，リンパ球の増殖は抑制されます．

## 生物学的製剤

これらは遺伝子組み換え技術により製造されたもので，いままでの薬剤と違って速効性と強い効果が持続するので患者のQOLを改善する力をもっています．

### ● TNF抑制製剤

インフリキシマブ，エタネルセプト，アダリムマブ，ゴリムマブ，セルトリズマブペゴルはこの病気を悪化させることに深くかかわっているサイトカインの一種であるTNFを活性化させるタンパク質のはたらきを抑える抗体製剤です．TNF抑制製剤の作用機序は次のとおりです．

1) 可溶性および膜結合型TNF-αの結合
2) TNF-α受容体に結合しているTNF-αの解離促進
3) 可溶性および膜結合型TNF-αの生物活性の抑制

### ● IL-6抑制薬

トシリズマブではサイトカインの一種であるIL-6を抑制するはたらきをもっています．一般的には関節リウマチの患者はTNFが過剰に産生されていて，これが症状を悪化させます．これらの薬の登場により治療成績はかなり向上してきました．

### ● JAK阻害薬

また新しい作用機序をもつ分子標的治療薬トファシチニブクエン酸塩が登場しました．サイトカインが免疫細胞の受容体と結合することで炎症性サイトカインが分泌されることはよく知られることです．ただ，その過程でヤヌスキナーゼが関与することで受容体から信号が発信されて核内が活性化され，炎症性サイトカインが分泌されることが判明しました．ですから，ヤヌスキナーゼを阻害すればこの一連の流れを止めることができると考え，この薬が開発されたのです．経口の可能な薬で外来治療薬です．

### ● T細胞選択的共刺激調節薬

自己免疫疾患の患者さんはT細胞が活性化されているので，T細胞の活性化を抑制すれば過剰な免疫反応から生じた炎症を抑制できます．アバタセプトはT細胞にあるCTLA-4とよばれているシグナル情報を受け取る窓口を阻害して，T細胞が活性化しないようにさせるはたらきをします．

JAK: janus kinase, ヤヌスキナーゼ

CTLA-4: cytotoxic T-lymphocyte-associated protein 4, T細胞の補助刺激受容体

# 25 病原微生物と抗菌薬／抗ウイルス薬

抗菌薬のスタートは1928年にペニシリンが発見されたときといえます．その後，次々と新しい抗菌薬が発見され，現代医療のなかではなくてはならない存在となってきています．

## 感染と病原微生物

一般に，感染とは，病原体（病原微生物）がいろいろな経路から生体内（宿主）に侵入して増殖することをいいます．そのことにより，宿主と病原体という2つの生命体がお互いに相手を排除しようとします．その結果，宿主側に病的な症状が生じたときに，感染症と診断され，治療薬が用いられます．その際に，全身的な感染症に用いられるものを抗菌薬とよびます．抗菌薬は表27の

> **抗生物質と抗菌薬**：抗生物質も抗菌薬の一部分を示している．ただし，抗生物質とよばれる薬は，種々の微生物（細菌，真菌，放線菌など）により生産された化学物質で，抗菌薬とよばれている化学物質は，自然から発見されたものではなく人工的に考えてつくられたものである．したがって，
>
> 抗菌薬 ─┬─ 自然（抗生物質）
> 　　　　└─ 合成
>
> と考えるのがよい．

表27 代表的な抗菌薬の種類

| 分類 | | 代表的成分名 |
|---|---|---|
| ペニシリン系 | グラム陽性菌用 | ベンジルペニシリンカリウム |
| | 広域 | アンピシリン水和物，アモキシシリン水和物 |
| | 抗緑膿菌用 | ピペラシリンナトリウム |
| | 合剤 | アモキシシリン＋クラブラン酸カリウム |
| セフェム系 | 第一世代 | セファレキシン，セファクロル |
| | 第二世代 | セフォチアム塩酸塩 |
| | 第三世代 | セフカペンピボキシル塩酸塩水和物 |
| セファマイシン系 | | セフメタゾールナトリウム，セフミノクスナトリウム水和物 |
| オキサセフェム系 | | ラタモキセフナトリウム，フロモキセフナトリウム |
| モノバクタム系 | | アズトレオナム |
| カルバペネム系 | | メロペネム水和物，ビアペネム |
| ペネム系 | | ファロペネムナトリウム水和物 |
| アミノグリコシド系 | | アルベカシン硫酸塩，トブラマイシン |
| ホスホマイシン | | ホスホマイシンカルシウム水和物 |
| テトラサイクリン系 | | ミノサイクリン塩酸塩，ドキシサイクリン塩酸塩水和物 |
| クロラムフェニコール系 | | クロラムフェニコール |
| マクロライド系 | | クラリスロマイシン，エリスロマイシン |
| リンコマイシン | | リンコマイシン塩酸塩水和物，クリンダマイシン |
| キノロン系 | | ノルフロキサシン，ロメフロキサシン塩酸塩 |
| ペプチド系 | | ポリミキシンB硫酸塩，バンコマイシン塩酸塩 |

ように分類されます．

感染症の原因となる病原微生物には，いろいろなタイプのものがあります．よく細菌，ウイルス，真菌，原虫といった名前でよばれていますが，これらには光合成能がありません．そのため，自分たちで増殖するためには宿主から栄養分をもらう必要があり，これが感染の基本的な成因となっているのです．

細菌もまた，いろいろなタイプがありますが，基本的には図50のような構造をしています．細胞壁とよばれている部分が表側に存在し，その内側に細胞膜があります．細胞壁はさらに，リポ多糖，外膜，リポタンパク質，ペプチドグリカンの4層に分かれています．

それらの内側には細胞質があり，そのなかにリボソームや核などが存在しています．これらのものは，細菌が生命を維持するために必要なもので，抗菌薬は結果的にはこれらの構造にダメージを与えて効果を発揮しているのです．

## 抗菌スペクトル

菌の発育を阻止するために必要な薬の最小濃度のことをMICとよんでいます．この値が小さければ，その菌に対して強い抗菌力を示すことになります．MICに基づいて，それぞれの抗菌薬がどの病原微生物に対して有効性があるかを決めたものを，抗菌スペクトルとよんでいます．

> MIC：minimum inhibitory concentration．最小（発育）阻止濃度．細菌の発育を阻止できる薬の最小濃度．

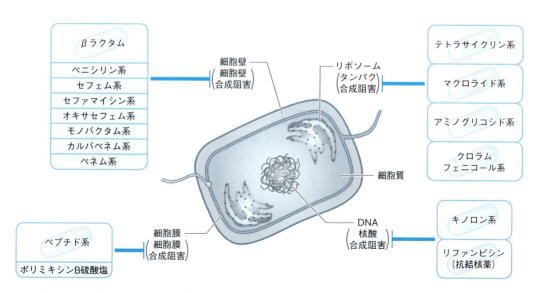

図50　細菌の構造と抗菌薬の作用点

## 抗菌薬の作用機序

抗菌薬の作用機序は，以下のように4つに分類して考えられています．

### 1 細胞壁合成阻害

動物の細胞とは違い，細菌には細胞壁とよばれている部分があります．この部分には，ペプチドグリカンとよばれる高分子でできた層が存在して細胞壁を支えています．このペプチドグリカンのはたらきを阻害すると，細胞壁の代謝は阻害されます．すなわち，細胞は外から液体に侵入されて膨れ上がり，細胞膜が破れて死滅してしまうのです．

このようなかたちで細胞壁の生合成を阻害することで殺菌的に作用する抗菌薬が多く，その代表的なものにβラクタム系抗生物質があります．

### 2 細胞膜合成阻害

細胞膜は主に脂質とタンパク質からできていて，物質の選択透過に関与しています．細胞膜に結合しやすい物質（薬）は，膜の機能を障害します．その結果，細胞内のアミノ酸，電解質，核酸などの大切な成分が外に出てしまい，細胞は死滅します．代表的なものにペプチド系抗生物質があります．

### 3 タンパク合成阻害

リボソームはアミノ酸をもとにしてタンパク質を合成しています．抗生物質がリボソームに結合すると，この合成過程を阻害してタンパク質がつくられなくなります．そうすることで，細菌の発育や増殖が抑えられることになります．代表的なものにはテトラサイクリン系，マクロライド系抗生物質があります．

### 4 核酸合成阻害

核酸の合成を阻害することで，遺伝情報に関連する機能を低下させ，細菌を死滅させることができます．具体的にはRNAやDNAの合成を阻害する薬を用います．代表的なものにはキノロン系（ピリドンカルボン酸系）の抗菌薬があります．

## ウイルスの特徴

ウイルスは独立して生きている最小の形態をもっています．しかし，細菌と違って自分自身で複製・増殖をすることはできず，他の生物（ヒトなど）の細胞内に入り込んで増殖をしていくしかありません．

ウイルスはRNAウイルスとDNAウイルスに大別されますが，その違いは遺伝分子としてRNAをもつかDNAをもつかという点です．複製する能力はRNAウイルスのほうがはるかに速く，したがってRNAウイルスのほうが手ごわいということになります．

ウイルスの構造は**図51**に示したようになっていますが，表面にある糖タンパク質が宿主に侵入する役割を果たしています．そしてウイルスの粒子の中にはいろいろな種類の酵素が存在して，これがヒトなどの細胞内で増殖・複製する際に大きな役割を果たしています．参考にウイルスと細菌の違いを**表28**に示します．

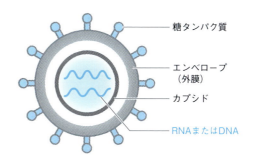

図51　ウイルスの構造

表28　ウイルスと細菌の違い

|  | ウイルス | 細菌 |
| --- | --- | --- |
| 大きさ | 小さい（nm単位） | 大きい（μm単位） |
| 構造 | 細胞がなく，タンパク質と核酸からなる粒子 | 細胞があり，ヒトにはない細胞壁がある |
| 増殖 | 自分自身では増殖する能力はなく，他の生物の細胞に寄生して増殖する | 自分自身で増殖する能力をもち，栄養があって一定の条件がそろえば増殖する |

## 抗ウイルス薬の作用機序

基本的にはウイルス自体をやっつける薬はなく，いろいろな過程での増殖・複製を阻害する薬が臨床で用いられています．ウイルスの宿主細胞内での増殖のメカニズムをインフルエンザ感染と

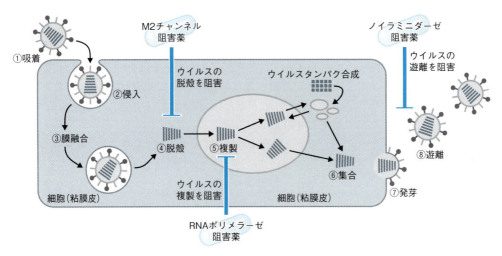

図52 インフルエンザ感染とその治療薬の作用点

その治療薬の作用点を例に図52に示します．基本的には

吸着→侵入→膜融合→脱殻→複製→集合→発芽→遊離

という流れで増殖していきます．

### 1 HIV治療薬（図53）

●逆転写酵素阻害

　細胞内に入り込んだRNAウイルスはRNAに基づいて1本鎖のDNAをつくり出します．この過程に逆転写酵素（reverse transcriptase：RT）が必要になります．ヒトではRNAからDNAが合成されることはないので，RTはウイルス独自の酵素といえます．RTを標的としてこの酵素を阻害すれば，ヒトの細胞にダメージを与えずにウイルスの増殖を抑えることができます．この系の薬は核酸系，非核酸系に分けられます．

　核酸系の代表的な薬はジドブジンで，これは体内でリン酸化されてからDNAの原料として誤ってRTに取り込まれるので，DNA合成に必要な情報が得られなくなりDNA鎖は伸長できなくなって，DNAの合成は停止してしまいます．

　非核酸系の代表的な薬はネビラピンで，これはRTそのものに直接的に結合してそのはたらきを阻害するものです．するとRTはDNAへの結合性が低下してDNAの合成が阻害されます．

●プロテアーゼ阻害

　プロテアーゼはウイルス増殖過程において最終段階ではたらく酵素です．ヒトのリボソームではいろいろなタンパク質が合成されます．

　プロテアーゼはウイルスに必要なタンパク質を見つけ出す役目をもち，そのタンパク質からウイルスを生成するタンパク質や増

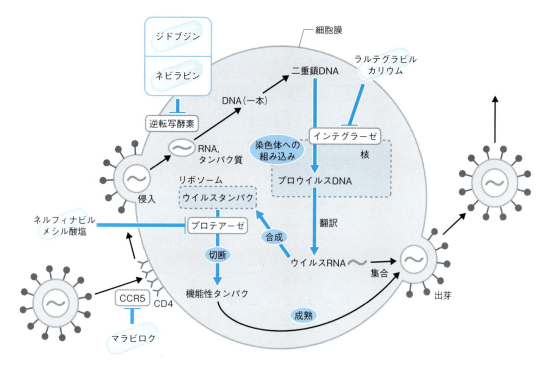

図53 HIV 増殖メカニズムと薬の作用点

殖に必要となるいろいろな酵素をつくり出します．そしてそれらが必要とするタンパク質がそろわないとウイルスの増殖は抑えられてしまいます．このプロテアーゼと結合してそのはたらきを阻害する薬がプロテアーゼ阻害薬とよばれ，その代表的な薬はネルフィナビルメシル酸塩です．この薬は HIV の 2 種類のプロテアーゼと結合してウイルス活性に必要なアスパラギン酸のはたらきを抑えます．このことでウイルスの増殖過程は抑制されます．

● CCR5 阻害

ウイルスの増殖していない過程の第一段階で，ウイルスの表面にある糖タンパク質が T 細胞表面にある CD4 とよばれているタンパク質を認識してそれと結合します．これが感染の第一歩目となり，その後の過程を経て増殖をしていきます．そして CD4 との結合の際に CCR5 というタンパク質の関与があります．ですから CCR5 のはたらきを阻害すれば増殖は抑えられます．このような薬は CCR5 阻害薬とよばれ，代表的な薬はマラビロクです．この薬は CCR5 と結合して不活性化し，ウイルスの糖タンパク質と結合できないようにさせます．

● インテグラーゼ阻害

ウイルスの二重鎖 DNA が，核内のヒト染色体 DNA に入り込むときにヒトの DNA を切り，その切れ間にウイルスの DNA を組み込むことで永久的にウイルス由来の RNA が感染者の細胞の中で合成され続けることになってしまいます．この過程において

ヒトDNAを切るはたらきをする酵素がインテグラーゼです．このインテグラーゼを阻害することでウイルスの増殖は抑えられます．代表的なものはラルテグラビルカリウムです．

## 2 インフルエンザ治療薬（図52）

### ● M2チャネル阻害

インフルエンザウイルスはRNAウイルスです．ウイルスの外被膜のエンベロープに結合しているタンパク質が3種類あります（スパイクタンパク質とよばれています）．それらがウイルスの増殖に深く関与していて，そのひとつがM2タンパク質です．M2はウイルスが取り込まれ脱殻する過程に関与しています．M2を阻害すればウイルスのRNAは宿主細胞に取り込まれなくなるわけです．このような薬をM2阻害薬とよび，代表的な薬はアマンタジン塩酸塩です．

### ● ノイラミニダーゼ阻害

先に述べた3種類のタンパク質のひとつにノイラミニダーゼがあります．これは宿主細胞内で増殖したウイルスが遊離する段階に関与するものです．ですからノイラミニダーゼの活性を抑制すればウイルス感染の拡大を防げることになります．このような薬をノイラミニダーゼ阻害薬とよび，代表的な薬はオセルタミビルリン酸塩です．この薬はノイラミニダーゼと強く結合することでノイラミニダーゼの本来の役割を果たせなくさせるものです．

### ● RNAポリメラーゼ阻害

インフルエンザウイルスはRNAをもっていて，ヒト宿主細胞の核に取り込まれてDNAに書かれた情報をメッセンジャーRNAに転写しながらRNAを複製し，増殖していきます．その転写にかかわりRNAを複製するときにRNAポリメラーゼという酵素が必要になっています．その酵素を阻害すればRNAはつくられなくなるということになります．このような薬はRNAポリメラーゼ阻害薬とよばれ，ファビピラビルが臨床で用いられています．この薬は細胞内で活性化されて，選択的にRNAポリメラーゼと結合してその酵素のはたらきを阻害し，直接的にウイルスの増殖を抑えます．

## 3 ヘルペス治療薬

### ● DNAポリメラーゼ阻害

ヘルペスウイルスはDNAを鋳型にして鎖を伸長させます．その際にDNAポリメラーゼという酵素が関与しています．したがってDNAポリメラーゼを阻害することでウイルスの増殖を抑制することができます．このような薬をDNAポリメラーゼ阻害薬とよび，代表的なものはアシクロビルです．この薬は感染した細胞内でアシクロビル三リン酸に変化し，DNAポリメラーゼの基

質として認識されてDNAの合成の原料として取り込まれますが，DNAにアシクロビル三リン酸が取り込まれるとDNAは伸長できず，DNAの合成は止まってしまいます．

### 4　ウイルス肝炎治療薬

主にB型，C型ウイルス肝炎の治療に抗ウイルス薬が用いられていますが，作用機序としてはすでに解説したDNAポリメラーゼ阻害，逆転写酵素阻害，プロテアーゼ阻害があります．その他に次の2つがあります．

#### ● NS5Bポリメラーゼ阻害

C型肝炎ウイルスが宿主細胞に入り込むとRNAを放出し，これを複製します．そしてRNA複製にかかわるタンパク質であるRNAポリメラーゼが重要なはたらきをします．その中でもC型肝炎ではNS5Bポリメラーゼが重要な役割をもっています．ですからこの酵素を阻害すればRNAの複製過程を抑制することができます．このような薬をNS5Bポリメラーゼ阻害薬とよび，代表的なものはソホスブビルです．

#### ● HCVNS5A複製複合体阻害

HCV（C型肝炎ウイルス）の複製や細胞内シグナル伝達経路の調節に関与するタンパク質にNS5Aとよばれているものがあります．これを阻害すればHCVの複製は阻害されます．このような薬をHCVNS5A複製複合体阻害薬とよびます．その代表的なものはダクラタスビル塩酸塩です．これはHCVNS5Aの末端と結合し，複製複合体形成を阻害します．

## Column: 神経伝達物質

　神経伝達物質とは，シナプスにおいて興奮性または抑制性の情報を伝える化学物質のこと．シナプス前神経終末部にて合成され，シナプス小胞に蓄えられる．インパルスが神経終末部（前シナプス）に到達すると，神経伝達物質はシナプス間隙へ放出される．これらが後シナプスに作用することによって，情報が伝達されることになる．アセチルコリン，アドレナリン，ノルアドレナリン，セロトニン，ドパミン，GABA，グルタミン酸，アスパラギン酸，グリシンなどがある．主な神経伝達物質について解説する．

### アセチルコリン：acetylcholine（ACh）
- アセチル CoA（coenzyme A）とコリンにより生合成され，コリンエステラーゼによりコリンと酢酸に分解される．
- コリン作動性神経（副交感神経節後線維や自律神経節前線維，運動神経など）内に貯蔵されている．
- ムスカリン受容体に結合することにより，腸管などの平滑筋に対して収縮作用を示し，心血管系に対して弛緩作用を示す．ニコチン受容体にも作用し，神経節における情報伝達や骨格筋の収縮作用を示す．

### アドレナリン（エピネフリン）：adrenaline
- カテコールアミンの一種で，副腎髄質で生合成されるホルモン．神経伝達物質としてのはたらきももつ．
- 副腎髄質から分泌され，血中に入りさまざまな臓器に作用する．
- 神経伝達物質としてα受容体とβ受容体に作用する．α作用には血管収縮や血圧上昇などがあり，β作用には気管支拡張，血管拡張作用（$β_2$作用）や，心拍数増加，心収縮力増加作用（$β_1$作用）などがある．

### ノルアドレナリン（ノルエピネフリン）：noradrenaline（NA）
- フェニルアラニンからドパミンを経て生合成されるカテコールアミン．アドレナリンの前駆物質でもある．モノアミン酸化酵素（MAO）により酸化され失活する．
- 主にアドレナリン作動性神経（交感神経節後線維など）内に貯蔵されている．
- アドレナリンと比較すると，α作用はより強く，$β_1$作用はほぼ同程度である．しかし，$β_2$作用はアドレナリンより弱い．よって，ノルアドレナリンは血圧上昇作用が強い．

### セロトニン：5-hydroxytryptamine（5-HT）
- 生理活性アミンの1つ．トリプトファンから生合成される．
- 約90%が腸粘膜のクロム親和性細胞，8%が血小板に存在している．残り2%が中枢神経系（視床下部，縫線核，松果体）に存在し神経伝達物質としてはたらく．
- 血管，腸管，気管支の平滑筋収縮作用を示し，止血に関与する．

### ドパミン：dopamine（DA）
- チロシン，ドパを経て生成される．アドレナリンを生成する過程の中間体で，カテコールアミンの一種．
- 視床下部-下垂体系において産生される．
- 黒質-線条体系の神経伝達物質としてはたらく．心臓，腎などの組織では心筋収縮増強，血圧上昇，腎血流量増化作用を示す．

### GABA：$γ$-aminobutyric acid．$γ$-アミノ酪酸．
- GABAは血液脳関門を通過できないため，神経細胞内でグルタミン酸の脱炭酸により産生される．
- 小脳，脊髄後角，海馬に多く存在している．
- 神経の機能に対して抑制的にはたらくことが知られている抑制性伝達物質．脳内含量の低下により痙攣が誘発される．

# 26 抗不安・催眠作用を示す薬

ヒトが不安になったり，睡眠が思うようにとれなくなるのは，ふつうなんらかの原因があり，そのような症状が日常生活に大きく影響するようであれば，その原因を取り除く努力をしながら，薬を投与していくことになります．これらに用いる薬の多くは，ベンゾジアゼピン系とよばれる薬です．

## ベンゾジアゼピン系薬のもつ作用

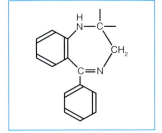

ベンゾジアゼピン骨格

ベンゾジアゼピン誘導体の基本骨格を左に示します．これらの薬は次の4つの作用をもっています．しかし，各薬剤によって4つの作用の強さには違いがみられており，その特徴をうまく考慮して薬の選択をする必要性があります．

①抗不安作用
②催眠作用
③筋弛緩作用
④抗痙攣作用

このなかで，①の作用がすぐれているものが抗不安薬として用いられ，②の作用がすぐれているものは睡眠薬として主に用いられています．③の作用が強い薬を使うときには，運動能力の低下などが生じますので，とくに高齢者では転倒に注意する必要があります．④の作用をもつものは，痙攣発作時に静脈内投与で用いられることがあります．

## ベンゾジアゼピン系薬の作用機序

不安や不眠は，なんらかの原因があり，その発生には，脳におけるノルアドレナリン，セロトニン，ドパミンを介する神経の亢進が関与していることから，これらの神経が過剰に活動をしないようにする作用をもつ薬が用いられています．

ヒトの中枢神経系には，いろいろな神経伝達物質の中で代表的なものがカテコールアミンやアセチルコリンです．脳の神経には，それらと比較して高濃度に存在している神経伝達物質がいくつかあり (p.130 参照)，それらは興奮性を示すものと抑制性を示すものに分類することができ，そのなかで抑制性を示す代表的なものがγ-アミノ酪酸で，通称 GABA（ギャバ）とよばれているものです．

ですから，GABA のはたらきを活発にすれば，脳神経の過剰

GABA：p.130 参照．

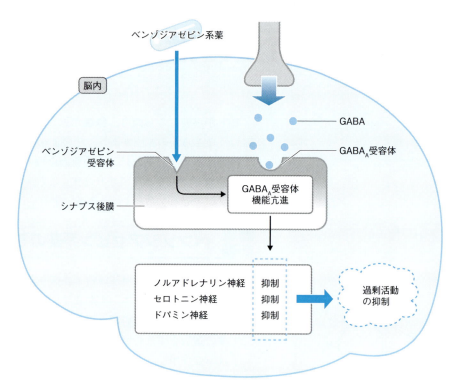

図54　ベンゾジアゼピン系薬の作用機序

GABA$_A$受容体：GABA受容体はGABA$_A$とGABA$_B$の2種類に分類される．GABA$_A$受容体はCIチャネルによるCl$^-$の透過性の上昇により抑制作用を示す．

活動を抑えることができ，不安を強く感じることを軽減できます．その代表的な薬がベンゾジアゼピン系薬です．

　GABAを活性化させるにはGABA$_A$受容体の機能（感受性）を亢進させることが有効です．GABA$_A$受容体を亢進させるための1つに，シナプス後膜にある特定の部位がGABA$_A$受容体に存在していることがわかり，その部分に薬が結合すると，GABA$_A$受容体を亢進させることができます．その結果生まれたのがベンゾジアゼピン系薬です．特定の部位はベンゾジアゼピン受容体とよばれています（図54）．

　このベンゾジアゼピン受容体は，大脳皮質辺縁系，間脳に多く分布し，抗不安作用は辺縁系や大脳皮質のベンゾジアゼピン受容体を介して発揮されると考えられています．

## その他の薬の作用機序

### 1 チエノジアゼピン系薬

　エチゾラムに代表されるチエノジアゼピン系薬は，構造式が違いますが，基本的にはベンゾジアゼピン系薬と同じで，ベンゾジ

アゼピン受容体に結合して GABA のはたらきを亢進します．この系統の薬は作用時間が短いのが特徴となっています．

### 2　5-HT$_{1A}$ 受容体作用薬

タンドスピロンクエン酸塩に代表される 5-HT$_{1A}$ 受容体作用薬は，ベンゾジアゼピン受容体を介することなく，抗不安作用を発揮する薬です．その作用機序は，神経伝達物質の遊離を抑えるはたらきをしているセロトニン受容体（5-HT$_{1A}$ 受容体）に結合して刺激することで，セロトニンの遊離が抑制されて直接的にセロトニン神経を抑えることです．ベンゾジアゼピン系薬と比べると筋弛緩作用などの副作用も少なく，依存傾向も生じにくいという特徴がありますが，効果の発現が遅いという欠点があります．

### 3　メラトニン受容体刺激薬

松果体からメラトニンというホルモンが分泌されメラトニン受容体と結合すると眠くなるという自然の眠りがあります．ラメルテオンはメラトニン受容体を刺激することで眠りを誘発する睡眠薬です．連用しても習慣性の心配はないのですが，人によって効果のある投与量に違いがあります．

### 4　オレキシン受容体拮抗薬

脳内にある神経伝達物質にオレキシンという物質があります．これは覚醒中枢にある受容体と結合すると覚醒状態を保ちます．そのことで睡眠中枢に対して相対的に優位となり，不眠状態をつくりあげることになります．したがって，オレキシン受容体を遮断すれば覚醒機能は低下し，睡眠をとりやすくなるというわけです（**図 55**）．そのようなメカニズムをもつ薬がスボレキサントです．

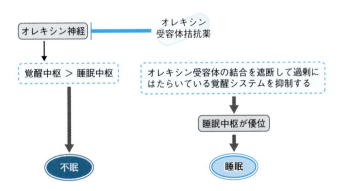

図 55　オレキシン受容体拮抗薬の作用

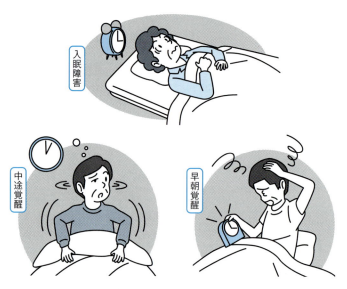

図 56　不眠のタイプ

## 薬の半減期

　ベンゾジアゼピン系薬は抗不安薬でも睡眠薬でも，薬によって作用時間に差がみられ，この現象は，その薬のもつ半減期によって決まり，超短時間型，短時間型，中間型，長時間型，超長時間型に分けられます．半減期が長ければ作用時間は長くなるのです．

　不眠のタイプもいろいろですが大別すると，寝つきが悪いタイプ（入眠障害），夜中に目が覚めたり朝早く起きてしまうタイプ（中途覚醒，早朝覚醒）に分けられます（図 56）．入眠障害には半減期の短い超短時間型であるトリアゾラムなどが適しています．中途覚醒や早朝覚醒には半減期の長い長時間型であるハロキサゾラムなどが向いています．

　また，半減期は短くても，代謝されたかたちのものが薬効をもっているケースでは，作用時間が長くなります．その例としては，フルラゼパム塩酸塩があります．

# 27 てんかんに用いる薬

抗痙攣薬は痙攣の治療に用いられる薬ですが，臨床的にはてんかんの予防や発作に用いられることが多いことから，抗てんかん薬ともよばれています．

てんかんについてはいまだに不明な点がありますが，いろいろなタイプの薬が用いられています（図 57）．

## てんかんの分類

てんかんは運動系，感覚系，自律神経系，および精神機能に異常な症状が発作的に生じるものですが，その際に脳波に異常が認められる病気です．そのような発作の多くは大脳皮質の一部や，そのほかの脳の中心部分で異常な興奮が発生して，それが拡散し，平滑筋の痙攣や血管の緊張を生じさせます．そのため，身体の末

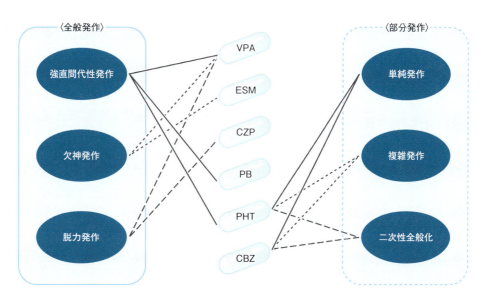

| | |
|---|---|
| VPA：バルプロ酸ナトリウム（デパケン） | 脂肪酸塩 |
| ESM：エトスクシミド（ザロンチン，エピレオプチマル） | サクシミド誘導体 |
| CZP：クロナゼパム（リボトリール，ランドセン） | ベンゾジアゼピン系薬 |
| PB ：フェノバルビタール（フェノバール） | バルビツール酸誘導体 |
| PHT：フェニトイン（アレビアチン，ヒダントール） | ヒダントイン誘導体 |
| CBZ：カルバマゼピン（テグレトール） | イミノスチルベン誘導体 |

図 57　主な抗てんかん薬の適応

梢部分で痙攣や頻脈，発汗，瞳孔の散大など，さまざまな症状を呈するようになるのです．

てんかんでは，大発作，小発作，皮質焦点発作，精神運動発作といった分類がよく用いられていましたが，国際分類では全般発作と部分発作に分けられ，さらに図57のように分類されます．大発作は強直間代性発作にほぼ対応し，小発作は欠神発作，皮質焦点発作は単純発作，精神運動発作は複雑発作に相当すると思われます．用いられる薬も，その発作の種類によって基本的に使い分けられています．

## 抗てんかん薬の作用機序

てんかんの治療によく用いられている薬を作用機序から分類すると次のようになります．
①過剰に興奮している神経細胞の発射を抑制する．
②過剰発射が拡散するのを抑制する．
③閾値を上昇させて正常細胞が反応しないようにする．
④血管の緊張や平滑筋の痙攣を緩和する．

すなわち，てんかん症状が現れる機序のいくつかの部分で抑制的に薬が作用して，てんかん発作やその予防効果を発揮しているのです．そして，その作用機序はグルタミン酸神経系とGABA神経系を介するものに分けられます（図58）．

### 1 バルビツール酸誘導体とベンゾジアゼピン系薬

フェノバルビタールやプリミドンがバルビツール酸誘導体の代表的な薬です．バルビツール酸誘導体にもいろいろなものがありますが，抗てんかん薬としては長時間型のものが用いられています．この系の薬は，GABAを介して痙攣発射の広がりを抑制したり，痙攣に対する閾値を上昇させることで抗痙攣作用を示すといわれています．また，脳幹に作用して血管緊張や平滑筋の痙攣を緩和します．

GABA神経は抑制的にはたらく神経なので，ベンゾジアゼピン系の薬（クロナゼパム，ジアゼパムなど）も同様な作用機序で過剰な興奮を抑える作用を発揮します（p.131参照）．

### 2 ヒダントイン誘導体

フェニトインがこの系の代表的な薬です．フェニトインは痙攣発射活動が最大まで進展することを抑えることで，痙攣の広がりを抑える作用を発揮します．この作用は，グルタミン酸神経系におけるNaチャネルからのNa$^+$の流入を抑えて興奮を抑制することで発揮されます．

GABA：p.130参照．

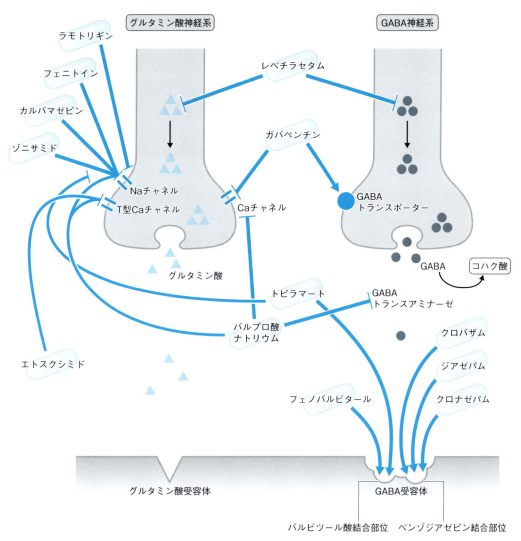

図58 抗てんかん薬の作用機序

（中原保裕，中原さとみ：リベンジ薬理学，第3版，p.165，秀和システム，2015より改変）

### 3 サクシミド誘導体

エトスクシミドの抗痙攣作用は，痙攣の閾値を上昇させる作用によるとされていますが，よくわかっていない部分があります．考えられているものとしては，グルタミン酸神経系のT型Caチャネルからの$Ca^{2+}$の流入を抑えることで興奮を抑えるというものです．

### 4 イミノスチルベン誘導体

カルバマゼピンは三叉神経痛治療薬として登場したのですが，いまは抗てんかん薬としてよく用いられています．この薬はヒダントイン誘導体と同じようにグルタミン酸神経系を抑えます．ま

た，GABA神経機能を高めることで痙攣発射を強力に抑制するといわれています．また，ノルアドレナリン神経機能を亢進させることも関連しているといわれています．

### 5 脂肪酸塩

バルプロ酸ナトリウムはGABAトランスアミナーゼ阻害薬ともよばれます．GABAを分解する酵素を抑え，GABAの量を増加させることでGABA機能を高め，抗痙攣作用を発揮すると同時に，グルタミン酸神経系におけるNaチャネルからのNa$^+$の流入や，T型CaチャネルからのCa$^{2+}$の流入を抑えることで作用を発揮します．

### 6 ベンズイソキサゾール誘導体

ゾニサミドの作用機序については不明の部分がありますが，主にNaチャネルからのNa$^+$の流入を抑制することで作用が発揮されていると考えられています．強直間代発作や欠神発作などによく用いられています．

### 7 その他

ガバペンチンは他の抗てんかん薬とは違った作用機序をもっています．グルタミン酸神経系にあるいままでとは違うCaチャネルにはたらいてCa$^{2+}$の流入を抑える作用機序と，GABAトランスポーターを活性化させてGABA機能を亢進させる機序をもっています．

ジアゼパムなどのベンゾジアゼピン系は，GABA受容体に存在しているベンゾジアゼピン受容体に結合してGABAの機能を亢進させます．

さらにトピラマート，ラモトリギン，レベチラセタム，ルフィナミドといった新しいタイプのものが販売されていますが，レベチラセタムは脳の神経末梢におけるシナプス小胞タンパク質2Aと結合して，神経伝達物質の放出を抑制するという，いままでにない作用機序をもっています．

ルフィナミドは，過剰に電荷を帯びている脳内のNaチャネルの活動を調節してNaチャネルの不活化状態を延長する作用機序をもっていて，とくにレノックス・ガストー症候群の治療に用いられます．

# 28 パーキンソン病に用いる薬

病気のなかには、いまだ十分にわかっていない部分があるものもあります。高齢者によくみられるパーキンソン病もそのような病気の1つなのです。

## パーキンソン病の発症原因

パーキンソン病には特徴的ないくつかの症状があります。代表的なものとしては、筋肉が硬くこわばる（筋固縮）、手が細かくふるえる（振戦）、すくみ足や顔の表情が乏しくなる（無動・寡動）、姿勢の保持が難しい（姿勢反射障害）などです。

実は、これらの症状は脳の神経の1つである「錐体外路系」が障害されることと大いに関連性があるという認識が、いまのところ一般的です。そして、錐体外路系の障害の発生メカニズムとしては、ドパミン作動性神経の変性によって「ドパミン」という物質が不足していることと関連性が高いと考えられています。

> 錐体外路系：延髄錐体を通過して脊髄に下行する運動性経路を錐体路といい、随意運動の指令を伝えている。延髄錐体を通過しない運動性経路を錐体外路といい、この錐体外路系の障害によって不随意運動が行われにくくなる。

## ドパミンの作用

ドパミンは、ノルアドレナリン（ノルエピネフリン）やアドレナリン（エピネフリン）とともに、カテコールアミンとよばれる生体アミンで、神経伝達物質として大切な役割を担っています。ドパミンはL-DOPAから身体のなかで合成され、中枢神経の伝達に関与するほか、末梢でもいろいろな作用と関連しています。末梢では、$D_1$、$D_2$と2つの受容体があり、次のような作用を示します。

① $D_1$作用：血管に作用して血流を増やす。
② $D_2$作用：アセチルコリン遊離を抑えて胃の運動を抑える。

中枢ではドパミンはドパミン神経の機能を維持するために重要なものですが、中脳の線条体とよばれる部分では、ドパミン神経は抑制的にはたらき、アセチルコリン神経は促進的にはたらいて、バランスよく不随意運動の調節がなされています。

しかし、ドパミンが不足するとそのバランスが崩れ、アセチルコリン神経が優位となり、パーキンソン病が発生すると考えられています。

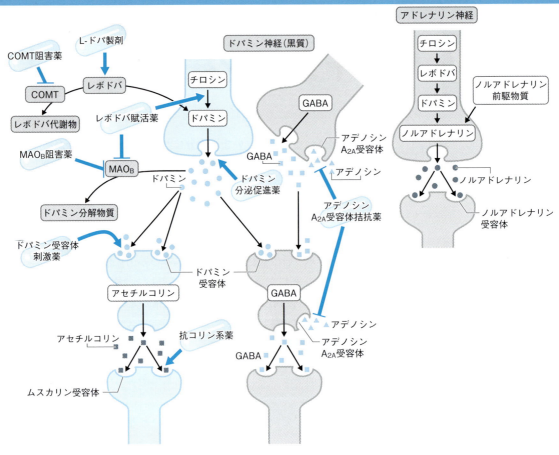

図59 パーキンソン病治療薬の作用点

## ドパミンのはたらきを強めるメカニズム

ドパミンの不足により，ドパミン神経系が十分なはたらきができていないのがパーキンソン病であると考えるならば，パーキンソン病治療薬は，ドパミン神経系におけるドパミンのはたらきを強める作用をもつ薬を用いることが合理的であるということになります（図59）．現在よく用いられているパーキンソン病治療薬は，次の9つに分類することができます．

①ドパミンを外から補充する薬
②ドパミンの分泌を促進させる薬
③ドパミンを受けとる受容体を刺激する薬
④アセチルコリンのはたらきを抑える薬
⑤ドパミンの分解を抑える薬
⑥レボドパの分解を抑える薬
⑦症状を抑える薬
⑧パーキンソン病治療薬の副作用を軽減することのできる薬（とくに消化器症状）
⑨抑制性神経のGABAのはたらきを弱める薬

以下，その代表的なものを示します．

### 1 レボドパ製剤

この薬は脳に到達するとドパミンに変化して，不足したドパミンを補給するために投与するものです．この製剤にはレボドパのみが含まれているものと，それに脱炭酸酵素阻害薬（カルビドパなど）が配合されたものがあります．配合の理由は，脳にレボドパが到達する前に分解されるのを防ぐことです．これらの薬はシナプス小胞体という部分に蓄えられ，放出されて，ドパミン受容体と結合して作用を発揮します．

### 2 ドパミン分泌促進薬

アマンタジン塩酸塩は軽症の患者さんによく用いられますが，この薬はドパミン神経においてドパミンの放出を盛んにする作用をもっています．また，放出促進だけではなく，放出されたドパミンが，再び元のところへ再吸収されない作用をもっています．

### 3 ドパミン受容体刺激薬

ブロモクリプチンメシル酸塩などの薬は，ドパミンを受け取る受容体に結合します．ドパミンが結合したときと同じような作用を示すものです．作用はあまり強くなく，他の薬と併用されることが多いのですが，作用時間が長く，日内変動は少ないのが特徴です．

### 4 抗コリン薬

ドパミン神経とアセチルコリン神経のバランスを整えるために，ドパミンが不足した分，この薬によってアセチルコリンも抑制して両者のバランスをとろうとするものです．トリヘキシフェニジル塩酸塩，ビペリデンなどがよく用いられますが，緑内障，排尿障害，蠕動運動低下による便秘を合併している人には，それらの病気・症状を悪化させるおそれがあります．それは，これらの病態は副交感神経により調節されているので，抗コリン薬を用いると悪化する方向にいってしまうからです．

### 5 ノルアドレナリン前駆物質

ドロキシドパは中等度から重症のパーキンソン病に用いられていますが，パーキンソン病では，ノルアドレナリンも不足して神経がうまくはたらいていないこともあります．すくみ足が改善しないときは，この薬を用いてノルアドレナリンの不足を補うことにより，神経伝達をスムーズにさせます．

### 6 $MAO_B$ 阻害薬

$MAO_B$ 阻害薬とよばれているセレギリン塩酸塩は，脳内のド

---

MAO：monoamine oxidase．モノアミン酸化酵素．ミトコンドリアに存在し，$MAO_A$ と $MAO_B$ の2種類がある．ノルアドレナリン，セロトニンは $MAO_A$ で，ドパミン，チラミンは $MAO_A$，$MAO_B$ の両方で代謝される．

パミンの代謝を抑えてドパミンが分解されないようにすることで作用を発揮します．

### 7 COMT阻害薬

レボドパは末梢で2つの代謝酵素で代謝されます．その1つにCOMTがあり，これによりL-ドパは3-Dメチルドパに代謝され薬効を失います．COMTのはたらきを抑えることで脳へのL-ドパの移行をよくします．とくにwearing-offとよばれるL-ドパの持続時間が短くなるときに用います．

### 8 レボドパ賦活薬

抗てんかん薬として長く用いられてきたゾニサミドが，チロシン水酸化酵素を活性化してドパミンの合成を促進する作用と，MAOのはたらきを抑えてドパミンの分解を抑える作用をもっていることがわかり，パーキンソン病治療薬として登場しました．

### 9 アデノシン$A_{2A}$受容体拮抗薬

大脳基底核は運動機能の制御にかかわりをもつ重要な組織です．大脳基底核の神経細胞はアデノシン$A_{2A}$によって興奮的になり，ドパミンによって抑制的になります．パーキンソン病の人はドパミンの作用が弱まっているのでアデノシン$A_{2A}$の影響が強くなり，GABAの遊離が促進されていて運動神経は抑制されています．アデノシン$A_{2A}$受容体を阻害すればそのバランスは整えられて運動機能は改善されます（図60）．

> COMT: catechol-O-methyltransferase

> wearing-off：薬を用いて数年ほど時間が経過したあとにみられる，薬の効果時間が短くなったような現象のこと．薬を服用後数時間でみられる．

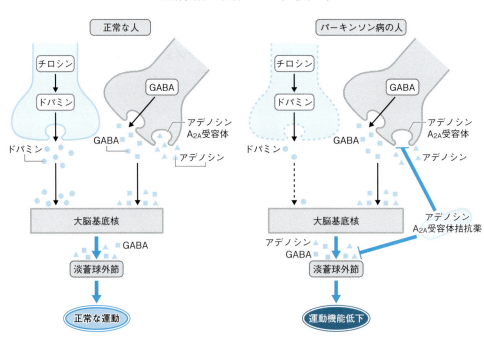

図60　アデノシン$A_{2A}$受容体拮抗薬の作用点

# 29 うつ病を改善する薬

うつ病は感情障害であって，その背景には心因や身体因子が存在していると分析されていますが，発症についてはまだ解明されていない部分があります．うつ病は，以前から脳内の重要な神経伝達物質であるノルアドレナリンやセロトニンがシナプス間隙において不足することと大いに関係しているとされてきました．したがって治療には，それらの物質のはたらきを高める作用がある薬が用いられてきたのです．

## ■ 抗うつ薬の分類

臨床的に抗うつ薬として用いられている薬は，三環系，四環系，$MAO_A$ 阻害薬，SSRI 薬，SNRI 薬，NaSSA 薬のほか，どれにも分類されないものとに分けることができます．

### 1 三環系

抗うつ薬として，1950 年代後半に初めて登場した薬です．基本構造式が三つの環から成り立っていることから三環系とよばれるようになったのです．当初この薬は，抗うつ作用のほか抗コリン作用も強かったため，口渇，便秘，尿閉などの症状がよくみられました．この点を改善するために新しい三環系の薬が開発され，前者を第一世代，後者を第二世代とよぶようになったのです．第一世代にはイミプラミン塩酸塩，アミトリプチリン塩酸塩，第二世代にはアモキサピン，ロフェプラミン塩酸塩などがあります．

### 2 四環系

三環系よりさらに副作用を減らすために開発された抗うつ薬は，それまでの構造と違い，四環構造をしていたために四環系とよばれました．とくに心臓や血管系に対する影響が少なく，高齢者にも使いやすくなりました．ただ，眠気が強く出ることが多いので，この点にとくに注意が必要です．この薬には，マプロチリン塩酸塩，ミアンセリン塩酸塩などがあります．

### 3 $MAO_A$ 阻害薬

MAO: p.141 参照.

$MAO_A$ はノルアドレナリンやセロトニンなどを代謝します．$MAO_A$ を選択的に阻害するサフラジンは肝障害や過度の興奮作用，めまい，便秘が強くみられることから，今日では使われることがなくなりました．

> SSRI: selective serotonin reuptake inhibitor. 選択的セロトニン再取り込み阻害薬.

### 4 SSRI薬

ここまでに説明してきた三環系，四環系とは全く異なる構造式をもつ新しいタイプのもので，セロトニン以外の物質への作用をできるだけ取り除いている作用機序が特徴となっています．効果の点では，三環系・四環系と比べると効果の点で劣るケースもみられますが，抗コリン作用に由来する副作用の面では改善されているので第一選択薬として用いられています．フルボキサミンマレイン酸塩などがあります．

### 5 SNRI薬

> SNRI: serotonin noradrenaline reuptake inhibitor. セロトニン・ノルアドレナリン再取り込み阻害薬

セロトニンだけに作用させるSSRI薬では効果の面で不十分というケースに，セロトニンとノルアドレナリンへの作用をもたせることで作用を強力にしたものがSNRI薬です．

### 6 NaSSA薬

四環系に似た構造式をもち，セロトニンやノルアドレナリンの遊離を促進させる新しいタイプの治療薬です．効果が安定するのに半年くらいかかるケースもあります．

## 抗うつ薬の作用機序

うつ病は基本的には脳内の神経伝達物質の不足により，精神活動が不活発になると考えられています．このことから，抗うつ薬は，これらの物質を増加させる作用を共通してもっています．

### 1 三環系，四環系抗うつ薬

三環系も四環系抗うつ薬も作用機序は基本的には同様です．脳における神経伝達は図61に示したように，神経終末におけるシナプス間隙とよばれている部分のノルアドレナリンやセロトニンの量が増えることでスムーズに行われます．それを薬により，この部分でのノルアドレナリンやセロトニンが再び前シナプス（神経接合部：これらの物質が分泌された部分）に取り込まれないようにさせるのです．これが「モノアミン説」です．

しかし，この作用は薬を投与してからすぐに現れるのに，うつ状況が改善されるのには2週間以上も要するのはなぜだろうという疑問が生じました．そこで，この薬を何回も繰り返して使用していると神経終末の機能がどのように変化していくのだろうか，という研究をしたところ，新しいことがわかったのです．

それは，投薬していると，モノアミン減少によって増えてしまった後シナプスにおけるノルアドレナリンやセロトニンを受け取る受容体の数が減少してくるということです（「受容体説」）．こ

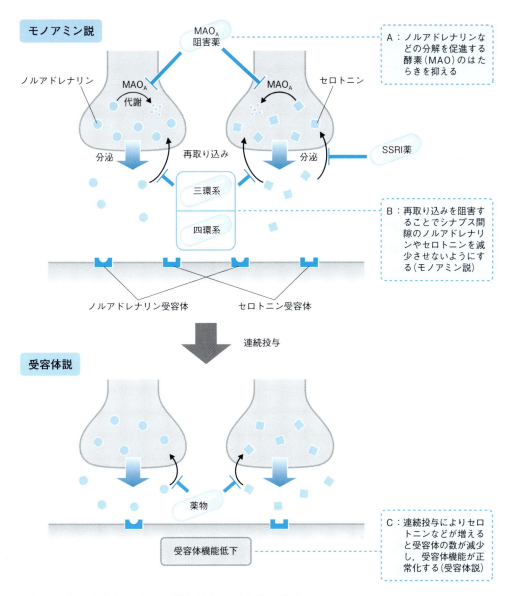

図61 うつ病発症の2つの説と抗うつ薬の作用機序

ダウンレギュレーション：神経伝達物質やホルモンの濃度に応じて，細胞膜上の受容体が減少する負の調節のこと．作用物質と結合した受容体が細胞内に取り込まれるためと考えられる．

のような現象をダウンレギュレーション（down regulation）といいます．これはセロトニンが減少することで感受性が亢進してうつ病が発生する，との仮説に基づいて考えられたものです．そこで，モノアミンの刺激を薬により持続的に行うことで，受容体の数が減ると感受性の亢進が改善するためにうつ病が改善する，ということなのです．

しかし，ここにも新たな疑問が生じてきます．なぜならば，抗セロトニン薬のなかでもセロトニン受容体拮抗薬には，抗うつ作用が認められないということがあるからです．また，四環系のな

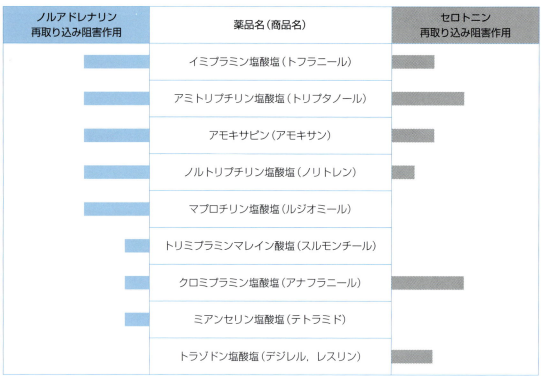

図62　抗うつ薬の再取り込み阻害作用の比較

かにはダウンレギュレーションを生じないのに抗うつ効果を示すものもあるのです．いずれにしても，この2つの説でも，抗うつ作用の機序は十分に説明しきれないということになります．

### 2　SSRI薬

SSRI薬は三環系や四環系と比較すると，神経終末におけるセロトニンの再取り込みだけを抑制する作用をもち，シナプス間隙におけるセロトニンの量を増やす作用をもっています．

しかし，厳密にいうとセロトニン以外の物質にも作用する性質をすこしはもっているため，セロトニンだけに作用するとはいえません．この薬は臨床的には軽度から中等度のうつ病に用いられますが，強迫性障害の治療に用いられることもあります．

図62に，主な抗うつ薬の再取り込み阻害作用の比較を示しました．

### 3　SNRI薬

できるだけセロトニンとノルアドレナリンの再取り込みだけを抑えることで，効果と副作用の両面で使いやすくなったのがSNRI薬で，代表的なものはデュロキセチン塩酸塩です．

> NaSSA：noradrenergic and specific serotonergic antidepressant. ノルアドレナリン作動性・特異的セロトニン作動性抗うつ薬.

### 4　NaSSA 薬

新しい薬としてミルタザピンがあります．この薬は再取り込みを阻害する作用機序ではなくセロトニン，ノルアドレナリンの遊離を促進させることで抗うつ効果を示すもので NaSSA（ノルアドレナリン作動性・特異的セロトニン作動性抗うつ薬）とよばれています．四環系に似た構造をもっていて同じように眠気の副作用がめだつ薬です．

### 5　その他

トラゾドン塩酸塩はセロトニンの再取り込みを抑えることで抗うつ作用を示しますが，他に 5-HT$_2$ 受容体を遮断する作用もあります．躁うつ病によく用いられる炭酸リチウムは，抗うつ作用についてはよくわかっていませんが，Ca チャネルに作用しているともいわれています．

第2章 各治療薬のメカニズム

# 30 片頭痛に用いる薬

頭痛は日常生活でよくみられる症状ですが，薬物療法が効果的である疾患といえます．頭痛といってもいろいろなタイプがあり（**表29**），治療に用いられる薬も違いがみられます．片頭痛は頭痛全体の約25％を占め，片側性の拍動性頭痛で反復性の発作を呈するものです．片頭痛の治療薬は発作予防薬と発作時治療薬に分類され，その作用機序も多岐にわたっています（**図63**）．

## ▎片頭痛の発生メカニズム

片頭痛の発生メカニズムは，いろいろな説が提唱されていて確定はしていませんが，最も有力な説としては，セロトニン説と三叉神経説があります．

### 1 セロトニン説

セロトニン説とは，セロトニン（5-HT）が片頭痛の発生に大きく関与しているというものです．具体的には，ストレス，食物，睡眠不足，におい，光などさまざまな日常生活のなかから刺激を受けると，血中カテコールアミン（アドレナリンなど）や遊離脂肪酸が増えることにより，血小板が活性化されてセロトニンが放出されます．このセロトニンは，脳血管を収縮させる作用をもっています．脳血管の収縮により血流も悪くなり，片麻痺などの前兆症状が現れたのち，そのセロトニンが急激に代謝されることで，逆に異常な血管拡張が生じる，という説なのです．

セロトニンは，セロトニン受容体と結合することで，細胞にな

> セロトニン：p.130 参照．

**表29 頭痛の分類**

| | |
|---|---|
| 機能性 | 緊張性頭痛<br>片頭痛<br>群発頭痛 |
| 症候性<br>（器質性） | 頭部外傷による頭痛<br>血管障害に伴う頭痛（クモ膜下出血）<br>非血管性頭蓋骨内疾患に伴う頭痛（脳腫瘍，髄膜炎）<br>薬物あるいは離脱に伴う頭痛<br>頭部以外の感染症による頭痛<br>代謝性疾患に伴う頭痛（低血糖，炭酸過剰性，低酸素）<br>目，鼻，歯，口などの疾患に伴う頭痛（緑内障，副鼻腔炎，歯髄炎）<br>神経痛に伴う頭痛（三叉神経痛，舌咽神経痛）<br>その他 |

んらかの生理活性をもたらすわけですから，治療薬もこのセロトニンの作用を抑えることが重要なポイントとなってくるのです．セロトニン受容体にはいくつかのタイプ（5-$HT_1$ 〜 5-$HT_7$）があり，さらに5-$HT_1$ は 5-$HT_{1A}$，5-$HT_{1B}$，5-$HT_{1D}$ に分類され，片頭痛には 5-$HT_{1D}$ 受容体が最も関与しているといわれています．

### 2 三叉神経説

三叉神経説とは，硬膜の血管の周りには三叉神経がたくさん存在していて，なんらかの刺激によってニューロペプチドとよばれる物質が放出されて血管壁の周辺に炎症がおき，さらに血管も拡張し，血管を取り巻く三叉神経を介してその痛みが脳に届くとする考え方なのです．

## 片頭痛予防薬の作用機序

### 1 Ca拮抗薬

片頭痛の発生メカニズムの初期段階に血管の収縮があります．それを防ぐために血管を収縮させないような作用をもつ薬が効果的であり，その1つがCa拮抗薬なのです．片頭痛予防用のCa拮抗薬として，ロメリジン塩酸塩があります．この薬は，$Ca^{2+}$ の細胞内への流入により生じる血管の収縮を抑制することで，効果を発揮します．

### 2 β遮断薬

プロプラノロール塩酸塩に代表されるβ遮断薬は次のようなメカニズムによって，片頭痛の予防効果を発揮します．

まずは，頭蓋外動脈血管のβ受容体を阻害することで，血管の拡張を予防することができます．また，セロトニンの作用を弱める作用もあります．

### 3 抗うつ薬（三環系）

抗うつ薬は保険適用外ですが，片頭痛予防に用いられている薬の1つです．代表的なものはアミトリプチリン塩酸塩ですが，本来の抗うつ作用とは別に脳内のセロトニンに対して直接的にはたらき，セロトニンの作用を弱める作用をもち，血管の収縮を予防することができます．

### 4 抗てんかん薬（脂肪酸塩）

抗てんかん薬のバルプロ酸ナトリウムが用いられることがあります．この薬はGABAを分解する酵素であるトランスアミナーゼを阻害し，GABAの量を増加させます（p.137 参照）．それによ

---

ニューロペプチド：神経ペプチド．神経細胞に含まれるペプチドで，脳内に広く分布し，ホルモン，神経伝達物質などとしてはたらいている．

GABA：p.130 参照.

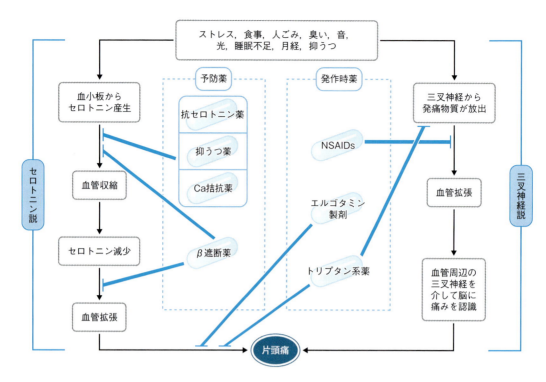

図63　片頭痛治療薬の主な作用点

り，GABA機能が高まり，セロトニンが関与している神経細胞の興奮を抑えています．神経の過剰興奮を抑えることが，片頭痛の予防薬として用いられる理由です．

### 5 抗セロトニン薬

基本的には片頭痛はセロトニンとのかかわりが少なくなく，セロトニンのはたらきを抑えることでその改善が期待できます．この薬はセロトニンによる収縮作用を抑えることで，その後に発生する血管拡張作用を予防する目的で用います．代表的な薬はジメトチアジンメシル酸塩です．

## 片頭痛発作時治療薬の作用機序

### 1 エルゴタミン製剤

昔からよく用いられているのがエルゴタミン製剤です．この薬は，強力に血管を収縮させる作用をもつので，特効薬として発作時に用いられます．それはα受容体作用薬であると同時に，セロトニン受容体（5-HT$_2$）に競合的に拮抗する作用をもっているので，そのような効果が得られるのです．

発作時にはエルゴタミン酒石酸塩配合剤（クリアミン）が用いられています．この薬にはカフェインも含まれており，そのことでエルゴタミンの吸収がよくなると同時に，カフェイン自体にも鎮痛作用があるため効果的なのです．予防薬としては，ジヒドロエルゴタミンメシル酸塩（ジヒデルゴット）が用いられています．

### 2 トリプタン系薬

　この系統の薬はセロトニンと似た構造式をもっているので，セロトニン受容体（5-$HT_{1D}$）に結合して，拡張している血管を収縮させることで発作を改善すると考えられています．この薬は三叉神経説にも対応することのできる作用機序をもっています．すなわち，片頭痛の発生には，三叉神経が刺激されることで放出されるCGRPとよばれるニューロペプチドが大きく関与しており，この薬がセロトニン受容体にはたらきかけるとCGRPが放出されにくくなるのです．また，この薬は5-$HT_{1D}$受容体を刺激することで血流をよくし，片頭痛の際にみられる脳の動脈における虚血状態を改善する作用もあると考えられています．

### 3 非ステロイド系抗炎症薬（NSAIDs）

　発作時には非ステロイド系抗炎症薬（アスピリン）も用いられています．これは発痛物質を増強させるプロスタグランジンの生合成を阻害することにより，鎮痛作用を示します（p.111参照）．

---

CGRP：calcitonin gene-related peptide．カルシトニン遺伝子関連ペプチド．37個のアミノ酸からなるポリペプチド．神経伝達物質として機能し，細胞のCa流出抑制や血管拡張作用がある．

#  モルヒネの鎮痛作用

患者さんはいろいろな症状を訴えてきますが，おそらく最も頻度が高いものは「痛み」ではないでしょうか．もともと，ヒトが痛みを感じるのは，身体のなかで異常が生じていることを知らせる役割をしているのですが，それが強かったり，持続性であったりする場合は取り除く必要があります．

その痛みには対症療法として鎮痛薬が用いられていますが，鎮痛作用をもつ薬物というと，アスピリンやジクロフェナクナトリウムに代表される非ステロイド系抗炎症薬（NSAIDs）や，モルヒネなどの麻薬性鎮痛薬の2つに大きく分類することができます．そのなかでも「痛み」に対して最も強力なものは麻薬性鎮痛薬です．

## ■ 医療で使われる麻薬

医療のなかで麻薬といえば，頭のなかに浮かんでくるのはモルヒネ，コデインでしょう．これらは，ケシの種子より抽出できるアヘンに含まれているアルカロイドとよばれている物質です．ふつう，アヘンからは20種類以上のアルカロイドを取り出すことができ，その1つがモルヒネであり，コデインであるというわけです．

アヘンからはモルヒネは10％，コデインは0.5％取り出されます．モルヒネ，コデイン以外のアルカロイドとしてはノスカピン，パパベリンなどが取り出されますが，これらには鎮痛作用はありません．

## ■ 発痛物質と痛覚伝達神経

痛みとは，神経の末端や脊髄などで生じた刺激が生体の組織を損傷する強さになると，その刺激が脳に痛みという感覚を生じさせることで発生するもので，その過程には次の2つのことが関与しています．

①発痛物質
②痛覚伝達神経

すなわち，痛みを抑制するには発痛物質の産生を抑制したり，伝達経路をブロック，またはその抑制をしたりすることが効果的となるのです．

発痛物質の代表的なものは，プロスタグランジン$E_1$，ブラジキニンなどがあげられますが，非ステロイド系抗炎症薬がプロス

プロスタグランジン$E_1$：プロスタグランジンの1つで，各組織に分布し，血管拡張による降圧作用などのはたらきをする．

ブラジキニン：p.113 参照．

タグランジンの産生を抑制することで鎮痛効果を発揮することは有名なことです．厳密にいえば，プロスタグランジン自体の発痛作用はさほど強くなく，ブラジキニンによる発痛効果を強めることで痛みをつくり出すと考えられています．

痛覚伝達経路となると，痛みを伝える神経と，それを感じとる脳のはたらきが重要な部分となってきます．神経ブロックというのがありますが，これは神経節にエタノールやフェノールを作用させ，その部分の感受性を弱めて痛みの伝達を遮断させてしまう方法です．

## モルヒネとオピオイド受容体

モルヒネなどの麻薬性鎮痛薬は，オピオイド鎮痛薬ともよばれています．また，モルヒネを語るときによく聞かれるのが，「オピオイド受容体」という言葉です．この言葉は，麻薬性鎮痛薬の作用機序を語るには欠かせないものなのです．

オピオイド受容体は，ほとんどが脳に存在しており，ミュー（μ），デルタ（δ），カッパー（κ）の3種類に分類され，いずれも鎮痛作用と関連していますが，μが最も鎮痛作用と関連深く，モルヒネもμ受容体に作用します．すなわち，麻薬性鎮痛薬はμ受容体と強い親和性を示し，そのことにより鎮痛作用のほか，腸管運動抑制，陶酔感，呼吸抑制などの作用を示すのです．

## モルヒネの作用部位

モルヒネの鎮痛作用については，まだ解明されていない部分もありますが，いまのところ図64に示したような部位に作用し，刺激伝達を抑制したり，痛みに対する閾値を上昇させたりして鎮痛効果を強力に発揮すると考えられています．

モヒルネは，まず大脳皮質に作用して，痛みに対する閾値を上昇させ，痛みの感じる程度を下げます．そして，脊髄後角とよばれる知覚神経細胞が集まっている部位にはたらきかけて，痛みの伝達を抑制する作用を発揮します．

## 耐性と依存性

モルヒネは，臨床的にはほとんどの疼痛に対して有効ですが，この薬の使用に関して注意すべきことは，耐性と依存性です．繰り返してモルヒネを使用することで，耐性や依存性が生じるのです．その発生は，投与間隔が短いほど早期（短期間）に発生するといわれています．

身体的依存性による禁断症状は，頻脈，発汗といった自律神経

# 第2章 各治療薬のメカニズム

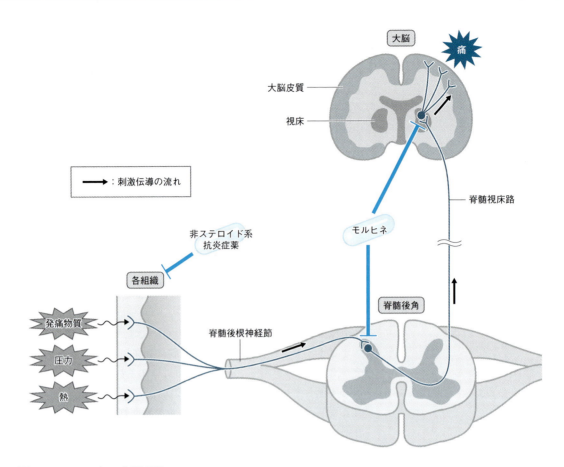

図64 モルヒネの作用部位

表30 モルヒネの副作用とその対策

| 副作用 | 対策 |
| --- | --- |
| 悪心・嘔吐 | 制吐薬の投与，その後減量 |
| 傾眠 | 投与開始時にみられる<br>2〜3日は投与量を変えず，様子をみる |
| 幻覚・錯乱 | 老人でよくみられる<br>ハロペリドールの投与 |
| 便秘 | 緩下剤の投与<br>投与量は症状をみながら決定する |

症状が先に現れ，その後，幻覚・混乱といった症状がみられることが多いので，モルヒネの使用中止後には注意が必要です．その際には，モルヒネの投与のほか，クロニジン塩酸塩などの $\alpha_2$ 作動薬も効果があることがわかっています．

表30にモルヒネを使用する際の副作用とその対策を示します．

## 麻薬拮抗薬

　モルヒネの急性毒性は過誤か自殺目的で生じ，症状は昏睡と呼吸抑制が現れ，死に至る可能性があります．モルヒネなどの麻薬による呼吸抑制に対しては，麻薬拮抗薬（拮抗性鎮痛薬）を用いますが，モルヒネの構造式の一部を他のものに置き換えることで麻薬拮抗性を示すようになります．

　ナロルフィン（臨床上応用されていません），レバロルファン酒石酸塩，ナロキソン塩酸塩，塩酸ペンタゾシン，ブプレノルフィン塩酸塩があります．

第2章 各治療薬のメカニズム

#  認知症に用いる薬

　高齢化社会の日本にとって認知症という病気は宿命的な病気のひとつといえるでしょう．しかしこの病気そのものの解明が不充分ななかで治療薬の開発が行われているので，その効果は限定的といわざるを得ない状況です．

## βアミロイド説に対応した治療薬

　認知症といっても図65のようにいろいろな分類がありますが，その半分以上はアルツハイマー型とよばれる病気です．アルツハイマー型認知症の原因については表31のような仮説が示されていますが，現在使用されている治療薬は表32に示したβアミロイド説に基づくものです．そして，このプロセスの中でも中心的なβアミロイドに直接作用する機序は有しておらず，このプロセスの最終段階でみられる低下した神経伝達の機能を少しでも改善する作用をもったものが治療薬として用いられています．
　主に2つのタイプの薬が登場しています．

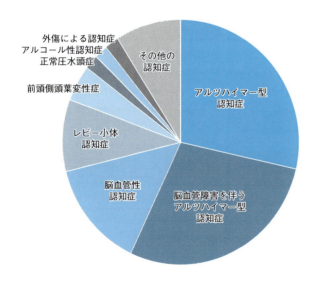

※アルツハイマー型：異常なタンパクの塊であるβアミロイドタンパクの脳内沈着が原因の1つとされている．なぜ沈着するかは明確でないが，認知症の原因疾患のなかでは最も多いとされる
※脳血管性：脳梗塞や脳出血などによって，その周囲の神経細胞などが障害されて起こる
※レビー小体型：脳内にレビー小体という物質が出現することで起こる．幻視やパーキンソン病に似た運動障害（手足のふるえ，歩行障害など）を起こすことが特徴的
※前頭側頭葉変性症：前頭葉・側頭葉に変性（著しい萎縮）によって起こる．人格・行動変化が主体の場合や失語が主体となる場合などがある
※その他では頭部外傷，アルコール性，甲状腺機能低下症，ビタミン$B_1$欠乏症，脳腫瘍，正常圧水頭症などでも起こる

図65　認知症の原因疾患
（地方独立行政法人東京都健康長寿医療センター：認知症の総合アセスメント．平成24年度老人保健事業推進費等補助金 老人保健健康増進等推進事業 認知症の早期発見，診断につながるアセスメントツールの開発に関する調査研究事業．p.11, http://vexon-intnl.com/dasc/h24text.pdf）

表31 アルツハイマー型認知症の原因仮説

| 神経原線維変化 | 古くなった線維状のタンパクが細胞内に貯まった糸くずのような神経原線維に変化する |
|---|---|
| βアミロイドタンパクの蓄積 | タンパクが脳内の組織に蓄積して脳の神経細胞が死滅し，最終的には大脳皮質が極端に萎縮する |
| 老人斑の増加 | 老人斑（アミロイド斑）の増加が原因．しかし，これが形成される前でも発症することがある |
| 遺伝性 | βアミロイドのもととなる物質の遺伝子（APP：アミロイド前駆体タンパク），プレセニリン遺伝子などが発見された |

表32 βアミロイド説のメカニズム

40～50歳代
- ①βタンパクが集まりやすくなる
- ②βアミロイドとなる
- ③βアミロイドが沈着する
- ④老人斑が形成される
- ⑤タウタンパク（神経軸索内の微小管結合タンパク）が蓄積して神経原線維変化が生じる
- ⑥シナプス（とくにアセチルコリン神経）に障害が生じる
- ⑦神経細胞の変性や消失が生じる

60～70歳代

## 1 コリンエステラーゼ阻害薬

認知症の患者には脳内に存在するコリン作動性神経系に障害が認められ，その結果その伝達機能の低下がみられます．認知症治療薬として初めに登場して10年以上用いられてきたのはこのタイプの薬で，代表的なものはドネペジル塩酸塩です．

この薬のもっている作用機序は，アセチルコリンを分解する酵素であるコリンエステラーゼという酵素の働きを阻害することで脳内のアセチルコリンの量を少しでも保ち，アセチルコリンによって作動する脳内のコリン作動性神経の機能を低下させないように働きます．基本的にはアセチルコリンはムスカリン受容体と結合してこのような作用を示しますが，この薬はもうひとつ別のかかわり方をしています．それは図66に示したように，コリン作動性神経にはニコチン性アセチルコリン受容体（nAChR）というものが存在していて，陽イオンにより活性化されてアセチルコリ

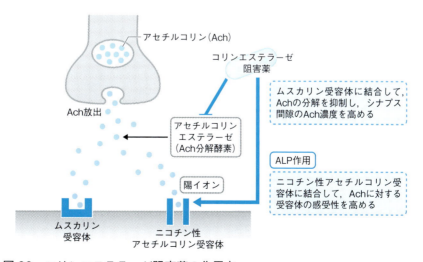

図66 コリンエステラーゼ阻害薬の作用点

ンに対する感受性が高まります．これを ALP（allosteric potential ligand）作用とよんでいます．コリンエステラーゼ阻害薬はこの受容体に作用してアセチルコリンに対する感受性を高める作用も有しています．この2つの作用でコリン作動性神経機能を保とうとします．

### 2 NMDA 受容体拮抗薬

2011年にはコリンエステラーゼ阻害薬とは違う作用機序をもつアルツハイマー型認知症の治療薬が発売されました．メマンチン塩酸塩で，この薬は NMDA 受容体（N. メチル-D-アスパラギン酸受容体）拮抗薬とよばれています．

人は記憶をしようとしない静止時には NMDA 受容体で Mg イオンが働いて Ca イオンがあまり入り込まないようにしています．そして記憶しようとするときは Mg イオンがはずれて Ca イオンが入り込むので，それを刺激として受け取り，記憶するシグナルとして感じ取ることができます．ところがアルツハイマーの人は静止時にも Mg イオンがはずれていて絶えず Ca イオンが過剰に入り込み，神経細胞がダメージを受けています．そして記憶しようとしても絶えず Ca イオンが入り込んでいるので記憶するシグナルとして感じ取ることができないという状態を作り出しているのです．ですからこの薬は Mg イオンの代わりに薬が働いて静止時には Ca イオンが入り込まないような状態を人工的につくり出し，記憶しようとするとグルタミン酸が増え NMDA 受容体から薬が速やかに離れて Ca イオンが入り込みやすくなるようにし，記憶するシグナルとして感じ取ることができる状態にしているというわけです（図67）．

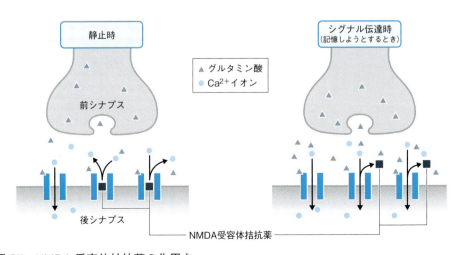

図67　NMDA 受容体拮抗薬の作用点

#  抗腫瘍薬

抗腫瘍薬は1940年代にアルキル化薬が登場して以来，次々と新しいタイプの薬が開発され，現在は主に細胞傷害性抗がん薬と分子標的治療薬に分類され，さらに表33のように細かく分類されています．各抗腫瘍薬の作用点を図68に示します．

## 細胞傷害性抗がん薬の作用機序

がん細胞の分裂・増殖を抑えてがん細胞を殺そうとするタイプの薬で，次のようなものがあります．

### 1 アルキル化薬

この薬は，DNAや細胞内タンパク質と反応して結合し，DNAの複製とRNAの転写を阻害することで，がん細胞を殺す作用を示します．この作用機序はアルキル化薬だけではなく，ニトロソウレア類にも共通しているものでもあります．

### 2 代謝拮抗薬

この系統の薬はいくつかに分類されますが，主に細胞周期のS期においてDNAやRNAの合成を阻害することで，がん細胞を殺す作用を示します．

●葉酸代謝拮抗薬

メトトレキサート（MTX）が代表的な薬です．葉酸はヒトでは外部から補給する必要があるビタミンです．葉酸はチミジル酸およびプリン合成をするために必要な物質で，ジヒドロ葉酸レダクターゼという酵素によって活性化されます．この薬は，その酵素を結合してしまうことで，活性化された葉酸を枯渇させるはたらきを示し，がん細胞の分裂を抑えます．

●ピリミジン代謝拮抗薬

フルオロウラシル（5-FU）がその代表的な薬で，この薬はDNA合成にかかわっているチミジル酸シンターゼを阻害することや，RNAにも作用してRNAの機能を変化させることで，がん細胞の増殖を抑えます．

●プリン代謝拮抗薬

メルカプトプリン水和物（6-MP）がその代表的な薬です．ヒトの細胞は，身体のなかでプリン類を合成したり，外部からプリン体を取り込んで利用することが知られています．この薬は細胞内のプリン生合成を抑制する作用を示して，がん細胞の増殖を抑えます．

---

細胞周期のS期：$G_1$期と$G_2$期のあいだのDNA合成期．

MTX：methotrexate

5-FU：fluorouracil

6-MP：mercaptopurine

表33　抗腫瘍薬の分類と主な薬（一般名）

| 分類 | | 主な薬 |
|---|---|---|
| アルキル化薬 | マスタード薬 | シクロホスファミド水和物，イホスファミド，ブスルファン |
| | ニトロソウレア類 | ニムスチン塩酸塩，ラニムスチン |
| | その他 | ダカルバジン，プロカルバジン塩酸塩 |
| 代謝拮抗薬 | 葉酸代謝拮抗薬 | メトトレキサート |
| | ピリミジン代謝拮抗薬 | フルオロウラシル（5-FU），テガフール，シタラビン |
| | プリン代謝拮抗薬 | メルカプトプリン水和物，フルダラビンリン酸エステル |
| | その他 | レボホリナートカルシウム，ホリナートカルシウム |
| 抗がん性抗生物質 | アントラサイクリン系 | ドキソルビシン塩酸塩，ダウノルビシン塩酸塩，ピラルビシン |
| | その他 | アクチノマイシンD，マイトマイシンC，ブレオマイシン |
| 植物アルカロイド（微小管阻害薬） | ビンカアルカロイド | ビンクリスチン硫酸塩，ビンブラスチン硫酸塩，ビンデシン硫酸塩 |
| | タキサン | パクリタキセル，ドセタキセル水和物 |
| ホルモン類似薬 | 抗エストロゲン薬 | タモキシフェンクエン酸塩，トレミフェンクエン酸塩 |
| | アロマターゼ阻害薬 | アナストロゾール，エキセメスタン |
| | 抗アンドロゲン薬 | フルタミド，ビカルタミド |
| | LH-RHアゴニスト | ゴセレリン酢酸塩，リュープロレリン酢酸塩 |
| DNA機能障害薬 | | トリフルリジン・チピラシル塩酸塩配合 |
| サイトカイン | インターフェロン | インターフェロンγ-1a |
| | インターロイキン | テセロイキン，セルモロイキン |
| 分子標的治療薬 | | ゲフィチニブ，トラスツズマブ，リツキシマブ |
| 白金製剤 | | シスプラチン，カルボプラチン，ネダプラチン |
| トポイソメラーゼ阻害薬 | トポイソメラーゼⅠ阻害薬 | イリノテカン塩酸塩水和物，ノギテカン塩酸塩 |
| | トポイソメラーゼⅡ阻害薬 | エトポシド，ソブゾキサン |
| 非特異的免疫賦活薬 | | かわらたけ多糖体製剤（PSK），乾燥BCG，抗悪性腫瘍溶連菌製剤（OK-432） |

### 3　抗がん性抗生物質

●**アントラサイクリン系**

　ドキソルビシン塩酸塩（DXR）が代表的な薬です．細胞内にこの薬が入るとDNAと結びつき，DNAの鋳型としての機能を失わせてしまうので，がん細胞の増殖を抑えられます．

●**その他**

　アクチノマイシンD（ACT-D），マイトマイシンC（MMC），ブレオマイシン（BLM）はDNAと結びついてDNAの合成を阻害することで，抗がん作用を示します．それぞれDNAの合成を阻害するメカニズムに違いがあります．ACT-Dは2本のDNAのデオキシグアノシン部分と水素結合で結びついて橋状結合を形成します．MMCはDNAのアジリシン環を壊してDNAと結合します．BLMはDNA鎖を切断します．

DXR: doxorubicin hydrochloride

ACT-D: actinomycin D

MMC: mitomycin C

BLM: bleomycin

また，これらの薬の作用機序として注目されているのが，フリーラジカルやスーパーオキシドを生成する作用であり，DNAを分解する作用を促進すると考えられています．

### 4 植物アルカロイド

ビンカアルカロイドやタキサンが主に臨床で用いられています．ビンカアルカイドは細胞内のタンパク質，とくにチュブリンと結びつくと，微小管の形成が抑制されて，がん細胞の分裂を阻止する作用を示します．また，タキサンに分類されるパクリタキセル（PTX）は微小管に作用し，機能を失った微小管の形成を促進してがん細胞の分裂を阻害する作用を示すものです．このように微小管は細胞分裂に重要なはたらきをしているのです．

> チュブリン：tubulin．微小管を形成する球状のタンパク質．
>
> 微小管：細胞骨格の構成要素の1つである細管で，チュブリンが重ね合わさったもの．
>
> PTX：paclitaxel

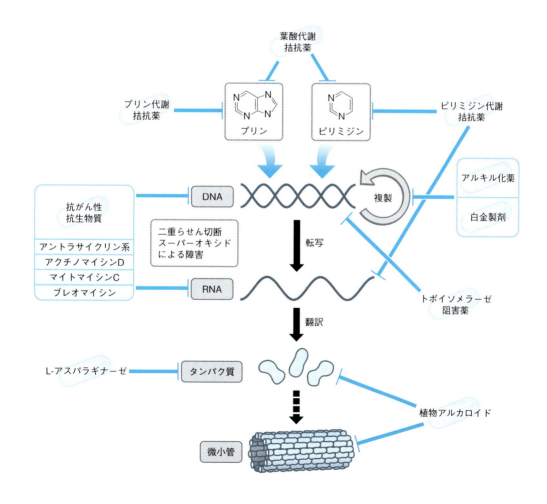

図68　抗腫瘍薬の作用点

### 5 ホルモン類似薬

ホルモンそのものは抗腫瘍作用をもっていませんが，乳がんや前立腺がんなどに用いられています．ホルモンの作用と拮抗させることで，がん細胞の発育を抑えます．

### 6 サイトカイン

インターフェロンは，生体がウイルスに感染するとすぐに産生される物質で，抗ウイルス作用があります．がん細胞の表面にインターフェロンが取りつくと，タンパク合成などが促進されて細胞増殖が抑えられる作用もあります．

## 分子標的治療薬の作用機序

できるだけがん細胞だけに薬を作用させることで効果をあげ，副作用を軽くする目的でつくられた，いわばピンポイント攻撃用の抗腫瘍薬です．がんが増殖するときに関与する分子（例：チロシンキナーゼ活性）を標的として作用させ，がん細胞の増殖過程を阻害する薬です．チロシンキナーゼ阻害薬やモノクローナル抗体の薬が中心になって使われています．

### 1 チロシンキナーゼ阻害薬

**イマチニブメシル酸塩**は，慢性骨髄性白血病と深くかかわりをもつBcr-Ablチロシンキナーゼのはたらきを抑えることで，がん細胞の増殖を抑えます．消化管間質腫瘍にも用いられます．

**ゲフィチニブ**は，EGFR（上皮成長因子受容体）のチロシンキナーゼのはたらきを抑えることで，非小細胞肺がんに用いられます．

**エルロチニブ塩酸塩**は，ゲフィチニブと同様に作用し，非小細胞肺がんに用いられます．

**ダサチニブ水和物**は，イマチニブメシル酸塩と同様にBcr-Ablチロシンキナーゼのはたらきを抑えることで，イマチニブ抵抗性のケースに用いられます．

**スニチニブリンゴ酸塩**は，PDGFR（血小板由来増殖因子受容体）やVEGFR（血管内皮細胞増殖因子受容体）のチロシンキナーゼのはたらきを抑えることで，胃がんなどに用いられます．

**ラパチニブトシル酸塩水和物**は，EGFRとHER2/neuのチロシンキナーゼのはたらきを抑えることで，乳がんなどの治療に用いられます．

**イブルチニブ**はブルトン型チロシンキナーゼ（BTK）阻害薬とよばれ，BTKのはたらきを抑えて悪性B細胞の過剰な活性化を抑え，がんに対する免疫反応を増強させます．

**レンバチニブメシル酸塩**はVEGF（血管内皮細胞増殖因子）な

どを阻害して，血管伸長や細胞増殖を抑制します．甲状腺がんに用いられます．

### 2　Raf キナーゼ阻害薬

ソラフェニブトシル酸塩は，Raf キナーゼ，PDGFR キナーゼ，VEGFR キナーゼなど，複数のキナーゼのはたらきを抑えることで，腎がんや肝がんに用いられます．

### 3　プロテアソーム阻害薬

ボルテゾミブやカルフィルゾミブは，プロテアソームのはたらきを抑えることで，多発性骨髄腫に用いられます．

### 4　モノクローナル抗体

抗原抗体反応を利用して，がん細胞増殖にかかわる分子のはたらきを特定的に抑えるものです．基本的には免疫グロブリン製剤です．

**リツキシマブ**は，B 細胞リンパ腫にみられる CD29 抗原に対するモノクローナル抗体で，B 細胞性非ホジキンリンパ腫や関節リウマチ（保険適用外）に用いられます．

**トラスツズマブ**は，乳がん患者にみられる HER2 に対する抗モノクローナル抗体で HER2 がみつかった乳がんに用いられます．

**セツキシマブ**は，EGFR に対するモノクローナル抗体で大腸がんなどに用いられます．

**ベバシズマブ**は，VEGF に対するモノクローナル抗体で大腸がん，非小細胞肺がん，乳がんなどに用いられます．

**ラムシルマブ**は VEGF 受容体-2 に特異的に結合し，シグナル伝達の活性化を阻害して血管新生を阻害します．腎がんに用いられます．

## その他の薬の作用機序

### 1　L-アスパラギナーゼ（L-ASP）

がん細胞が増殖するために必要とされるアスパラギン酸を分解することで，がん細胞の栄養を断ってがん細胞の増殖を抑えます．

L-ASP：L-asparaginase

### 2　白金製剤

アルキル化薬と似た作用機序をもっています．この薬は DNA と結合して機能を妨げるものですが，それは 2 本の DNA 鎖間の橋渡しを形成することで安定化させ，DNA の複製がつくられるのを阻害し，がん細胞の増殖を抑えます．代表的な薬にシスプラチン（CDDP）があります．

CDDP：cisplatin

### 3 トポイソメラーゼ阻害薬

　DNA がらせん構造をもっていることは周知のことです．トポイソメラーゼはその DNA のらせん構造を切り離して，自らがつなぎ役となって再結合させるはたらきをします．トポイソメラーゼ阻害薬はトポイソメラーゼのはたらきを抑えて，トポイソメラーゼが取りついた状態の DNA を複製させます．すると，その DNA は切断されたままの状態となり，がん細胞は死に至る過程をとるのです．代表的なものにイリノテカン塩酸塩水和物があります．

### 4 mTOR 阻害薬

mTOR：mammalian target of rapamycin

　mTOR はタンパク質の合成にかかわる物質で，これを薬で阻害することでタンパク質の合成が抑制され，細胞分裂，増殖が抑制されます．さらに新生血管の生成を抑制する作用もあります．代表的薬剤はエベロリムスです．

### 5 HDAC（histone deacetylase）阻害薬

　ヒストンとは DNA が巻きついているタンパク質で，DNA をコンパクトに収納するのに役立っています．HDAC（ヒストン脱アセチル化酵素）はヒストンの DNA の巻きつけを強化するはたらきをしているので，HDAC を阻害するとコンパクトに収納されていた DNA が緩み，抑制されていたがん抑制遺伝子の転写が進み，増加して抗がん作用を示します．代表的薬剤はポリノスタットです．

# 34 緑内障に用いる薬

眼科領域の病気のなかで，緑内障はその対象の患者さんも多く，かつ長期的に薬物療法を実施する必要性が高く，継続することが重要となってくる病気です．

内服薬を含めて，点眼薬の併用療法が多く行われると同時に，日常生活においても工夫をしていくことが大切となってきます．

## 発作時に用いる薬の作用機序

緑内障は，閉塞隅角緑内障と開放隅角緑内障の2つに分類されるのが一般的です．そして，閉塞隅角緑内障のなかで急性のものは緑内障発作とされることが多いのです．

これは急速に隅角閉塞が進行し，眼圧が一気に上昇するもので，症状としては頭痛，吐き気などの内科的症状が強く現れるため，眼科領域の疾患と認識できない患者さんも多いのです．このケースでは，レーザー虹彩切開術などの方法のほか，薬物も使用されます．

その際に用いられる代表的な薬が，マンニトール製剤のD-マンニトールと利尿薬のアセタゾラミドです．さらに，急性期には隅角閉塞を取り除く目的で，点眼薬のピロカルピン塩酸塩が用いられます．

### 1 高浸透圧薬

D-マンニトールは高浸透圧薬（浸透圧利尿薬）とよばれ，頭蓋内圧を下げるときによく用いられます．緑内障の薬としては次の2つの作用機序によって眼圧を下げます．

①血液の浸透圧を上昇させて，眼組織から血液中へ水分を移動させ，硝子体容積を少なくして眼圧を下げます．

②毛様体上皮内の$HCO_3^-$の生成を抑えて，炭酸脱水酵素による房水産生を減少させて眼圧を下げます．

### 2 炭酸脱水酵素阻害薬

アセタゾラミドは炭酸脱水酵素阻害薬とよばれ，月経前緊張症，てんかん，メニエール病，無呼吸症などの治療にも用いられています．炭酸脱水酵素（CA）は，眼組織では生成された$HCO_3^-$により後房での房水産生を増やすはたらきがあるので，この酵素を阻害すれば，房水産生を抑えて眼圧を下げることができます．

> **炭酸脱水酵素**：carbonic anhydrase (CA)．肺，赤血球，中枢神経，眼毛様体，胃粘膜，腎皮質などに広く分布する酵素．腎においては重炭酸の再吸収にも関与する．したがって，炭酸脱水酵素阻害薬は利尿薬としても用いられる．

表34 主な緑内障治療薬の作用

| 分類 | 一般名（商品名） | 房水産生抑制 | 房水流出促進 | 硝子体容積低下 |
|---|---|---|---|---|
| 高浸透圧薬 | D-マンニトール（マンニットール） | | | ○ |
| | イソソルビド（イソバイド） | | | |
| | 濃グリセリン（グリセオール） | | | |
| 炭酸脱水酵素阻害薬 | アセタゾラミド（ダイアモックス） | ○ | | |
| 副交感神経刺激薬 | ピロカルピン塩酸塩（サンピロ） | | ○ | |
| β遮断薬 | チモロールマレイン酸塩（チモプトール） | ○ | | |
| | カルテオロール塩酸塩（ミケラン） | | | |
| | ベタキソロール塩酸塩（ベトプティック） | | | |
| 交感神経刺激薬 | ジピベフリン塩酸塩（ピバレフリン） | ○ | ○ | |
| プロスタグランジン系製剤 | イソプロピルウノプロストン（レスキュラ） | | ○ | |
| Rhoキナーゼ阻害薬 | リパスジル塩酸塩水和物（グラナテック） | | ○ | |

## 点眼薬の作用機序

現在，緑内障の治療に用いられている薬は，主に7つに分類することができます（表34）．以下に点眼薬の代表的な5つを紹介します（図69）．

### 1 副交感神経刺激薬

閉塞隅角，開放隅角にも用いられるこのタイプの薬は縮瞳薬ともよばれ，縮瞳作用は副交感神経末端のアセチルコリン受容体を刺激して瞳孔括約筋の収縮を生じさせ，隅角を広げる効果を発揮します．また，毛様体筋を収縮させることでシュレム管を開かせて，房水を排水しやすくさせます．すなわち，排水口を広げて房水の流出を増大させ，眼圧を下げるはたらきをするのです．

### 2 β遮断薬

第一選択薬として用いられることが多く，鼻涙管を通して全身的な作用を示すこともあります．房水は毛様体突起で産生され，これにはβ受容体が関与しています．したがって，房水産生を抑制するためにはβ受容体を抑えることが効果的なのです．

### 3 交感神経刺激薬

眼圧低下作用が弱く，かつ連用した際の充血の副作用のために，第一選択薬としては用いられませんが，他剤との併用でよく用いられています．

交感神経刺激作用には，α受容体とβ受容体が関与しています

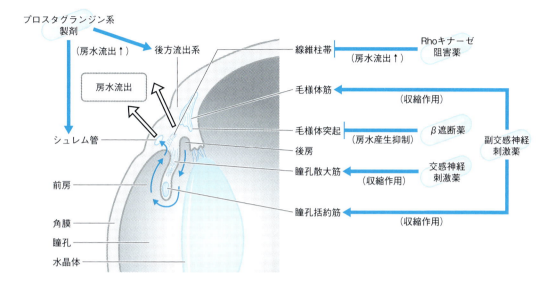

図69 緑内障の点眼薬の作用点

が，房水に関しては，$α_2$ が産生抑制作用，$β_2$ が流出促進作用があると考えられています．

#### 4 プロスタグランジン系製剤

イソプロピルウノプロストンは，β 遮断薬と同じくらい眼圧低下作用をもっており，この系の薬の使用が増えています．主な作用機序は房水流出促進作用により，眼圧を下げる効果を発揮します．

その際には，シュレム管よりも，後方流出系（ぶどう膜強膜流出路）とよばれている経路から房水が流れ出す作用が大きいと考えられています．

#### 5 Rho キナーゼ阻害薬

シュレム管から房水が流出しますが，シュレム管にフタをするような役割をしている線維柱帯とよばれているものがあります．これが収縮するとフタの役割が亢進して房水の流出が抑制されてしまいます．Rho キナーゼは線維柱帯を収縮させる物質で，その

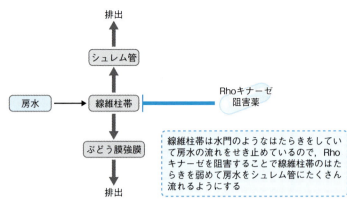

図70 房水の流れと線維柱帯に対するRhoキナーゼ阻害薬の作用点

酵素のはたらきを阻害すれば房水の流出は促進されます．そのようなはたらきをする薬がリパスジル塩酸塩水和物です（図70）．

白内障に用いる薬

病気のなかには，加齢とともにある程度，その病気になるのは仕方がないと思われるものがあります．

また，その治療も比較的長期にわたって，ゆっくりとその経過をみながら薬を用い，ある程度まできたら手術などの処置をしてQOLの改善をはかるというものがあります．そのような病気の1つが白内障です．

##  手術までは薬物療法で状況観察

治療という意味は，「病気を治す」とか「改善する」といった効果を表すものであるのがふつうです．しかし，白内障に用いられる薬は，残念ながら病気を治す効果や，進行を効果的に抑制する効果をあまり期待できるものとはいえないのです．

白内障という病気は，徐々に進行していくもので，急に支障をきたすといったことがないので，治療といえる手術に至るまでは，薬物療法を実施しながら，進行状況を観察していきます．

白内障とは水晶体が混濁した状態のことで，臨床的には高齢者や糖尿病患者に多く，用いられる薬も基本的には同じものです．

##  キノイド説に基づいた薬

白内障がどのようなメカニズムで発症するのかという研究のなかで，1960年代に「キノイド説」というものが注目されました．

これは，トリプトファンやチロシンなどの有機アミノ酸の代謝異常によって生じるキノイド物質により，水晶体の水溶性タンパクであるクリスタリンが変性し，不溶化することで水晶体の白濁が生じるという考え方です．

したがって，キノイド物質のタンパク変性作用を阻害することができれば，水晶体の透明性は維持することができると考え，その研究により誕生したのがピレノキシンです．ピレノキシンはキノイド物質が水溶性タンパクのクリスタリンと結合するのを競合的に結合して邪魔をし，水晶体タンパクの変性を防止する効果を発揮します（図71）．とくに，老人性白内障によく用いられています．

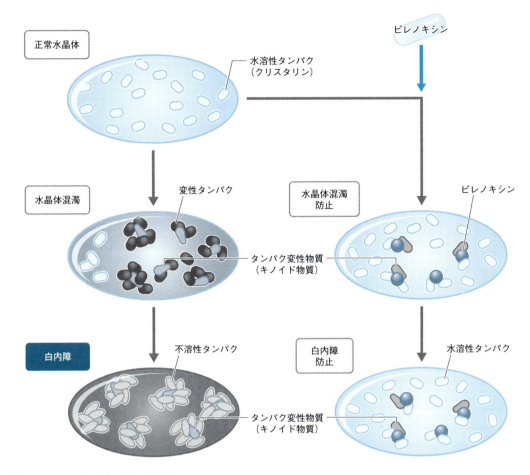

図71　ピレノキシンの作用機序

## 水晶体成分の変化に着目した薬

　白内障が発生する原因は完全に解明されてはいませんが，白内障時の水晶体成分の変化に着目した薬がつくられました．
　水晶体の成分は**表35**のようにさまざまな成分から構成され，全体の55〜66％は水です．そして，白内障が生じていると，それらの成分に変化がみられることがわかってきました．

表35　白内障時の水晶体成分の変化

| 増加または活性増強 | 水分，不溶性タンパク，過酸化脂質，Na，Ca，アルドース還元酵素 |
|---|---|
| 減少または活性低下 | 水溶性タンパク，還元型グルタチオン，K，ビタミンC，$Na^+K^+$-ATPase，$Ca^{2+}$-ATPase |

そのなかで，水晶体の透明性と関連性が深い成分としてグルタチオンが着目されました．グルタチオンは生化学的な作用としては，酸化還元反応に関与したり，補酵素として作用したりしている成分です．水溶性タンパク質であるクリスタリンが光などで酸化されると白濁物質となります．これはSH基がS-S結合になってしまうことで生じるのです．還元型グルタチオンとよばれている成分は，水晶体内部で合成されてクリスタリンの酸化反応を抑えることで，白濁物質に変化させないようにする作用をもっています．また，水晶体の膜構造の安定化にも重要なはたらきをしています．

したがって，還元型グルタチオンを補給することで，水晶体成分の変化の進行を防ぐことができるのではないかと考えられたのでした．この商品はタチオンという名で広く用いられています．

## 唾液腺ホルモン製剤

経口薬でパロチンという商品名の唾液腺ホルモン製剤が，白内障の治療に用いられることがあります．パロチンは細胞の老化を防止する作用があることから，水晶体の透明性の変調に効果があるのではないかと考えられました．

また，水晶体のなかの$Ca^{2+}$が増加すると，クリスタリンを分解する酵素が増えてクリスタリンの分解を促進します．その分解されたものが白濁物質となり，水晶体が濁って白内障が発生するという説があり，またパロチンには血清中の$Ca^{2+}$を低下させる作用があることも，用いられている理由の1つになっています．

## アルドース還元酵素阻害薬

糖尿病性白内障には，末梢神経障害改善薬のアルドース還元酵素阻害薬が用いられることもあります（p.83参照）．これは，白内障の発生には，酵素障害による水晶体の白濁が考えられ，アルドース還元酵素もその原因の1つではないかと考えられているからです．エパルレスタット（商品名キネダック）がその薬です．

# appendix

## 本文中に使われた薬の一般名・商品名対照表

## 01 狭心症に用いる薬

| | 一般名 | 主な商品名 |
|---|---|---|
| **血管を拡張させる薬 (p.22)** | | |
| 硝酸薬 | ニトログリセリン | ニトログリセリン，ニトロペン，バソレーター，ミオコール，ミリスロール，冠動注用ミリスロール，ミリステープ，ニトロダームTTS，メディトランステープ，ミニトロテープ |
| | 亜硝酸アミル | 亜硝酸アミル |
| | 硝酸イソソルビド | ニトロール，サークレス |
| | 〔徐放〕 | ニトロールR，フランドル，アンタップ，アイトロール |
| Ca拮抗薬 | ベラパミル塩酸塩 | ワソラン |
| | ベプリジル塩酸塩水和物 | ベプリコール |
| | アムロジピンベシル酸塩 | アムロジン，ノルバスク |
| | エホニジピン塩酸塩エタノール付加物 | ランデル |
| | ニソルジピン | バイミカード |
| | ニトレンジピン | バイロテンシン |
| | ニフェジピン | アダラート，セパミット |
| | 〔徐放〕 | アダラートCR，アダラートL，セパミットR |
| | ベニジピン塩酸塩 | コニール |
| | ジルチアゼム塩酸塩 | ヘルベッサー，ヘルベッサーR |
| 冠拡張薬 | トラピジル | ロコルナール |
| | ジピリダモール | アンギナール，ペルサンチン |
| | ニコランジル | シグマート |
| | ジラゼプ塩酸塩水和物 | コメリアン |
| | トリメタジジン塩酸塩 | バスタレルF |
| **心臓のはたらきを抑える薬 (p.25)** | | |
| β遮断薬 | ◆β₁非選択性 ISA（−） | |
| | ブフェトロール塩酸塩 | アドビオール |
| | ニプラジロール | ハイパジール |
| | ナドロール | ナディック |
| | プロプラノロール塩酸塩 | インデラル |
| | ◆β₁非選択性 ISA（＋） | |
| | アルプレノロール塩酸塩 | スカジロール |
| | カルテオロール塩酸塩 | ミケラン |
| | ピンドロール | カルビスケン |
| | ◆β₁選択性 ISA（−） | |
| | アテノロール | テノーミン |
| | ビソプロロールフマル酸塩 | メインテート |

174

| | 一般名 | 主な商品名 |
|---|---|---|
| β遮断薬 | ベタキソロール塩酸塩 | ケルロング |
| | メトプロロール酒石酸塩 | セロケン，ロプレソール |
| | ◆β₁選択性 ISA（+） | |
| | アセブトロール塩酸塩 | アセタノール |
| | セリプロロール塩酸塩 | セレクトール |
| αβ遮断薬 | カルベジロール | アーチスト |
| | アロチノロール塩酸塩 | アロチノロール塩酸塩 |

## 02 心機能を助ける薬

| | 一般名 | 主な商品名 |
|---|---|---|
| **心筋の収縮力を上げる薬 (p.27)** | | |
| 強心配糖体（ジギタリス） | ジゴキシン | ジゴキシン，ハーフジゴキシン KY，ジゴキシン KY，ジゴシン |
| | メチルジゴキシン | ラニラピッド |
| | デスラノシド | ジギラノゲン |
| カテコールアミン製剤 | ドパミン塩酸塩 | イノバン，カコージン，カコージン D，カタボン |
| | ドブタミン塩酸塩 | ドブトレックス |
| | ドカルパミン | タナドーパ |
| | デノパミン | カルグート |
| | イソプレナリン塩酸塩 | プロタノール |
| | ブクラデシンナトリウム | アクトシン |
| PDE Ⅲ阻害薬 | オルプリノン塩酸塩水和物 | コアテック，コアテック SR |
| | ミルリノン | ミルリーラ |
| その他 | ユビデカレノン | ノイキノン |
| **心臓の負担を軽くする薬 (p.28)** | | |
| ACE阻害薬 | エナラプリルマレイン酸塩 | レニベース |
| | リシノプリル水和物 | ロンゲス，ゼストリル |
| ARB | カンデサルタンシレキセチル | ブロプレス |
| 血管拡張薬 | コルホルシンダロパート塩酸塩 | アデール |
| Ca²⁺感受性増強薬 心筋収縮タンパク質 | ピモベンダン | アカルディ |
| 利尿ポリペプチド製剤 | カルペリチド | ハンプ |
| 利尿薬 | フロセミド | ラシックス |
| | スピロノラクトン | アルダクトン A |
| | その他（下記参照） | ヒドロクロロチアジド，フルイトラン，ベハイド，バイカロン，トリテレン，ラシックス，オイテンシン |

| | 一般名 | 主な商品名 |
|---|---|---|
| 抗アルドステロン薬 | エプレレノン | セララ（保険適用外） |
| バソプレシン拮抗薬 | トルバプタン | サムスカ |

## 03 高血圧症に用いる薬

| | 一般名 | 主な商品名 |
|---|---|---|
| 利尿薬 (p.31) | **◆サイアザイド系** | |
| | ヒドロクロロチアジド | ヒドロクロロチアジド |
| | トリクロルメチアジド | フルイトラン |
| | ベンチルヒドロクロロチアジド | ベハイド |
| | **◆サイアザイド系類似薬** | |
| | メチクラン | アレステン |
| | インダパミド | ナトリックス，テナキシル |
| | トリパミド | ノルモナール |
| | メフルシド | バイカロン |
| | **◆ループ系** | |
| | フロセミド | ラシックス，オイテンシン |
| | **◆カリウム保持性利尿薬** | |
| | スピロノラクトン | アルダクトンA |
| | エプレレノン | セララ |
| | トリアムテレン | トリテレン |
| β遮断薬 (p.32) | **◆β₁非選択性 ISA（－）** | |
| | プロプラノロール塩酸塩 | インデラル |
| | ナドロール | ナディック |
| | ニプラジロール | ハイパジール |
| | **◆β₁非選択性 ISA（＋）** | |
| | カルテオロール塩酸塩 | ミケラン，ミケランLA |
| | ピンドロール | カルビスケン，ブロクリンL |
| | **◆β₁選択性 ISA（－）** | |
| | アテノロール | テノーミン |
| | ビソプロロールフマル酸塩 | メインテート，ビソノ |
| | ベタキソロール塩酸塩 | ケルロング |
| | ベバントロール塩酸塩 | カルバン |
| | メトプロロール酒石酸塩 | セロケン，セロケンL，ロプレソール，ロプレソールSR |
| | **◆β₁選択性 ISA（＋）** | |
| | アセブトロール塩酸塩 | アセタノール |
| | セリプロロール塩酸塩 | セレクトール |

| | 一般名 | 主な商品名 |
|---|---|---|
| Ca拮抗薬 (p.32) | アムロジピンベシル酸塩 | アムロジン，ノルバスク |
| | アムロジピンベシル酸塩配合 | カデュエット |
| | アラニジピン | サプレスタ，ベック |
| | エホニジピン塩酸塩エタノール付加物 | ランデル |
| | シルニジピン | アテレック |
| | ニカルジピン塩酸塩 | ペルジピン，ペルジピンLA |
| | ニソルジピン | バイミカード |
| | ニトレンジピン | バイロテンシン |
| | ニフェジピン | アダラート |
| | 〔徐放〕 | アダラートCR，アダラートL，セパミットR |
| | ニルバジピン | ニバジール |
| | バルニジピン塩酸塩 | ヒポカ |
| | フェロジピン | スプレンジール，ムノバール |
| | ベニジピン塩酸塩 | コニール |
| | マニジピン塩酸塩 | カルスロット |
| | アゼルニジピン | カルブロック |
| | ジルチアゼム塩酸塩 | ヘルベッサー，ヘルベッサーR |
| ACE阻害薬 (p.32) | カプトプリル | カプトリル，カプトリルR |
| | エナラプリルマレイン酸塩 | レニベース |
| | アラセプリル | セタプリル |
| | デラプリル塩酸塩 | アデカット |
| | シラザプリル水和物 | インヒベース |
| | リシノプリル水和物 | ゼストリル，ロンゲス |
| | ベナゼプリル塩酸塩 | チバセン |
| | イミダプリル塩酸塩 | タナトリル |
| | テモカプリル塩酸塩 | エースコール |
| | キナプリル塩酸塩 | コナン |
| | トランドラプリル | オドリック，プレラン |
| | ペリンドプリルエルブミン | コバシル |
| ARB (p.33) | ロサルタンカリウム | ニューロタン |
| | カンデサルタンシレキセチル | ブロプレス |
| | バルサルタン | ディオバン |
| | テルミサルタン | ミカルディス |
| | オルメサルタンメドキソミル | オルメテック |
| | イルベサルタン | アバプロ，イルベタン |
| | アジルサルタン | アジルバ |
| ARB・利尿薬配合 | ロサルタンカリウム・ヒドロクロロチアジド配合 | プレミネント |
| | バルサルタン・ヒドロクロロチアジド配合 | コディオ |
| | カンデサルタンシレキセチル・ヒドロクロロチアジド配合 | エカード |

| | 一般名 | 主な商品名 |
|---|---|---|
| ARB・利尿薬配合 | テルミサルタン・ヒドロクロロチアジド配合 | ミコンビ |
| | イルベサルタン・トリクロルメチアジド配合 | イルトラ |
| ARB・Ca拮抗薬配合 | バルサルタン・アムロジピンベシル酸塩配合 | エックスフォージ |
| | オルメサルタンメドキソミル・アゼルニジピン配合 | レザルタス |
| | カンデサルタンシレキセチル・アムロジピンベシル酸塩配合 | ユニシア |
| | テルミサルタン・アムロジピンベシル酸塩配合 | ミカムロ |
| | イルベサルタン・アムロジピンベシル酸塩配合 | アイミクス |
| | バルサルタン・シルニジピン配合 | アテディオ |
| | アジルサルタン・アムロジピンベシル酸塩配合 | ザクラス |
| レニン阻害薬(p.34) | アリスキレンフマル酸塩 | ラジレス |
| α₁遮断薬(p.34) | プラゾシン塩酸塩 | ミニプレス |
| | ブナゾシン塩酸塩 | デタントール, デタントールR |
| | テラゾシン塩酸塩水和物 | ハイトラシン, バソメット |
| | ウラピジル | エブランチル |
| | ドキサゾシンメシル酸塩 | カルデナリン |
| αβ遮断薬 | アモスラロール塩酸塩 | ローガン |
| | アロチノロール塩酸塩 | アロチノロール塩酸塩 |
| | カルベジロール | アーチスト |
| | ラベタロール塩酸塩 | トランデート |
| α₂刺激薬(p.34) | クロニジン塩酸塩 | カタプレス |
| | メチルドパ水和物 | アルドメット |
| | グアナベンズ酢酸塩 | ワイテンス |
| 末梢性交感神経抑制薬(p.34) | レセルピン | アポプロン, ベハイドRA（レセルピン配合） |
| 循環改善薬(p.34) | カリジノゲナーゼ | サークレチンS, カリクレイン, カルナクリン |
| 脳卒中治療薬(p.34) | ジヒドロエルゴトキシンメシル酸塩 | ヒデルギン |

## 04 低血圧症に用いる薬

| | 一般名 | 主な商品名 |
|---|---|---|
| 血管を収縮させる薬 (p.35) | | |
| | ミドドリン塩酸塩 | メトリジン |
| | ジヒドロエルゴタミンメシル酸塩 | ジヒデルゴット |

| 一般名 | 主な商品名 |
|---|---|
| **心筋の収縮力を上げる薬 (p.35)** | |
| デノパミン | カルグート |
| **α₁・β₁受容体の両方を刺激する薬 (p.36)** | |
| エチレフリン塩酸塩 | エホチール |
| アメジニウムメチル硫酸塩 | リズミック |
| ドロキシドパ | ドプス |
| カテコールアミン製剤 ドパミン塩酸塩 | イノバン |
| カテコールアミン製剤 ドブタミン塩酸塩 | ドブトレックス |

## 05 抗不整脈薬 (p.38)

| | 一般名 | 主な商品名 |
|---|---|---|
| Ia群（Naチャネル遮断薬） | プロカインアミド塩酸塩 | アミサリン |
| | ジソピラミド | リスモダン |
| | リン酸ジソピラミド | リスモダンP |
| | 〔徐放〕 | リスモダンR |
| | キニジン硫酸塩水和物 | 硫酸キニジン |
| | シベンゾリンコハク酸塩 | シベノール |
| | ピルメノール塩酸塩水和物 | ピメノール |
| Ib群（Naチャネル遮断薬） | リドカイン塩酸塩 | キシロカイン，オリベス |
| | メキシレチン塩酸塩 | メキシチール |
| | アプリンジン塩酸塩 | アスペノン |
| Ic群（Naチャネル遮断薬） | プロパフェノン塩酸塩 | プロノン |
| | フレカイニド酢酸塩 | タンボコール |
| | ピルシカイニド塩酸塩水和物 | サンリズム |
| Ⅱ群（β遮断薬） | ランジオロール塩酸塩 | オノアクト |
| | エスモロール塩酸塩 | ブレビブロック |
| | アテノロール | テノーミン |
| | ビソプロロールフマル酸塩 | メインテート |
| | メトプロロール酒石酸塩 | セロケン，ロプレソール，セロケンL，ロプレソールSR |
| | アセブトロール塩酸塩 | アセタノール |
| | ナドロール | ナディック |
| | プロプラノロール塩酸塩 | インデラル |
| | カルテオロール塩酸塩 | ミケラン，ミケランLA |
| | アルプレノロール塩酸塩 | スカジロール |
| | ブフェトロール塩酸塩 | アドビオール |
| | ピンドロール | カルビスケン |

| | 一般名 | 主な商品名 |
|---|---|---|
| Ⅲ群 | アミオダロン塩酸塩 | アンカロン |
| | ソタロール塩酸塩 | ソタコール |
| | ニフェカラント塩酸塩 | シンビット |
| Ⅳ群(Ca拮抗薬) | ベラパミル塩酸塩 | ワソラン |
| | ベプリジル塩酸塩水和物 | ベプリコール |
| | ジルチアゼム塩酸塩 | ヘルベッサー，ヘルベッサーR |
| ジギタリス製剤 | ジゴキシン | ジゴキシン，ジゴキシンKY，ハーフジゴキシンKY，ジゴシン |
| | メチルジゴキシン | ラニラピッド |
| | デスラノシド | ジギラノゲン |
| 抗コリン薬 | アトロピン硫酸塩水和物 | アトロピン硫酸塩，硫酸アトロピン |

## 06 脂質異常症に用いる薬

| | 一般名 | 主な商品名 |
|---|---|---|
| **主にコレステロール値を下げる薬 (p.45)** | | |
| HMG-CoA還元酵素阻害薬(スタチン系) | プラバスタチンナトリウム | メバロチン |
| | シンバスタチン | リポバス |
| | フルバスタチンナトリウム | ローコール |
| | アトルバスタチンカルシウム水和物 | リピトール |
| | ピタバスタチンカルシウム | リバロ |
| | ロスバスタチンカルシウム | クレストール |
| 陰イオン交換樹脂 | コレスチラミン | クエストラン |
| | コレスチミド | コレバイン |
| プロブコール | プロブコール | シンレスタール，ロレルコ |
| 小腸コレステロールトランスポーター阻害薬 | エゼチミブ | ゼチーア |
| 植物ステロール | ガンマオリザノール | ハイゼット |
| **主に中性脂肪値を下げる薬 (p.48)** | | |
| フィブラート系 | クロフィブラート | ビノグラック |
| | クリノフィブラート | リポクリン |
| | ベザフィブラート | ベザトールSR，ベザリップ |
| | フェノフィブラート | リピディル，トライコア |
| ニコチン酸誘導体 | トコフェロールニコチン酸エステル | ユベラN |
| | ニコモール | コレキサミン |
| | ニセリトロール | ペリシット |

| | 一般名 | 主な商品名 |
|---|---|---|
| 和多価不飽和脂肪酸 | イコサペント酸エチル | エパデール，エパデール S |
| | オメガ-3脂肪酸エチル | ロトリガ |

## 07 血栓形成を阻害する薬

| | 一般名 | 主な商品名 |
|---|---|---|
| 血小板凝集阻害薬 (p.51) | アスピリン | バイアスピリン |
| | アスピリン・ダイアルミネート配合 | バファリン配合錠 A81 |
| | アスピリン・ランソプラゾール配合 | タケルダ |
| | クロピドグレル硫酸塩 | プラビックス |
| | チクロピジン塩酸塩 | パナルジン |
| | プラスグレル塩酸塩 | エフィエント |
| | ジピリダモール | アンギナール，ペルサンチン |
| | シロスタゾール | プレタール |
| | ベラプロストナトリウム | ドルナー，プロサイリン，ケアロード LA，ベラサス LA |
| | オザグレルナトリウム | カタクロット，キサンボン |
| | サルポグレラート塩酸塩 | アンプラーグ |
| 血液凝固阻止薬 (p.53) | ヘパリンナトリウム | ヘパリンナトリウム，ノボ・ヘパリン，ヘパリン Na ロック，ヘパフラッシュ |
| | ヘパリンカルシウム | ヘパリンカルシウム |
| | ダルテパリンナトリウム | フラグミン |
| | パルナパリンナトリウム | ローヘパ |
| | レビパリンナトリウム | クリバリン |
| | エノキサパリンナトリウム | クレキサン |
| | ダナパロイドナトリウム | オルガラン |
| | フォンダパリヌクスナトリウム | アリクストラ |
| | アピキサバン | エリキュース |
| | リバーロキサバン | イグザレルト |
| | エドキサバントシル酸塩水和物 | リクシアナ |
| | ワルファリンカリウム | ワーファリン，ワルファリン K |
| | ダビガトランエテキシラートメタンスルホン酸塩 | プラザキサ |
| | アルガトロバン水和物 | ノバスタン HI，スロンノン HI |
| 血栓溶解薬 (p.54) | ウロキナーゼ | ウロキナーゼ「フジ」，ウロナーゼ |
| | ◆ t-PA | |
| | アルテプラーゼ | アクチバシン，グルトパ |
| | モンテプラーゼ | クリアクター |
| ヘパリン拮抗薬 | プロタミン硫酸塩 | ノボ・硫酸プロタミン |

## 08 鉄欠乏性貧血と鉄剤

| | 一般名 | 主な商品名 |
|---|---|---|
| 経口薬 (p.57) | 硫酸鉄水和物 | フェロ・グラデュメット |
| | フマル酸第一鉄 | フェルム |
| | 溶性ピロリン酸第二鉄 | インクレミン |
| | クエン酸第一鉄ナトリウム | フェロミア |
| 注射薬 (p.57) | 含糖酸化鉄 | フェジン |
| | シデフェロン | フェリコン鉄 |

## 09 消化性潰瘍に用いる薬

| | 一般名 | 主な商品名 |
|---|---|---|
| **攻撃因子抑制薬 (p.58)** | | |
| 中和薬（制酸薬） | 炭酸水素ナトリウム | 炭酸水素ナトリウム，重曹 |
| | 沈降炭酸カルシウム | 沈降炭酸カルシウム |
| | 酸化マグネシウム | 酸化マグネシウム |
| | 合成ケイ酸アルミニウム | アルミワイス，合成ケイ酸アルミニウム |
| | 乾燥水酸化アルミニウムゲル | アルミゲル |
| | 水酸化マグネシウム | ミルマグ |
| | 水酸化アルミニウムゲル・水酸化マグネシウム配合 | マーロックス |
| 胃液分泌抑制薬 | ◆主な抗不安薬 | |
| | クロルジアゼポキシド | コントール，バランス |
| | ジアゼパム | セルシン，ホリゾン |
| | エチゾラム | デパス |
| | ◆抗コリン薬 | |
| | ブチルスコポラミン臭化物 | ブスコパン |
| | プロパンテリン臭化物 | プロ・バンサイン |
| | チメピジウム臭化物水和物 | セスデン |
| | N-メチルスコポラミンメチル硫酸塩 | ダイピン |
| | ブトロピウム臭化物 | コリオパン |
| | ピペリドレート塩酸塩 | ダクチル |
| | 配合剤 | コランチル，メサフィリン |
| | ロートエキス | ロートエキス |
| | アトロピン硫酸塩水和物 | 硫酸アトロピン，アトロピン硫酸塩 |
| | ◆コリン類似薬 | |
| | アセチルコリン塩化物 | オビソート |
| | ベタネコール塩化物 | ベサコリン |

| | 一般名 | 主な商品名 |
|---|---|---|
| 胃液分泌抑制薬 | ネオスチグミン | ワゴスチグミン |
| | ◆抗ムスカリン薬 | |
| | ピレンゼピン塩酸塩水和物 | ガストロゼピン |
| | チキジウム臭化物 | チアトン |
| | ◆抗ガストリン薬 | |
| | プログルミド | プロミド |
| | ◆H$_2$拮抗薬 | |
| | シメチジン | タガメット |
| | ラニチジン塩酸塩 | ザンタック |
| | ファモチジン | ガスター |
| | ロキサチジン酢酸エステル塩酸塩 | アルタット |
| | ニザチジン | アシノン |
| | ラフチジン | プロテカジン |
| | ◆プロトンポンプ阻害薬 | |
| | オメプラゾール | オメプラゾン，オメプラール |
| | ランソプラゾール | タケプロン |
| | ラベプラゾールナトリウム | パリエット |
| | エソメプラゾールマグネシウム水和物 | ネキシウム |
| | ボノプラザンフマル酸塩 | タケキャブ |
| **防御因子増強薬 (p.60)** | | |
| 被覆保護作用 | スクラルファート | アルサルミン |
| | ポラプレジンク | プロマック |
| | アズレンスルホン酸ナトリウム水和物 | アズノール |
| | アルギン酸ナトリウム | アルロイドG |
| | エグアレンナトリウム水和物 | アズロキサ |
| | アズレンスルホン酸ナトリウム水和物配合 | マーズレンS |
| | エカベトナトリウム水和物 | ガストローム |
| 肉芽形成促進作用 | アルジオキサ | アランタ，イサロン |
| | ゲファルナート | ゲファニール |
| | L-グルタミン | L-グルタミン |
| | メチルメチオニンスルホニウムクロリド | キャベジンU |
| | 幼牛血液抽出物 | ソルコセリル |
| 粘液作用増量 | テプレノン | セルベックス |
| | レバミピド | ムコスタ |
| 胃粘膜血流増加作用 | セトラキサート塩酸塩 | ノイエル |
| | ソファルコン | ソロン |
| | スルピリド | ドグマチール，アビリット，ミラドール |
| | トロキシピド | アプレース |

| | 一般名 | 主な商品名 |
|---|---|---|
| 胃粘膜血流増加作用 | ベネキサート塩酸塩ベータデクス | ウルグート，ロンミール |
| | イルソグラジンマレイン酸塩 | ガスロンN |
| プロスタグランジン作用 | ミソプロストール | サイトテック |

## 除菌療法薬 (p.63)

| | 一般名 | 主な商品名 |
|---|---|---|
| 配合剤 | | ランサップ，ランピオン，ラベキュア，ラベファイン |

## 10 消化管運動を改善する薬

| | 一般名 | 主な商品名 |
|---|---|---|
| 抗ドパミン薬 (p.66) | メトクロプラミド | プリンペラン |
| | ドンペリドン | ナウゼリン |
| | イトプリド塩酸塩 | ガナトン |
| 選択的5-HT₄作動薬 (p.66) | モサプリドクエン酸塩水和物 | ガスモチン |
| オピオイド作動薬 (p.67) | トリメブチンマレイン酸塩 | セレキノン |

## 11 下痢に用いる薬

| | 一般名 | 主な商品名 |
|---|---|---|
| 病原菌の増殖を抑える整調薬 (p.68) | | |
| | ラクトミン | ビオフェルミン |
| | ビフィズス菌 | ラックビー |
| | ビフィズス菌・ラクトミン配合 | ビオスミン |
| | 酪酸菌 | ミヤBM |
| | ラクトミン・酪酸菌配合 | ビオスリー |
| | カゼイ菌 | ビオラクチス |
| | 耐性乳酸菌 | エンテロノンR |
| 腸の蠕動運動を抑える止痢薬 (p.68) | | |
| 腸管運動抑制薬 | ロペラミド塩酸塩 | ロペミン |
| 収れん薬 | ビスマス製剤 | 次硝酸ビスマス，次没食子酸ビスマス |
| | タンニン酸アルブミン | タンナルビン，タンニン酸アルブミン |
| 吸着薬 | 天然ケイ酸アルミニウム | アドソルビン |
| | ジメチコン | ガスコン |

| | 一般名 | 主な商品名 |
|---|---|---|
| 抗コリン作用をもつ薬 | ロートエキス | ロートエキス |
| 選択的5-HT₃受容体拮抗薬 | ラモセトロン塩酸塩 | イリボー（男性のみ使用可能） |

### 麻薬は最強の止痢薬 (p.71)

| 一般名 | 主な商品名 |
|---|---|
| コデインリン酸塩水和物 | コデインリン酸塩 |
| ジヒドロコデインリン酸塩 | ジヒドロコデインリン酸塩 |
| アヘン | アヘン，アヘンチンキ |
| アヘン・トコン配合 | ドーフル |
| アヘンアルカロイド塩酸塩 | パンオピン |
| アヘンアルカロイド・アトロピン配合 | オピアト，パンアト |
| アヘンアルカロイド・スコポラミン配合 | パンスコ，弱パンスコ |
| モルヒネ塩酸塩水和物 | モルヒネ塩酸塩，オプソ，アンペック |

### 潰瘍性大腸炎には炎症を抑える薬 (p.71)

| 一般名 | 主な商品名 |
|---|---|
| サラゾスルファピリジン | サラゾピリン |
| メサラジン | ペンタサ，アサコール |
| インフリキシマブ | レミケード |
| アダリムマブ | ヒュミラ |
| ベタメタゾンリン酸エステルナトリウム | ステロネマ |
| プレドニゾロンリン酸エステルナトリウム | プレドネマ |

## 12 便秘に用いる薬

| | | 一般名 | 主な商品名 |
|---|---|---|---|
| **浸透性下剤 (p.72)** | | | |
| 塩類下剤 | | 酸化マグネシウム | 酸化マグネシウム |
| | | 硫酸マグネシウム水和物 | 硫酸マグネシウム |
| | | クエン酸マグネシウム | マグコロール |
| | | 電解質配合 | ニフレック，モビプレップ |
| | | リン酸ナトリウム塩配合 | ビジクリア |
| | | 硫酸ナトリウム配合 | 人工カルルス塩 |
| 膨張性下剤 | | カルメロースナトリウム | バルコーゼ |
| | | 寒天 | カンテン |
| 浸潤性下剤 | | ジオクチルソジウムスルホサクシネート | ビーマス |
| 糖類下剤 | | D-ソルビトール | D-ソルビトール |
| | | ラクツロース | モニラック，ラクツロース |
| **刺激性下剤 (p.74)** | | | |
| 小腸刺激性下剤 | | ヒマシ油，加香ヒマシ油 | ヒマシ油，加香ヒマシ油 |

| | 一般名 | 主な商品名 |
|---|---|---|
| 大腸刺激性下剤 | センナ | センナ，アジャストA，アローゼン |
| | センノシド | プルゼニド |
| | ピコスルファートナトリウム水和物 | ラキソベロン |
| | ビサコジル | テレミンソフト |
| | ダイオウ | ダイオウ，セチロ（配合錠） |
| | アロエ | アロエ |
| | 炭酸水素ナトリウム配合 | 新レシカルボン |
| 自律神経系下剤 | ネオスチグミン | ワゴスチグミン |
| クロライドチャネルアクチベーター | ルビプロストン | アミティーザ |

## 13 胆嚢・膵臓疾患に用いる薬

| | 一般名 | 主な商品名 |
|---|---|---|
| **痙攣や痛みに用いる薬 (p.76)** | | |
| 抗コリン薬 | ブチルスコポラミン臭化物 | ブスコパン |
| | その他 | p.182 参照 |
| 麻薬 | モルヒネ塩酸塩水和物 | モルヒネ塩酸塩，オプソ，アンペック |
| | その他 | p.206 参照 |
| 非麻薬性鎮痛薬 | ペンタゾシン | ソセゴン，ペンタジン |
| | 塩酸ペンタゾシン | ソセゴン，ペンタジン，ペルタゾン |
| | トラマドール塩酸塩 | トラマール |
| | ブプレノルフィン塩酸塩 | レペタン |
| | ブプレノルフィン | ノルスパン |
| | エプタゾシン臭化水素酸塩 | セダペイン |
| **2つの作用をもつ胆石溶解液 (p.77)** | | |
| ウルソデオキシコール酸 | | ウルソ |
| ケノデオキシコール酸 | | チノ |
| **膵消化酵素抑制薬 (p.77)** | | |
| ウリナスタチン | | ミラクリッド |
| ガベキサートメシル酸塩 | | エフオーワイ |
| ナファモスタットメシル酸塩 | | フサン，コアヒビター |
| カモスタットメシル酸塩 | | フオイパン |
| シチコリン | | ニコリン |

## 14 糖尿病に用いる薬

| | 一般名 | 主な商品名 |
|---|---|---|
| **インスリン製剤（注射薬）(p.79)** | | |
| 超速効型 | インスリンリスプロ | ヒューマログ |
| | インスリンアスパルト | ノボラピッド |
| | インスリングルリジン | アピドラ |
| 速効型 | 生合成ヒト中性インスリン，ヒトインスリン | ノボリンR，ヒューマリンR |
| 中間型 | イソフェンインスリン水性懸濁 | ノボリンN，ヒューマリンN |
| | 中間型インスリンリスプロ | ヒューマログN |
| 持続型 | インスリングラルギン | ランタス |
| | インスリンデテミル | レベミル |
| | インスリンデグルデク | トレシーバ |
| 二相性 | 二相性イソフェンインスリン | ノボリン30R，イノレット30R，ヒューマリン3/7 |
| | 二相性プロタミン結晶性インスリンアナログ水性懸濁 | ノボラピッド30ミックス，ノボラピッド50ミックス，ノボラピッド70ミックス |
| | インスリンリスプロ混合製剤 | ヒューマログミックス25，ヒューマログミックス50 |
| **血糖降下薬(p.80)** | | |
| スルホニル尿素(SU)系 | トルブタミド | ヘキストラスチノン |
| | クロルプロパミド | アベマイド |
| | アセトヘキサミド | ジメリン |
| | グリクロピラミド | デアメリンS |
| | グリベンクラミド | オイグルコン，ダオニール |
| | グリクラジド | グリミクロン |
| | グリメピリド | アマリール |
| ビグアナイド(BG)系 | ブホルミン塩酸塩 | ジベトス，ジベトンS |
| | メトホルミン塩酸塩 | グリコラン，メデット，メトグルコ |
| **α-グルコシダーゼ阻害薬(p.81)** | | |
| | アカルボース | グルコバイ |
| | ボグリボース | ベイスン |
| | ミグリトール | セイブル |
| **インスリン抵抗性改善薬(p.81)** | | |
| | ピオグリタゾン塩酸塩 | アクトス |
| **インクレチン製剤(p.82)** | | |
| DPP-4阻害薬 | シダグリプチンリン酸塩水和物 | ジャヌビア，グラクティブ |
| | ビルダグリプチン | エクア |
| | アログリプチン安息香酸塩 | ネシーナ |
| | リナグリプチン | トラゼンタ |
| | テネリグリプチン臭化水素酸塩水和物 | テネリア |
| | アナグリプチン | スイニー |

| | 一般名 | 主な商品名 |
|---|---|---|
| DPP-4阻害薬 | サキサグリプチン水和物 | オングリザ |
| DPP-4阻害薬 | トレラグリプチンコハク酸塩 | ザファテック |
| GLP-1アナログ | リラグルチド | ビクトーザ |
| GLP-1アナログ | エキセナチド | バイエッタ，ビデュリオン |
| GLP-1アナログ | リキシセナチド | リキスミア |
| **SGLT-2（ナトリウムグルコース共輸送体-2）阻害薬 (p.83)** | | |
| イプラグリフロジン L-プロリン | | スーグラ |
| ダパグリフロジンプロピレングリコール水和物 | | フォシーガ |
| ルセオグリフロジン水和物 | | ルセフィ |
| トホグリフロジン水和物 | | デベルザ，アプルウェイ |
| カナグリフロジン水和物 | | カナグル |
| エンパグリフロジン | | ジャディアンス |
| **アルドース還元酵素阻害薬 (p.83)** | | |
| エパルレスタット | | キネダック |
| **疼痛伝達抑制薬 (p.84)** | | |
| メキシレチン塩酸塩 | | メキシチール |
| プレガバリン | | リリカ |
| カルバマゼピン | | テグレトール（抗てんかん薬） |
| ラモトリギン | | ラミクタール（抗てんかん薬） |
| **配合剤** | | |
| ピオグリタゾン塩酸塩・メトホルミン塩酸塩 | | メタクト |
| ピオグリタゾン塩酸塩・グリメピリド | | ソニアス |
| ピオグリタゾン塩酸塩・アログリプチン安息香酸塩 | | リオベル |
| ミチグリニドカルシウム水和物・ボグリボース | | グルベス |

## 15 甲状腺の病気に用いる薬

| 一般名 | 主な商品名 |
|---|---|
| **甲状腺機能亢進症に用いる薬 (p.87)** | |
| プロピルチオウラシル | チウラジール，プロパジール |
| チアマゾール | メルカゾール |
| ヨウ化カリウム | ヨウ化カリウム |
| **甲状腺機能低下症に用いる薬 (p.87)** | |
| 乾燥甲状腺末 | チラーヂン |
| レボチロキシンナトリウム（$T_4$）水和物 | チラーヂンS |
| リオチロニンナトリウム（$T_3$） | チロナミン |
| ヨウ素レシチン | ヨウレチン |

## 16 痛風・高尿酸血症に用いる薬

| | 一般名 | 主な商品名 |
|---|---|---|
| **痛風発作時の薬 (p.89)** | | |
| NSAIDs | アスピリン | アスピリン，サリチゾン |
| NSAIDs | その他 | p.195 参照 |
| | コルヒチン | コルヒチン |
| **尿酸値を低下させる薬 (p.90)** | | |
| 尿酸生成抑制薬 | アロプリノール | ザイロリック |
| 尿酸生成抑制薬 | フェブキソスタット | フェブリク |
| 尿酸生成抑制薬 | トピロキソスタット | トピロリック，ウリアディク |
| 尿酸排泄促進薬 | プロベネシド | ベネシッド |
| 尿酸排泄促進薬 | ベンズブロマロン | ユリノーム |
| 尿酸排泄促進薬 | ブコローム | パラミヂン |
| **尿路結石を防ぐためのアルカリ化薬 (p.91)** | | |
| | 配合剤 | ウラリット |

## 17 前立腺肥大に用いる薬

| | 一般名 | 主な商品名 |
|---|---|---|
| α遮断薬 (p.93) | タムスロシン塩酸塩 | ハルナール |
| α遮断薬 (p.93) | ナフトピジル | フリバス |
| α遮断薬 (p.93) | シロドシン | ユリーフ |
| α遮断薬 (p.93) | ウラピジル | エブランチル |
| α遮断薬 (p.93) | テラゾシン塩酸塩水和物 | ハイトラシン，バソメット |
| α遮断薬 (p.93) | プラゾシン塩酸塩 | ミニプレス |
| 抗男性ホルモン薬 (p.93) | ◆抗アンドロゲン薬 | |
| 抗男性ホルモン薬 (p.93) | クロルマジノン酢酸エステル | プロスタール，プロスタールL（徐放剤） |
| 抗男性ホルモン薬 (p.93) | アリルエストレノール | パーセリン |
| 抗男性ホルモン薬 (p.93) | ゲストノロンカプロン酸エステル | デポスタット |
| 抗男性ホルモン薬 (p.93) | オキセンドロン | プロステチン |
| 抗男性ホルモン薬 (p.93) | ◆5α-還元酵素阻害薬 | |
| 抗男性ホルモン薬 (p.93) | デュタステリド | アボルブ |
| PDE-5阻害薬 (p.94) | タダラフィル | ザルティア |
| 植物エキス製剤 (p.95) | 植物エキス配合 | エビプロスタット |
| 植物エキス製剤 (p.95) | セルニチンポーレンエキス | セルニルトン |
| アミノ酸製剤 (p.95) | アミノ酸配合 | パラプロスト |

| | 一般名 | 主な商品名 |
|---|---|---|
| 頻尿改善薬 (p.95) | フラボキサート塩酸塩 | ブラダロン |
| | 酒石酸トルテロジン | デトルシトール |
| | コハク酸ソリフェナシン | ベシケア |
| | イミダフェナシン | ウリトス，ステーブラ |
| | オキシブチニン塩酸塩 | ポラキス，ネオキシ |
| | プロピベリン塩酸塩 | バップフォー |
| | フェソテロジンフマル酸塩 | トビエース |
| | ミラベグロン | ベタニス |

## 18 骨に作用する薬

| | 一般名 | 主な商品名 |
|---|---|---|
| 骨粗鬆症治療薬 (p.97) | | |
| 活性型ビタミン$D_3$製剤 | アルファカルシドール | アルファロール，ワンアルファ |
| | カルシトリオール | ロカルトロール |
| | マキサカルシトール | オキサロール |
| | ファレカルシトリオール | ホーネル，フルスタン |
| | エルデカルシトール | エディロール |
| Ca製剤 | L-アスパラギン酸カルシウム水和物 | アスパラ-CA |
| | グルコン酸カルシウム水和物 | カルチコール |
| | 乳酸カルシウム水和物 | 乳酸カルシウム水和物 |
| | 塩化カルシウム水和物 | 塩化カルシウム水和物，大塚塩カル，塩化Ca補正液 |
| | リン酸水素カルシウム水和物 | リン酸水素カルシウム |
| エストロゲン製剤 | エストリオール | エストリール，ホーリン |
| | エストラジオール | エストラーナ，ジュリナ |
| | 配合剤 | ウェールナラ |
| SERM製剤 | ラロキシフェン塩酸塩 | エビスタ |
| | バゼドキシフェン酢酸塩 | ビビアント |
| カルシトニン製剤 | エルカトニン | エルシトニン |
| | サケカルシトニン | カルシトラン |
| ビタミンK製剤 | メナテトレノン | グラケー |
| 骨代謝改善薬 | イプリフラボン | オステン |
| 副甲状腺ホルモン | テリパラチド酢酸塩 | テリボン |
| | テリパラチド | フォルテオ |

| | 一般名 | 主な商品名 |
|---|---|---|
| ビスホスホネート製剤 | エチドロン酸二ナトリウム | ダイドロネル |
| | アレンドロン酸ナトリウム水和物 | フォサマック，ボナロン，テイロック |
| | リセドロン酸ナトリウム水和物 | アクトネル，ベネット |
| | パミドロン酸二ナトリウム水和物 | アレディア |
| | ゾレドロン酸水和物 | ゾメタ |
| | ミノドロン酸水和物 | リカルボン，ボノテオ |
| | イバンドロン酸ナトリウム水和物 | ボンビバ |
| 抗RANKL薬 | デノスマブ | プラリア |

## 19 咳・痰に対する薬

| | 一般名 | 主な商品名 |
|---|---|---|
| **鎮咳薬 (p.101)** | | |
| 中枢性鎮咳薬 | ◆麻薬性 | |
| | コデインリン酸塩水和物 | コデインリン酸塩 |
| | ジヒドロコデインリン酸塩 | ジヒドロコデインリン酸塩 |
| | オキシメテバノール | メテバニール |
| | ◆非麻薬性 | |
| | デキストロメトルファン臭化水素酸塩水和物 | メジコン |
| | チペピジンヒベンズ酸塩 | アスベリン |
| | ノスカピン | ノスカピン |
| | ジメモルファンリン酸塩 | アストミン |
| | エプラジノン塩酸塩 | レスプレン |
| | ペントキシベリンクエン酸塩 | トクレス |
| | クロペラスチン | フスタゾール |
| | ベンプロペリンリン酸塩 | フラベリック |
| | クロフェダノール塩酸塩 | コルドリン |
| | 鎮咳去痰配合 | 濃厚プロチンコデイン，セキコデ，フスコデ，カフコデN，オピセゾールA，オピセゾールコデイン |
| **去痰薬 (p.103)** | | |
| | L-メチルシステイン塩酸塩 | ペクタイト |
| | L-エチルシステイン塩酸塩 | チスタニン |
| | アセチルシステイン | ムコフィリン |
| | ブロムヘキシン塩酸塩 | ビソルボン |
| | カルボシステイン | ムコダイン |
| | フドステイン | クリアナール，スペリア |
| | アンブロキソール塩酸塩 | ムコソルバン，ムコソルバンL，ムコサールL |

| 一般名 | 主な商品名 |
|---|---|
| チロキサポール | アレベール |
| キョウニンエキス | キョウニン水 |
| グアイフェネシン | フストジル |
| サポニン系製剤 | セネガ |
| 桜皮エキス | ブロチン |

## 20 気管支喘息に用いる薬

| | 一般名 | 主な商品名 |
|---|---|---|
| **抗炎症作用を発揮する薬 (p.104)** | | |
| 吸入用ステロイド薬 | ベクロメタゾンプロピオン酸エステル | キュバール |
| | フルチカゾンプロピオン酸エステル | フルタイド |
| | ブデソニド | パルミコート |
| | シクレソニド | オルベスコ |
| | モメタゾンフランカルボン酸エステル | アズマネックス |
| テオフィリン薬 | テオフィリン | スロービッド，テオドール，テオロング，ユニフィル LA，ユニコン |
| | アミノフィリン | ネオフィリン，アプニション |
| | プロキシフィリン | モノフィリン |
| | ジプロフィリン | ジプロフィリン |
| | プロキシフィリン配合 | アストモリジン |
| | ジプロフィリン配合 | アストフィリン |
| 吸入ステロイド・$\beta_2$刺激薬配合 | サルメテロールキシナホ酸塩・フルチカゾンプロピオン酸エステル配合 | アドエア |
| | ブデソニド・ホルモテロールフマル酸塩水和物配合 | シムビコート |
| | フルチカゾンプロピオン酸エステル・ホルモテロールフマル酸塩水和物配合 | フルティフォーム |
| | フルチカゾンフランカルボン酸エステル・ビランテロールトリフェニル酢酸塩配合 | レルベア |
| **気管支を拡張させる薬 (p.105)** | | |
| アドレナリン作用薬（主に$\beta$刺激薬） | アドレナリン | ボスミン |
| | エフェドリン塩酸塩 | エフェドリン塩酸塩，エフェドリン「ナガイ」 |
| | dl-メチルエフェドリン塩酸塩 | メチエフ |
| | メトキシフェナミン塩酸塩 | メトキシフェナミン塩酸塩 |
| | 硫酸イソプロテレノール配合 | ストメリンD |
| | イソプレナリン塩酸塩 | プロタノール-L，アスプール |

| | 一般名 | 主な商品名 |
|---|---|---|
| アドレナリン作用薬（主にβ刺激薬） | トリメトキノール塩酸塩 | イノリン |
| | サルブタモール硫酸塩 | サルタノール，ベネトリン，アイロミール |
| | テルブタリン硫酸塩 | ブリカニール |
| | ツロブテロール | ベラチン，ホクナリン |
| | プロカテロール塩酸塩水和物 | メプチン |
| | フェノテロール臭化水素酸塩 | ベロテック |
| | ホルモテロールフマル酸塩水和物 | オーキシス |
| | クレンブテロール塩酸塩 | スピロペント |
| | サルメテロールキシナホ酸塩 | セレベント |
| | インダカテロールマレイン酸塩 | オンブレス |
| 抗コリン薬 | イプラトロピウム臭化物水和物 | アトロベント |
| | 臭化オキシトロピウム | テルシガン |
| | チオトロピウム臭化物水和物 | スピリーバ |
| **抗アレルギー作用をもつ薬（抗アレルギー薬）（p.106）** | | |
| メディエーター遊離抑制薬 | クロモグリク酸ナトリウム | インタール |
| | トラニラスト | リザベン |
| | アンレキサノクス | ソルファ |
| | ペミロラストカリウム | アレギサール，ペミラストン |
| | イブジラスト | ケタス |
| ヒスタミンH₁拮抗薬 | ケトチフェンフマル酸塩 | ザジテン |
| | アゼラスチン塩酸塩 | アゼプチン |
| | オキサトミド | セルテクト |
| | メキタジン | ゼスラン，ニポラジン |
| | エピナスチン塩酸塩 | アレジオン |
| トロンボキサンA₂阻害薬 | オザグレル塩酸塩水和物 | ドメナン，ベガ |
| | セラトロダスト | ブロニカ |
| ロイコトリエン拮抗薬 | プランルカスト水和物 | オノン |
| | ザフィルルカスト | アコレート |
| | モンテルカストナトリウム | キプレス，シングレア |
| Th2サイトカイン阻害薬 | スプラタストトシル酸塩 | アイピーディ |

# 21 抗炎症・免疫抑制作用を示すステロイド薬

| | 一般名 | 主な商品名 |
|---|---|---|
| **ステロイド薬 (p.107)** | | |
| 全身投与用 | コルチゾン酢酸エステル | コートン |
| | ヒドロコルチゾン | コートリル |
| | ヒドロコルチゾンリン酸エステルナトリウム | 水溶性ハイドロコートン |
| | ヒドロコルチゾンコハク酸エステルナトリウム | ソル・コーテフ |
| | プレドニゾロン | プレドニゾロン，プレドニン |
| | プレドニゾロンコハク酸エステルナトリウム | 水溶性プレドニン |
| | プレドニゾロンリン酸エステルナトリウム | プレドネマ |
| | メチルプレドニゾロン | メドロール |
| | メチルプレドニゾロン酢酸エステル | デポ・メドロール |
| | メチルプレドニゾロンコハク酸エステルナトリウム | ソル・メドロール |
| | トリアムシノロン | レダコート |
| | トリアムシノロンアセトニド | ケナコルトA |
| | デキサメタゾン | デカドロン |
| | デキサメタゾンリン酸エステルナトリウム | オルガドロン，デカドロン |
| | デキサメタゾンメタスルホ安息香酸エステルナトリウム | メサドロン |
| | デキサメタゾンパルミチン酸エステル | リメタゾン |
| | ベタメタゾン | リンデロン |
| | 配合剤 | セレスタミン |
| | フルドロコルチゾン酢酸エステル | フロリネフ |
| 外用剤 | クロベタゾールプロピオン酸エステル | デルモベート |
| | ジフロラゾン酢酸エステル | ジフラール，ダイアコート |
| | ベタメタゾンジプロピオン酸エステル | リンデロンDP |
| | ジフルプレドナート | マイザー |
| | フルオシノニド | トプシム |
| | ジフルコルトロン吉草酸エステル | テクスメテン，ネリゾナ |
| | アムシノニド | ビスダーム |
| | 酪酸プロピオン酸ヒドロコルチゾン | パンデル |
| | ベタメタゾン酪酸エステルプロピオン酸エステル | アンテベート |
| | モメタゾンフランカルボン酸エステル | フルメタ |
| | デキサメタゾンプロピオン酸エステル | メサデルム |
| | ベタメタゾン吉草酸エステル | ベトネベート，リンデロンV |
| | ベクロメタゾンプロピオン酸エステル | プロパデルム |
| | デキサメタゾン吉草酸エステル | ザルックス，ボアラ |
| | デプロドンプロピオン酸エステル | エクラー |

| | 一般名 | 主な商品名 |
|---|---|---|
| 外用剤 | フルオシノロンアセトニド | フルコート |
| | プレドニゾロン吉草酸エステル酢酸エステル | リドメックス |
| | トリアムシノロンアセトニド | レダコート |
| | ヒドロコルチゾン酪酸エステル | ロコイド |
| | クロベタゾン酪酸エステル | キンダベート |
| | アルクロメタゾンプロピオン酸エステル | アルメタ |
| | デキサメタゾン | オイラゾン |
| | プレドニゾロン | プレドニゾロン |
| | ヒドロコルチゾン | テラ・コートリル |
| | フルドロキシコルチド | ドレニゾン |
| | 配合剤 | オイラックスH，強力レスタミンコーチゾン，フルコートF，リンデロンVG，ベトネベートN，エアゾリンD1 |

## 22 非ステロイド系抗炎症薬（NSAIDs）

| 一般名 | 主な商品名 |
|---|---|
| **非ステロイド系抗炎症薬 (p.111)** | |
| サリチル酸ナトリウム | サルソニン |
| サリチル酸ナトリウム配合 | カシワドール |
| アスピリン | アスピリン |
| アスピリン配合 | バファリン |
| メフェナム酸 | ポンタール |
| フルフェナム酸アルミニウム | オパイリン |
| イブプロフェン | ブルフェン |
| フルルビプロフェン | フロベン |
| フルルビプロフェンアキセチル | ロピオン |
| ケトプロフェン | カピステン，アネオール |
| ナプロキセン | ナイキサン |
| プラノプロフェン | ニフラン，プランサス |
| チアプロフェン酸 | スルガム |
| オキサプロジン | アルボ |
| ロキソプロフェンナトリウム水和物 | ロキソニン |
| ザルトプロフェン | ソレトン，ペオン |
| ジクロフェナクナトリウム | ボルタレン，ナボールSR，レクトス |
| アンフェナクナトリウム水和物 | フェナゾックス |
| インドメタシン | インダシン，インテバン，インテバンSP |
| アセメタシン | ランツジール |

| 一般名 | 主な商品名 |
|---|---|
| インドメタシンファルネシル | インフリー |
| プログルメタシンマレイン酸塩 | ミリダシン |
| スリンダク | クリノリル |
| モフェゾラク | ジソペイン |
| エトドラク | オステラック，ハイペン |
| ナブメトン | レリフェン |
| ピロキシカム | フェルデン，バキソ |
| アンピロキシカム | フルカム |
| ロルノキシカム | ロルカム |
| メロキシカム | モービック |
| チアラミド塩酸塩 | ソランタール |
| エピリゾール | メブロン |
| エモルファゾン | ペントイル |
| セレコキシブ | セレコックス |

## 23 免疫抑制薬

| | 一般名 | 主な商品名 |
|---|---|---|
| 免疫抑制薬 (p.115) | | |
| IL-2合成阻害薬 | シクロスポリン | サンディミュン，ネオーラル |
| | タクロリムス水和物（FK506） | プログラフ，グラセプター |
| 核酸合成阻害薬 | アザチオプリン | アザニン，イムラン |
| | メトトレキサート | リウマトレックス，メソトレキセート |
| | ミゾリビン | ブレディニン |
| | ミコフェノール酸モフェチル | セルセプト |
| その他 | シクロホスファミド水和物 | エンドキサン |
| | グスペリムス塩酸塩 | スパニジン |
| | バシリキシマブ | シムレクト |
| | エベロリムス | サーティカン |
| | アダリムマブ | ヒュミラ |
| | エタネルセプト | エンブレル |
| | エベロリムス | アフィニトール |

## 24 関節リウマチ治療薬

| | 一般名 | 主な商品名 |
|---|---|---|
| **抗リウマチ薬 (p.119)** | | |
| 免疫調節薬 | 金チオリンゴ酸ナトリウム | シオゾール |
| | ペニシラミン | メタルカプターゼ |
| | ロベンザリットニナトリウム | カルフェニール |
| | オーラノフィン | リドーラ |
| | ブシラミン | リマチル |
| | アクタリット | オークル，モーバー |
| | サラゾスルファピリジン | アザルフィジン EN |
| | イグラチモド | ケアラム，コルベット |
| 免疫抑制薬 | メトトレキサート | リウマトレックス |
| | レフルノミド | アラバ |
| | ミゾリビン | ブレディニン |
| | タクロリムス水和物 | プログラフ |
| | トファシチニブクエン酸塩 | ゼルヤンツ |
| **生物学的製剤 (p.121)** | | |
| | インフリキシマブ | レミケード |
| | エタネルセプト | エンブレル |
| | アダリムマブ | ヒュミラ |
| | ゴリムマブ | シンポニー |
| | セルトリズマブペゴル | シムジア |
| | トシリズマブ | アクテムラ |
| | アバタセプト | オレンシア |

## 25 病原微生物と抗菌薬／抗ウイルス薬

●抗菌薬

| | 一般名 | 主な商品名 |
|---|---|---|
| **細胞壁合成阻害を有する抗菌薬 (p.124)** | | |
| ペニシリン系 | ベンジルペニシリンカリウム | ペニシリン G カリウム |
| | ベンジルペニシリンベンザチン水和物 | バイシリン G |
| | アンピシリン水和物 | ビクシリン |
| | アモキシシリン水和物 | アモリン，サワシリン，パセトシン |
| | バカンピシリン塩酸塩 | ペングッド |
| | スルタミシリントシル酸塩水和物 | ユナシン |
| | ピペラシリンナトリウム | ペントシリン |
| | 複合ペニシリン系 | ビクシリン S，ユナシン-S，オーグメンチン，ゾシン，スルペラゾン，クラバモックス |

| | 一般名 | 主な商品名 |
|---|---|---|
| セフェム系 | ◆注射薬 | |
| | セファロチンナトリウム | コアキシン |
| | セファゾリンナトリウム | セファメジンα |
| | セフォチアム塩酸塩 | パンスポリン，ハロスポア |
| | セフォタキシムナトリウム | クラフォラン，セフォタックス |
| | セフォペラゾンナトリウム | セフォビッド，セフォペラジン |
| | セフメノキシム塩酸塩 | ベストコール |
| | セフトリアキソンナトリウム水和物 | ロセフィン |
| | セフタジジム水和物 | モダシン |
| | セフォジジムナトリウム | ケニセフ |
| | セフピロム硫酸塩 | セフピロム硫酸塩，硫酸セフピロム |
| | セフォゾプラン塩酸塩 | ファーストシン |
| | セフェピム塩酸塩水和物 | マキシピーム |
| | ◆経口薬 | |
| | セファレキシン | L-ケフレックス，ケフレックス，センセファリン |
| | セフロキサジン水和物 | オラスポア |
| | セファクロル | L-ケフラール，ケフラール |
| | セフォチアムヘキセチル塩酸塩 | パンスポリンT |
| | セフロキシムアキセチル | オラセフ |
| | セフジニル | セフゾン |
| | セフチブテン水和物 | セフテム |
| | セフジトレンピボキシル | メイアクトMS |
| | セフィキシム | セフスパン |
| | セフテラムピボキシル | トミロン |
| | セフポドキシムプロキセチル | バナン |
| | セフカペンピボキシル塩酸塩水和物 | フロモックス |
| | (坐剤)セフチゾキシムナトリウム | エポセリン |
| セファマイシン系 | セフメタゾールナトリウム | セフメタゾン |
| | セフミノクスナトリウム水和物 | メイセリン |
| オキサセフェム系 | フロモキセフナトリウム | フルマリン |
| | ラタモキセフナトリウム | シオマリン |
| モノバクタム系 | アズトレオナム | アザクタム |
| カルバペネム系 | メロペネム水和物 | メロペン |
| | ビアペネム | オメガシン |
| | ドリペネム水和物 | フィニバックス |
| | テビペネムピボキシル | オラペネム |
| | カルバペネム系配合 | チエナム，カルベニン |

| | 一般名 | 主な商品名 |
|---|---|---|
| ペネム系 | ファロペネムナトリウム水和物 | ファロム |
| ホスホマイシン系 | ホスホマイシンカルシウム水和物 | ホスミシン |
| | ホスホマイシンナトリウム | ホスミシンS |
| **細胞膜合成阻害を有する抗菌薬 (p.124)** | | |
| ペプチド系 | コリスチンメタンスルホン酸ナトリウム | コリマイシン，メタコリマイシン |
| | ポリミキシンB硫酸塩 | 硫酸ポリミキシンB |
| | バンコマイシン塩酸塩 | 塩酸バンコマイシン |
| | テイコプラニン | タゴシッド |
| | ダプトマイシン | キュビシン |
| | ペプチド系配合 | バラマイシン |
| **タンパク合成阻害を有する抗菌薬 (p.124)** | | |
| テトラサイクリン系 | テトラサイクリン塩酸塩 | アクロマイシン |
| | オキシテトラサイクリン塩酸塩 | テラマイシン |
| | デメチルクロルテトラサイクリン塩酸塩 | レダマイシン |
| | ドキシサイクリン塩酸塩水和物 | ビブラマイシン |
| | ミノサイクリン塩酸塩 | ミノマイシン |
| | チゲサイクリン | タイガシル |
| マクロライド系 | エリスロマイシン | エリスロシン |
| | クラリスロマイシン | クラリシッド，クラリス |
| | ロキシスロマイシン | ルリッド |
| | アジスロマイシン水和物 | ジスロマック，ジスロマックSR |
| | ジョサマイシン | ジョサマイシン，ジョサマイ |
| | スピラマイシン酢酸エステル | アセチルスピラマイシン |
| アミノグリコシド | ストレプトマイシン硫酸塩 | 硫酸ストレプトマイシン |
| | カナマイシン硫酸塩 | カナマイシン，硫酸カナマイシン |
| | ゲンタマイシン硫酸塩 | ゲンタシン |
| | トブラマイシン | トブラシン，トービイ |
| | ジベカシン硫酸塩 | パニマイシン |
| | アミカシン硫酸塩 | アミカシン硫酸塩 |
| | イセパマイシン硫酸塩 | イセパシン，エクサシン |
| | フラジオマイシン硫酸塩 | ソフラチュール |
| | 配合剤 | フランセチン・T，エアゾリンD1 |
| | リボスタマイシン硫酸塩 | ビスタマイシン |
| | スペクチノマイシン塩酸塩水和物 | トロビシン |
| | アルベカシン硫酸塩 | ハベカシン |

| | 一般名 | 主な商品名 |
|---|---|---|
| クロラムフェニコール系 | クロラムフェニコール | クロロマイセチン，クロマイ |
| | 配合剤 | クロマイP |
| | クロラムフェニコールコハク酸エステルナトリウム | クロロマイセチンサクシネート |

**核酸合成阻害を有する抗菌薬 (p.124)**

| | 一般名 | 主な商品名 |
|---|---|---|
| キノロン系 | ナリジクス酸 | ウイントマイロン |
| | ピペミド酸水和物 | ドルコール |
| | ノルフロキサシン | バクシダール |
| | オフロキサシン | タリビッド |
| | レボフロキサシン水和物 | クラビット |
| | シプロフロキサシン | シプロキサン |
| | ロメフロキサシン塩酸塩 | バレオン，ロメバクト |
| | トスフロキサシントシル酸塩水和物 | オゼックス，トスキサシン |
| | ガチフロキサシン水和物 | ガチフロ（点眼薬） |
| | パズフロキサシンメシル酸塩 | パシル，パズクロス |
| | プルリフロキサシン | スオード |
| | モキシフロキサシン塩酸塩 | アベロックス |
| | メシル酸ガレノキサシン水和物 | ジェニナック |
| | シタフロキサシン水和物 | グレースビット |
| 抗結核薬 | リファンピシン | リファジン |
| | リファブチン | ミコブティン |
| | イソニアジド | イスコチン，ヒドラ |
| | ピラジナミド | ピラマイド |
| | エタンブトール塩酸塩 | エサンブトール，エブトール |
| | イソニアジドメタンスルホン酸ナトリウム | ネオイスコチン |
| | パラアミノサリチル酸カルシウム水和物 | ニッパスカルシウム |
| | アルミノパラアミノサリチル酸カルシウム | アルミノニッパスカルシウム |
| | エンビオマイシン硫酸塩 | ツベラクチン |
| | エチオナミド | ツベルミン |
| | サイクロセリン | サイクロセリン |
| | デラマニド | デルティバ |

**その他**

| | 一般名 | 主な商品名 |
|---|---|---|
| リンコマイシン系 | リンコマイシン塩酸塩水和物 | リンコシン |
| | クリンダマイシン | ダラシン，ダラシンS，クリンダマイシン |
| サルファ剤 | スルファジメトキシン | アプシード |
| | サラゾスルファピリジン | サラゾピリン（炎症性腸疾患治療薬） |
| | 配合剤（ST合剤） | バクタ，バクトラミン |

|  | 一般名 | 主な商品名 |
|---|---|---|
| ストレプトグラミン系 | キヌプリスチン・ダルホプリスチン配合 | シナシッド |
| オキサゾリジノン系 | リネゾリド | ザイボックス |

● 抗ウイルス薬

|  | 一般名 | 主な商品名 |
|---|---|---|
| **HIV治療薬 (p.126)** | | |
| 逆転写酵素阻害薬 | ジドブジン | レトロビル |
| | ジダノシン | ヴァイデックスEC |
| | ラミブジン | エピビル |
| | アバカビル硫酸塩 | ザイアジェン |
| | サニルブジン | ゼリット |
| | テノホビルジソプロキシルフマル酸塩 | ビリアード |
| | エムトリシタビン | エムトリバ |
| | ネビラピン | ビラミューン |
| | エファビレンツ | ストックリン |
| | エトラビリン | インテレンス |
| | リルピビリン塩酸塩 | エジュラント |
| プロテアーゼ阻害薬 | リトナビル | ノービア |
| | ネルフィナビルメシル酸塩 | ビラセプト |
| | ホスアンプレナビルカルシウム水和物 | レクシヴァ |
| | アタザナビル硫酸塩 | レイアタッツ |
| | ダルナビルエタノール不可物 | プリジスタ |
| | インジナビル硫酸塩エタノール付加物 | クリキシバン |
| | サキナビルメシル酸塩 | インビラーゼ |
| CCR5阻害薬 | マラビロク | シーエルセントリ |
| インテグラーゼ阻害薬 | ラルテグラビルカリウム | アイセントレス |
| | ドルテグラビルナトリウム | テビケイ |
| **インフルエンザ治療薬 (p.128)** | | |
| M2阻害薬 | アマンタジン塩酸塩 | シンメトレル |
| ノイラミニダーゼ阻害薬 | オセルタミビルリン酸塩 | タミフル |
| | ザナミビル水和物 | リレンザ |
| | ペラミビル水和物 | ラピアクタ |
| | ラニナミビルオクタン酸エステル水和物 | イナビル |
| RNAポリメラーゼ阻害薬 | ファビピラビル | アビガン |

| 一般名 | 主な商品名 |
|---|---|
| **ヘルペス治療薬 (p.128)** | |
| *DNAポリメラーゼ阻害薬* アシクロビル | ゾビラックス |
| バラシクロビル塩酸塩 | バルトレックス |
| ファムシクロビル | ファムビル |
| ビダラビン | アラセナ-A |
| **B型肝炎治療薬 (p.129)** | |
| *DNAポリメラーゼ阻害薬* エンテカビル水和物 | バラクルード |
| *逆転写酵素阻害薬* テノホビルジソプロキシルフマル酸塩 | テノゼット |
| アデホビルピボキシル | ヘプセラ |
| ラミブジン | ゼフィックス |
| **C型肝炎治療薬 (p.129)** | |
| *プロテアーゼ阻害薬* シメプレビルナトリウム | ソブリアード |
| バニプレビル | バニヘップ |
| アスナプレビル | スンベプラ |
| テラプレビル | テラビック |
| *NS5Bポリメラーゼ阻害薬* ソホスブビル | ソバルディ |
| *HCV複製複合体阻害薬* ダクラタスビル塩酸塩 | ダクルインザ |

## 26 抗不安・催眠作用を示す薬

| 一般名 | 主な商品名 |
|---|---|
| **ベンゾジアゼピン系薬（抗不安薬）（p.131）** | |
| *中間型* ロラゼパム | ワイパックス |
| アルプラゾラム | コンスタン，ソラナックス |
| ブロマゼパム | セニラン，レキソタン |
| *長時間型* クロルジアゼポキシド | コントール，バランス |
| オキサゾラム | セレナール |
| メダゼパム | レスミット |
| ジアゼパム | セルシン，ホリゾン |
| クロキサゾラム | セパゾン |
| フルジアゼパム | エリスパン |
| クロラゼプ酸二カリウム | メンドン |
| メキサゾラム | メレックス |
| *超長時間型* ロフラゼプ酸エチル | メイラックス |
| フルトプラゼパム | レスタス |

| 一般名 | 主な商品名 |
|---|---|
| **ベンゾジアゼピン系薬（睡眠薬）(p.131)** | |
| 超短時間型 トリアゾラム | ハルシオン |
| 短時間型 ブロチゾラム | レンドルミン |
| 短時間型 ロルメタゼパム | ロラメット，エバミール |
| 短時間型 リルマザホン塩酸塩水和物 | リスミー |
| 中間型 フルニトラゼパム | サイレース，ロヒプノール |
| 中間型 ニメタゼパム | エリミン |
| 中間型 エスタゾラム | ユーロジン |
| 中間型 ニトラゼパム | ベンザリン，ネルボン |
| 長時間型 フルラゼパム塩酸塩 | ベノジール，ダルメート |
| 長時間型 ハロキサゾラム | ソメリン |
| 長時間型 クアゼパム | ドラール |
| **その他 (p.132)** | |
| チエノジアゼピン系超短時間型 クロチアゼパム | リーゼ |
| チエノジアゼピン系超短時間型 エチゾラム | デパス |
| チエノジアゼピン系超短時間型 フルタゾラム | コレミナール |
| 5-HT₁A受容体作用薬 タンドスピロンクエン酸塩 | セディール |
| メラトニン受容体遮断薬 ラメルテオン | ロゼレム |
| オレキシン受容体拮抗薬 スボレキサント | ベルソムラ |
| 非ベンゾジアゼピン系睡眠薬 超短時間型 ゾルピデム酒石酸塩 | マイスリー |
| 非ベンゾジアゼピン系睡眠薬 超短時間型 ゾピクロン | アモバン |
| 非ベンゾジアゼピン系 エスゾピクロン | ルネスタ |

## 27 てんかんに用いる薬

| 一般名 | 主な商品名 |
|---|---|
| **抗てんかん薬 (p.136)** | |
| バルビツール酸誘導体 フェノバルビタール | フェノバール |
| バルビツール酸誘導体 フェノバルビタールナトリウム | ルピアール，ワコビタール，ノーベルバール |
| バルビツール酸誘導体 プリミドン | プリミドン |
| ベンゾジアゼピン系薬 クロナゼパム | ランドセン，リボトリール |
| ベンゾジアゼピン系薬 ジアゼパム | ダイアップ |
| ベンゾジアゼピン系薬 クロバザム | マイスタン |
| ベンゾジアゼピン系薬 ミダゾラム | ミダフレッサ |

| | 一般名 | 主な商品名 |
|---|---|---|
| ヒダントイン誘導体 | フェニトイン | アレビアチン，ヒダントール |
| | ホスフェニトインナトリウム水和物 | ホストイン |
| | エトトイン | アクセノン |
| サクシミド誘導体 | エトスクシミド | エピレオプチマル，ザロンチン |
| イミノスチルベン誘導体 | カルバマゼピン | テグレトール |
| 脂肪酸塩 | バルプロ酸ナトリウム | デパケン，セレニカR，デパケンR |
| ベンズイソキサゾール誘導体 | ゾニサミド | エクセグラン |
| その他 | ガバペンチン | ガバペン |
| | トピラマート | トピナ |
| | ラモトリギン | ラミクタール |
| | レベチラセタム | イーケプラ |
| | ルフィナミド（レノックス・ガストー症候群治療薬） | イノベロン |

## 28 パーキンソン病とドパミン製剤

| | 一般名 | 主な商品名 |
|---|---|---|
| **ドパミンのはたらきを強める薬（p.141）** | | |
| レボドパ製剤 | レボドパ | ドパストン，ドパゾール |
| | レボドパ・カルビドパ水和物配合 | ネオドパストン，メネシット |
| | レボドパ・ベンセラジド配合 | イーシー・ドパール，ネオドパゾール，マドパー |
| | レボドパ・カルビドパ水和物・エンタカポン配合 | スタレボ |
| ドパミン分泌促進薬 | アマンタジン塩酸塩 | シンメトレル |
| ドパミン受容体刺激薬 | ブロモクリプチンメシル酸塩 | パーロデル |
| | ペルゴリドメシル酸塩 | ペルマックス |
| | カベルゴリン | カバサール |
| | タリペキソール塩酸塩 | ドミン |
| | プラミペキソール塩酸塩水和物 | ビ・シフロール |
| | ロピニロール塩酸塩 | レキップ |
| | ロチゴチン | ニュープロ |
| | アポモルヒネ塩酸塩水和物 | アポカイン |
| 抗コリン薬 | トリヘキシフェニジル塩酸塩 | アーテン |
| | ビペリデン塩酸塩 | アキネトン |
| | プロフェナミン | パーキン |
| | ピロヘプチン塩酸塩 | トリモール |
| | マザチコール塩酸塩水和物 | ペントナ |

| | 一般名 | 主な商品名 |
|---|---|---|
| ノルアドレナリン前駆物質 | ドロキシドパ | ドプス |
| MAO_B阻害薬 | セレギリン塩酸塩 | エフピー |
| COMT阻害薬 | エンタカポン | コムタン |
| レボドパ賦活薬 | ゾニサミド | トレリーフ |
| アデノシンA_2A受容体拮抗薬 | イストラデフィリン | ノウリアスト |

## 29 うつ病を改善する薬

| | 一般名 | 主な商品名 |
|---|---|---|
| **抗うつ薬 (p.143)** | | |
| 三環系 | イミプラミン塩酸塩 | トフラニール |
| | クロミプラミン塩酸塩 | アナフラニール |
| | トリミプラミンマレイン酸塩 | スルモンチール |
| | アミトリプチリン塩酸塩 | トリプタノール |
| | ノルトリプチリン塩酸塩 | ノリトレン |
| | ロフェプラミン塩酸塩 | アンプリット |
| | アモキサピン | アモキサン |
| | ドスレピン塩酸塩 | プロチアデン |
| 四環系 | マプロチリン塩酸塩 | ルジオミール |
| | ミアンセリン塩酸塩 | テトラミド |
| | セチプチリンマレイン酸塩 | テシプール |
| SSRI薬 | フルボキサミンマレイン酸塩 | デプロメール，ルボックス |
| | パロキセチン塩酸塩水和物 | パキシル，パキシルCR |
| | 塩酸セルトラリン | ジェイゾロフト |
| | エスシタロプラムシュウ酸塩 | レクサプロ |
| SNRI薬 | ミルナシプラン塩酸塩 | トレドミン |
| | デュロキセチン塩酸塩 | サインバルタ |
| NaSSA | ミルタザピン | リフレックス，レメロン |
| その他 | トラゾドン塩酸塩 | デジレル，レスリン |

## 30 片頭痛に用いる薬

| 一般名 | 主な商品名 |
|---|---|
| **片頭痛予防薬 (p.149)** | |
| Ca拮抗薬 / ロメリジン塩酸塩 | テラナス，ミグシス |
| β遮断薬 / プロプラノロール塩酸塩 | インデラル |
| 抗てんかん薬 / バルプロ酸ナトリウム | デパケン，デパケンR，セレニカR |
| 抗うつ薬 / アミトリプチリン塩酸塩 | トリプタノール（保険適用外） |
| 抗セロトニン薬 / ジメトチアジンメシル酸塩 | ミグリステン |
| **片頭痛発作時治療薬 (p.150)** | |
| エルゴタミン製剤 / エルゴタミン酒石酸塩配合 | クリアミン |
| エルゴタミン製剤 / ジヒドロエルゴタミンメシル酸塩 | ジヒデルゴット |
| トリプタン系薬 / スマトリプタン | イミグラン |
| トリプタン系薬 / ゾルミトリプタン | ゾーミッグ |
| トリプタン系薬 / エレトリプタン臭化水素酸塩 | レルパックス |
| トリプタン系薬 / リザトリプタン安息香酸塩 | マクサルト |
| トリプタン系薬 / ナラトリプタン塩酸塩 | アマージ |
| NSAIDs / アスピリン | アスピリン |
| NSAIDs / その他 | p.195 参照 |

## 31 モルヒネの鎮痛作用

| 一般名 | 主な商品名 |
|---|---|
| **麻薬 (p.152)** | |
| アヘン | アヘン，アヘンチンキ |
| アヘン・トコン配合 | ドーフル |
| モルヒネ塩酸塩水和物 | モルヒネ塩酸塩，オプソ，アンペック，パシーフ |
| モルヒネ硫酸塩水和物 | MSコンチン，カディアン，ピーガード |
| モルヒネ・アトロピン配合 | モヒアト |
| アヘンアルカロイド塩酸塩 | パンオピン |
| アヘンアルカロイド・アトロピン配合 | オピアト，パンアト |
| アヘンアルカロイド・スコポラミン配合 | パンスコ，弱パンスコ |
| オキシコドン塩酸塩水和物 | オキシコンチン，オキファスト，オキノーム |
| 複方オキシコドン | パビナール |
| 複方オキシコドン・アトロピン配合 | パビナール・アトロピン |

| 一般名 | 主な商品名 |
|---|---|
| ペチジン塩酸塩 | オピスタン，ペチロルファン，弱ペチロルファン |
| フェンタニル | デュロテップ，ワンデュロ |
| ドロペリドール・フェンタニルクエン酸塩配合 | タラモナール |
| フェンタニルクエン酸塩 | フェンタニル，フェントス，アクレフ，イーフェン，アブストラル |
| メサドン塩酸塩 | メサペイン |
| タペンタドール塩酸塩 | タペンタ |
| コデインリン酸塩水和物 | コデインリン酸塩 |
| ジヒドロコデインリン酸塩 | ジヒドロコデインリン酸塩 |
| オキシメテバノール | メテバニール |
| トラマドール塩酸塩 | トラマール |
| トラマドール塩酸塩・アセトアミノフェン配合 | トラムセット |
| **麻薬拮抗薬 (p.155)** | |
| レバロルファン酒石酸塩 | ロルファン |
| ナロキソン塩酸塩 | ナロキソン塩酸塩 |
| 塩酸ペンタゾシン | ソセゴン，ペルタゾン，ペンタジン |
| ブプレノルフィン塩酸塩 | レペタン，ノルスパン |
| エプタゾシン臭化水素酸塩 | セダペイン |
| ブトルファノール酒石酸塩 | スタドール |

## 32 認知症に用いる薬

| | 一般名 | 主な商品名 |
|---|---|---|
| **抗認知症薬 (p.157)** | | |
| コリンエステラーゼ阻害薬 | ドネペジル塩酸塩 | アリセプト |
| | ガランタミン臭化水素酸塩 | レミニール |
| | リバスチグミン | イクセロン，リバスタッチ |
| NMDA受容体拮抗薬 | メマンチン塩酸塩 | メマリー |

## 33 抗腫瘍薬

| | 一般名 | 主な商品名 |
|---|---|---|
| **細胞傷害性抗がん薬 (p.159)** | | |
| アルキル化薬 | シクロホスファミド水和物 | エンドキサン |
| | イホスファミド | イホマイド |
| | ブスルファン | マブリン，ブスルフェクス |
| | メルファラン | アルケラン |

| | 一般名 | 主な商品名 |
|---|---|---|
| アルキル化薬 | ベンダムスチン塩酸塩 | トレアキシン |
| | ニムスチン塩酸塩 | ニドラン |
| | ラニムスチン | サイメリン |
| | カルムスチン | ギリアデル |
| | ストレプトゾシン | ザノサー |
| | ダカルバジン | ダカルバジン |
| | プロカルバジン塩酸塩 | 塩酸プロカルバジン |
| | テモゾロミド | テモダール |
| 代謝拮抗薬 | ◆葉酸代謝拮抗薬 | |
| | メトトレキサート | メソトレキセート |
| | ペメトレキセドナトリウム水和物 | アリムタ |
| | ◆ピリミジン代謝拮抗薬 | |
| | フルオロウラシル | 5-FU |
| | ドキシフルリジン | フルツロン |
| | カペシタビン | ゼローダ |
| | テガフール | フトラフール，配合剤：ユーエフティ，ユーエフティE，ティーエスワン |
| | シタラビン | キロサイド，キロサイドN |
| | シタラビンオクホスファート水和物 | スタラシド |
| | エノシタビン | サンラビン |
| | ゲムシタビン塩酸塩 | ジェムザール |
| | ◆プリン代謝拮抗薬 | |
| | メルカプトプリン水和物 | ロイケリン |
| | フルダラビンリン酸エステル | フルダラ |
| | クラドリビン | ロイスタチン |
| | ネララビン | アラノンジー |
| | クロファラビン | エボルトラ |
| | ◆その他 | |
| | レボホリナートカルシウム | アイソボリン |
| | ホリナートカルシウム | ロイコボリン，ユーゼル |
| | ヒドロキシカルバミド | ハイドレア |
| | アザシチジン | ビダーザ |
| | アナグレリド塩酸塩水和物 | アグリリン |
| 抗がん性抗生物質 | ◆アントラサイクリン系 | |
| | ドキソルビシン塩酸塩 | アドリアシン，ドキシル |
| | ダウノルビシン塩酸塩 | ダウノマイシン |
| | ピラルビシン | テラルビシン，ピノルビン |

| | 一般名 | 主な商品名 |
|---|---|---|
| 抗がん性抗生物質 | エピルビシン塩酸塩 | ファルモルビシン，ファルモルビシンRTU |
| | イダルビシン塩酸塩 | イダマイシン |
| | アクラルビシン塩酸塩 | アクラシノン |
| | アムルビシン塩酸塩 | カルセド |
| | ミトキサントロン塩酸塩 | ノバントロン |
| | ◆その他 | |
| | マイトマイシンC | マイトマイシン |
| | アクチノマイシンD | コスメゲン |
| | ブレオマイシン | ブレオ |
| | ペプロマイシン硫酸塩 | ペプレオ |
| 植物アルカロイド | ビンクリスチン硫酸塩 | オンコビン |
| | ビンブラスチン硫酸塩 | エクザール |
| | ビンデシン硫酸塩 | フィルデシン |
| | ビノレルビン酒石酸塩 | ナベルビン |
| | パクリタキセル | タキソール，アブラキサン |
| | ドセタキセル水和物 | タキソテール，ワンタキソテール |
| | カバジタキセルアセトン付加物 | ジェブタナ |
| | エリブリンメシル酸塩 | ハラヴェン |
| ホルモン類似薬 | タモキシフェンクエン酸 | ノルバデックス |
| | トレミフェンクエン酸 | フェアストン |
| | フルベストラント | フェソロデックス |
| | アナストロゾール | アリミデックス |
| | レトロゾール | フェマーラ |
| | エキセメスタン | アロマシン |
| | フルタミド | オダイン |
| | ビカルタミド | カソデックス |
| | エンザルタミド | イクスタンジ |
| | クロルマジノン酢酸エステル | プロスタール |
| | アビラテロン酢酸エステル | ザイティガ |
| | メドロキシプロゲステロン酢酸エステル | ヒスロンH |
| | エストラムスチンリン酸エステルナトリウム水和物 | エストラサイト |
| | ゴセレリン酢酸塩 | ゾラデックス，ゾラデックスLA |
| | リュープロレリン酢酸塩 | リュープリン，リュープリンSR |
| | デガレリクス酢酸塩 | ゴナックス |
| インターフェロン | インターフェロンガンマ-1a | イムノマックス-γ |
| | インターフェロンアルファ | スミフェロン，オーアイエフ |
| | インターフェロンアルファ-2b | イントロンA |

| 一般名 | 主な商品名 |
|---|---|
| インターフェロンベータ | フエロン |
| テセロイキン | イムネース |
| セルモロイキン | セロイク |
| トリフルリジン・チピラシル塩酸塩配合 | ロンサーフ |

## 分子標的治療薬 (p.162)

| 一般名 | 主な商品名 |
|---|---|
| ◆チロシンキナーゼ阻害薬 | |
| イマチニブメシル酸塩 | グリベック |
| ゲフィチニブ | イレッサ |
| エルロチニブ塩酸塩 | タルセバ |
| ダサチニブ水和物 | スプリセル |
| アファチニブマレイン酸塩 | ジオトリフ |
| クリゾチニブ | ザーコリ |
| アレクチニブ塩酸塩 | アレセンサ |
| アキシチニブ | インライタ |
| パゾパニブ塩酸塩 | ヴォトリエント |
| ボスチニブ水和物 | ボシュリフ |
| ルキソリチニブリン酸塩 | ジャカビ |
| レゴラフェニブ水和物 | スチバーガ |
| ベムラフェニブ | ゼルボラフ |
| スニチニブリンゴ酸塩 | スーテント |
| ラパチニブトシル酸塩水和物 | タイケルブ |
| ニロチニブ塩酸塩水和物 | タシグナ |
| シロリムス | ラパリムス |
| イブルチニブ | (海外では IMBRUVICA) |
| レンバチニブメシル酸塩 | レンビマ |
| ◆ Raf キナーゼ阻害薬 | |
| ソラフェニブトシル酸塩 | ネクサバール |
| ◆プロテアソーム阻害薬 | |
| ボルテゾミブ | ベルケイド |
| カルフィルゾミブ | カイプロリス |
| ◆モノクローナル抗体 | |
| リツキシマブ | リツキサン |
| トラスツズマブ | ハーセプチン |
| トラスツズマブエムタンシン | カドサイラ |

| 一般名 | 主な商品名 |
|---|---|
| ペルツズマブ | パージェタ |
| セツキシマブ | アービタックス |
| ベバシズマブ | アバスチン |
| ラムシルマブ | サイラムザ |
| ゲムツズマブオゾガマイシン | マイロターグ |
| パニツムマブ | ベクティビックス |
| ブレンツキシマブベドチン | アドセトリス |
| オファツムマブ | アーゼラ |
| アレムツズマブ | マブキャンパス |
| モガムリズマブ | ポテリジオ |
| ニボルマブ | オプジーボ |
| ◆その他 | |
| サリドマイド | サレド |
| レナリドミド水和物 | レブラミド |
| テムシロリムス | トーリセル |

### その他の薬 (p.163)

| 分類 | 一般名 | 主な商品名 |
|---|---|---|
| L-アスパラギナーゼ | L-アスパラギナーゼ | ロイナーゼ |
| 白金製剤 | シスプラチン | ブリプラチン，ランダ，アイエーコール |
| | カルボプラチン | パラプラチン |
| | ネダプラチン | アクプラ |
| | ミリプラチン水和物 | ミリプラ |
| | オキサリプラチン | エルプラット |
| トポイソメラーゼ阻害薬 | イリノテカン塩酸塩水和物 | カンプト，トポテシン |
| | ノギテカン塩酸塩 | ハイカムチン |
| | エトポシド | ベプシド，ラステット |
| mTOR阻害薬 | エベロリムス | アフィニトール |
| HDAC阻害薬 | ボリノスタット | ゾリンザ |
| その他 | ペントスタチン | コホリン |
| | ソブゾキサン | ペラゾリン |
| | トレチノイン | ベサノイド |
| | タミバロテン | アムノレイク |
| | ミトタン | オペプリム |
| | ポルフィマーナトリウム | フォトフリン |

| | 一般名 | 主な商品名 |
|---|---|---|
| その他 | タラポルフィンナトリウム | レザフィリン |
| | 三酸化ヒ素 | トリセノックス |
| | かわらたけ多糖体製剤 | クレスチン |
| | レンチナン | レンチナン |
| | ウベニメクス | ベスタチン |
| | 抗悪性腫瘍溶連菌製剤 | ピシバニール |
| | 乾燥 BCG・日本株 | イムノブラダー |
| | 乾燥 BCG・コンノート株 | イムシスト |
| | エタノール | 無水エタノール |
| | デキサメタゾン | レナデックス |

## 34 緑内障に用いる薬

| | 一般名 | 主な商品名 |
|---|---|---|
| **発作時に用いる薬 (p.165)** | | |
| 高浸透圧薬 | D-マンニトール | マンニットール, マンニットール S |
| | イソソルビド | イソバイド |
| | 濃グリセリン | グリセオール |
| 炭酸脱水酵素阻害薬 | アセタゾラミド | ダイアモックス |
| **点眼薬 (p.166)** | | |
| 副交感神経刺激薬 | ピロカルピン塩酸塩 | サンピロ |
| β遮断薬 | チモロールマレイン酸塩 | チモプトール |
| | チモロールマレイン酸塩持続性製剤 | チモプトール XE, リズモン TG |
| | カルテオロール塩酸塩 | ミケラン, ミケラン LA |
| | ベタキソロール塩酸塩 | ベトプティック, ベトプティックエス |
| αβ遮断薬 | ニプラジロール | ハイパジール, ニプラノール |
| | レボブノロール塩酸塩 | ミロル |
| α₁遮断薬 | ブナゾシン塩酸塩 | デタントール |
| 交感神経刺激薬 | ジピベフリン塩酸塩 | ピバレフリン |
| | ブリモニジン酒石酸塩 | アイファガン |
| プロスタグランジン系製剤 | イソプロピルウノプロストン | レスキュラ |
| | ラタノプロスト | キサラタン |
| | トラボプロスト | トラバタンズ |
| | タフルプロスト | タプロス |
| | ビマトプロスト | ルミガン |

| | 一般名 | 主な商品名 |
|---|---|---|
| 炭酸脱水酵素阻害薬 | ドルゾラミド塩酸塩 | トルソプト |
| | ブリンゾラミド | エイゾプト |
| 配合剤 | ラタノプロスト・チモロールマレイン酸塩配合 | ザラカム |
| | トラボプロスト・チモロールマレイン酸塩配合 | デュオトラバ |
| | ドルゾラミド塩酸塩・チモロールマレイン酸塩配合 | コソプト |
| | タフルプロスト・チモロールマレイン酸塩配合 | タプコム |
| | ブリンゾラミド・チモロールマレイン酸塩配合 | アゾルガ |
| Rhoキナーゼ阻害薬 | リパスジル塩酸塩水和物 | グラナテック |

## 35 白内障に用いる薬

| 一般名 | 主な商品名 |
|---|---|
| ピレノキシン（キノイド説に基づいた薬, p.169) | カタリン，カタリンK |
| グルタチオン（水晶体成分の変化に着目した薬, p.170) | タチオン |
| 唾液腺ホルモン（唾液腺ホルモン製剤, p.171) | パロチン |
| エパルレスタット（アルドース還元酵素阻害薬, p.171) | キネダック |

appendix

# appendix さくいん

## 欧文
IMBRUVICA ……………… 210

## あ行
アイエーコール ………… 211
アイセントレス ………… 201
アイソボリン …………… 208
アイトロール …………… 174
アイピーディ …………… 193
アイファガン …………… 212
アイミクス ……………… 178
アイロミール …………… 193
アカルディ ……………… 175
アカルボース …………… 187
アキシチニブ …………… 210
アキネトン ……………… 204
アクセノン ……………… 204
アクタリット …………… 197
アクチノマイシンD …… 209
アクチバシン …………… 181
アクテムラ ……………… 197
アクトシン ……………… 175
アクトス ………………… 187
アクトネル ……………… 191
アクプラ ………………… 211
アクラシノン …………… 209
アクラルビシン塩酸塩 … 209
アグリリン ……………… 208
アクレフ ………………… 207
アクロマイシン ………… 199
アコレート ……………… 193
アザクタム ……………… 198
アサコール ……………… 185
アザシチジン …………… 208
アザチオプリン ………… 196
アザニン ………………… 196
アザルフィジンEN ……… 197
アシクロビル …………… 202
アジスロマイシン水和物 … 199
アシノン ………………… 183
アジャストA …………… 186
亜硝酸アミル …………… 174
亜硝酸アミル …………… 174
アジルサルタン ………… 177
　──・アムロジピンベシル酸
　　塩配合 ……………… 178
アジルバ ………………… 177
アストフィリン ………… 192
アストミン ……………… 191
アストモリジン ………… 192
アズトレオナム ………… 198
アスナプレビル ………… 202
アズノール ……………… 183
L-アスパラギナーゼ …… 211
L-アスパラギン酸
　カルシウム水和物 …… 190
アスパラ-CA …………… 190
アスピリン
　……181, 189, 195, 206
　──配合 ……………… 195
　──・ダイアミルネート配合
　　………………………… 181
　──・ランソプラゾール配合
　　………………………… 181
アスピリン
　………………189, 195, 206
アスプール ……………… 192
アスペノン ……………… 179
アスベリン ……………… 191
アズマネックス ………… 192
アズレンスルホン酸
　ナトリウム水和物 …… 183
　──配合 ……………… 183
アズロキサ ……………… 183
アセタゾラミド ………… 212
アセタノール
　………………175, 176, 179
アセチルコリン塩化物 … 182
アセチルシステイン …… 191
アセチルスピラマイシン … 199
アセトヘキサミド ……… 187
アゼプチン ……………… 193
アセブトロール塩酸塩
　………………175, 176, 179
アセメタシン …………… 195
アーゼラ ………………… 211
アゼラスチン塩酸塩 …… 193
アゼルニジピン ………… 177
アゾルガ ………………… 213
アタナザビル硫酸塩 …… 201
アダラート ………174, 177
アダラートL ……174, 177
アダラートCR ……174, 177
アダリムマブ ……185, 197
アーチスト ………175, 178
アデカット ……………… 177
アテディオ ……………… 178
アテノロール
　………………174, 176, 179
アデホビルピボキシル … 202
アデール ………………… 175
アテレック ……………… 177
アーテン ………………… 204
アドエア ………………… 192
アドセトリス …………… 211
アドソルビン …………… 184
アドビオール ……174, 179
アドリアシン …………… 208
アトルバスタチン
　カルシウム水和物 …… 180
アドレナリン …………… 192
アトロピン硫酸塩
　………………………180, 182
アトロピン硫酸塩水和物
　………………………180, 182
アトロベント …………… 193
アナグリプチン ………… 187
アナグレリド塩酸塩水和物
　………………………………208
アナストロゾール ……… 209
アナフラニール ………… 205
アネオール ……………… 195
アパカビル硫酸塩 ……… 201
アバスチン ……………… 211
アパタセプト …………… 197
アバプロ ………………… 177
アビガン ………………… 201
アピキサバン …………… 181
アービタックス ………… 211
アピドラ ………………… 187
アビラテロン酢酸エステル
　………………………………209
アピリット ……………… 183
アファチニブマレイン酸塩
　………………………………210
アフィニトール ………… 211
アプシード ……………… 200
アプストラル …………… 207
アプニション …………… 192
アブラキサン …………… 209
アプリンジン塩酸塩 …… 179
アブルウェイ …………… 188
アプレース ……………… 183
アベマイド ……………… 187
アベロックス …………… 200
アヘン ……………185, 206
　──・トコン配合
　　………………………185, 206
アヘン ……………185, 206
アヘンアルカロイド塩酸塩
　………………………185, 206
　──・アトロピン配合
　　………………………185, 206
　──・スコポラミン配合
　　………………………185, 206
アヘンチンキ ……185, 206
アポカイン ……………… 204
アポプロン ……………… 178
アポモルヒネ塩酸塩水和物
　………………………………204
アボルブ ………………… 189
アマージ ………………… 206
アマリール ……………… 187
アマンタジン塩酸塩
　………………………201, 204
アミオダロン塩酸塩 …… 180
アミカシン硫酸塩 ……… 199
アミカシン硫酸塩 ……… 199
アミサリン ……………… 179
アミティーザ …………… 186
アミトリプチリン塩酸塩
　………………………205, 206
アミノ酸配合 …………… 189
アミノフィリン ………… 192
アムシノニド …………… 194
アムノレイク …………… 211
アムルビシン塩酸塩 …… 209
アムロジピン …………… 177
アムロジピンベシル酸塩
　………………………174, 177
　──配合 ……………… 177
アムロジン ……………… 174
アメジニウムメチル硫酸塩
　………………………………179
アモキサピン …………… 205
アモキサン ……………… 205
アモキシシリン水和物 … 197
アモスラロール塩酸塩 … 178
アモバン ………………… 203
アモリン ………………… 197
アラセナ-A ……………… 202
アラセプリル …………… 177
アラニジピン …………… 177
アラノンジー …………… 208
アラバ …………………… 197
アランタ ………………… 183
アリクストラ …………… 181
アリスキレンフマル酸塩 … 178
アリセプト ……………… 207
アリミデックス ………… 209
アリムタ ………………… 208
アリルエストレノール … 189
アルガトロバン水和物 … 181
アルギン酸ナトリウム … 183
アルクロメタゾンプロピオン酸
　エステル ……………… 195
アルケラン ……………… 207
アルサルミン …………… 183
アルジオキサ …………… 183
アルダクトンA ……175, 176
アルタット ……………… 183
アルテプラーゼ ………… 181
アルドメット …………… 178
アルファカルシドール … 190
アルファロール ………… 190
アルプラゾラム ………… 202
アルプレノロール塩酸塩
　………………………174, 179
アルベカシン硫酸塩 …… 199
アルボ …………………… 195
アルミゲル ……………… 182
アルミノニッパスカルシウム
　………………………………200
アルミノパラアミノ
　サリチル酸カルシウム … 200
アルミワイス …………… 182
アルメタ ………………… 195
アルロイドG …………… 183
アレギサール …………… 193
アレクチニブ塩酸塩 …… 210
アレジオン ……………… 193
アレステン ……………… 176
アレセンサ ……………… 210
アレディア ……………… 191
アレビアチン …………… 204
アレベール ……………… 192
アレムツズマブ ………… 211
アレンドロン酸
　ナトリウム水和物 …… 191
アロエ …………………… 186
アロエ …………………… 186
アログリプチン安息香酸塩
　………………………………187

| | | | |
|---|---|---|---|
| アローゼン …………… 186 | …………………… 193 | インフリキシマブ 185, 197 | ……………………… 191 |
| アロチノロール塩酸塩 | イプリフラボン ………… 190 | インフリー ……………… 196 | エチレフリン塩酸塩 …… 179 |
| ……………… 175, 178 | イブルチニブ …………… 210 | インライタ ……………… 210 | エックスフォージ ……… 178 |
| アロチノロール塩酸塩 | イホスファミド ………… 207 | ヴァイデックスEC ……… 201 | エディロール …………… 190 |
| ……………… 175, 178 | イホマイド ……………… 207 | ウイントマイロン ……… 200 | エドキサバントシル酸塩水和物 |
| アロプリノール ………… 189 | イマチニブメシル酸塩 … 210 | ウェールナラ …………… 190 | ……………………… 181 |
| アロマシン ……………… 209 | イミグラン ……………… 206 | ヴォトリエント ………… 210 | エトスクシミド ………… 204 |
| アンカロン ……………… 180 | イミダフェナシン ……… 190 | ウベニメクス …………… 212 | エトトイン ……………… 204 |
| アンギナール …… 174, 181 | イミダプリル塩酸塩 …… 177 | ウラピジル ……… 178, 189 | エトドラク ……………… 196 |
| アンタップ ……………… 174 | イミプラミン塩酸塩 …… 205 | ウラリット ……………… 189 | エトポシド ……………… 211 |
| アンテベート …………… 194 | イムシスト ……………… 212 | ウリアディク …………… 189 | エトラビリン …………… 201 |
| アンピシリン水和物 …… 197 | イムネース ……………… 210 | ウリトス ………………… 190 | エナラプリルマレイン酸塩 |
| アンピロキシカム ……… 196 | イムノブラダー ………… 212 | ウリナスタチン ………… 186 | ……………… 175, 177 |
| アンフェナクナトリウム水和物 | イムノマックス-γ ……… 209 | ウルグート ……………… 184 | N-メチルスコポラミンメチル |
| ……………………… 195 | イムラン ………………… 196 | ウルソ …………………… 186 | 硫酸塩 ………………… 182 |
| アンプラーグ …………… 181 | イリノテカン塩酸塩水和物 | ウルソデオキシコール酸 … 186 | エノキサパリンナトリウム |
| アンプリット …………… 205 | ……………………… 211 | ウロキナーゼ …………… 181 | ……………………… 181 |
| アンブロキソール塩酸塩 … 191 | イリボー ………………… 185 | ウロキナーゼ「フジ」…… 181 | エノシタビン …………… 208 |
| アンペック | イルソグラジンマレイン酸塩 | ウロナーゼ ……………… 181 | エパデール ……………… 181 |
| ……… 185, 186, 206 | ……………………… 184 | エアゾリンD1 …… 195, 199 | エパデールS …………… 181 |
| アンレキサノクス ……… 193 | イルトラ ………………… 178 | エイゾプト ……………… 213 | エバミール ……………… 203 |
| イグザレルト …………… 181 | イルベサルタン ………… 177 | エカード ………………… 177 | エパルレスタット 188, 213 |
| イクスタンジ …………… 209 | ―・アムロジピンベシル酸 | エカベトナトリウム水和物 | エビスタ ………………… 190 |
| イクセロン ……………… 207 | 塩配合 ……………… 178 | ……………………… 183 | エピナスチン塩酸塩 …… 193 |
| イグラチモド …………… 197 | ―・トリクロルメチアジド | エキセナチド …………… 188 | エピビル ………………… 201 |
| イーケプラ ……………… 204 | 配合 ………………… 178 | エキセメスタン ………… 209 | エビプロスタット ……… 189 |
| イコサペント酸エチル … 181 | イルベタン ……………… 177 | エクア …………………… 187 | エピリゾール …………… 196 |
| イサロン ………………… 183 | イレッサ ………………… 210 | エグアレンナトリウム水和物 | エピルビシン塩酸塩 …… 209 |
| イーシー・ドパール …… 204 | インクレミン …………… 182 | ……………………… 183 | エピレオプチマル ……… 204 |
| イスコチン ……………… 200 | インジナビル硫酸塩 | エクサシン ……………… 199 | エファビレンツ ………… 201 |
| イストラデフィリン …… 205 | エタノール付加物 …… 201 | エクザール ……………… 209 | エフィエント …………… 181 |
| イセパシン ……………… 199 | インスリンアスパルト … 187 | エクセグラン …………… 204 | エフェドリン塩酸塩 …… 192 |
| イセパマイシン硫酸塩 … 199 | インスリングラルギン … 187 | エクラー ………………… 194 | エフェドリン塩酸塩 …… 192 |
| イソソルビド …………… 212 | インスリングルリジン … 187 | エサンブトール ………… 200 | エフェドリン「ナガイ」 |
| イソニアジド …………… 200 | インスリンデグルデク … 187 | エジュラント …………… 201 | ……………………… 192 |
| イソニアジドメタン | インスリンデテミル …… 187 | エースコール …………… 177 | エフオーワイ …………… 186 |
| スルホン酸ナトリウム … 200 | インスリンリスプロ …… 187 | エスシタロプラムシュウ酸塩 | エプタゾシン臭化水素酸塩 |
| イソバイド ……………… 212 | ―混合製剤 …………… 187 | ……………………… 205 | ……………… 186, 207 |
| イソフェンインスリン水性懸濁 | インダカテロールマレイン酸塩 | エスゾピクロン ………… 203 | エブトール ……………… 200 |
| ……………………… 187 | ……………………… 193 | エスタゾラム …………… 203 | エフピー ………………… 205 |
| イソプレナリン塩酸塩 | インダシン ……………… 195 | ST合剤 ………………… 200 | エブラジノン塩酸塩 …… 191 |
| ……………… 175, 192 | インダパミド …………… 176 | エストラサイト ………… 209 | エブランチル …… 178, 189 |
| イソプロピルウノプロストン | インターフェロンアルファ | エストラジオール ……… 190 | エプレレノン …………… 176 |
| ……………………… 212 | ……………………… 209 | エストラムスチンリン酸 | エベロリムス …… 196, 211 |
| イダマイシン …………… 209 | インターフェロンアルファ-2b | エステルナトリウム水和物 | エポセリン ……………… 198 |
| イダルビシン塩酸塩 …… 209 | ……………………… 209 | ……………………… 209 | エホチール ……………… 179 |
| 一硝酸イソソルビド …… 174 | インターフェロンガンマ-1a | エストラーナ …………… 190 | エホニジピン塩酸塩エタノール |
| イトプリド塩酸塩 ……… 184 | ……………………… 209 | エストリオール ………… 190 | 付加物 ………… 174, 177 |
| イナビル ………………… 201 | インターフェロンベータ … 210 | エストリール …………… 190 | エポルトラ ……………… 208 |
| イノバン ………… 175, 179 | インタール ……………… 193 | エスモロール塩酸塩 …… 179 | MSコンチン …………… 206 |
| イノベロン ……………… 204 | インテバン ……………… 195 | エゼチミブ ……………… 180 | エムトリシタビン ……… 201 |
| イノリン ………………… 193 | インテバンSP ………… 195 | エソメプラゾール | エムトリバ ……………… 201 |
| イノレット30R ………… 187 | インデラル | マグネシウム水和物 … 183 | エモルファゾン ………… 196 |
| イバンドロン酸 | …… 174, 176, 179, 206 | エタネルセプト ………… 197 | エリキュース …………… 181 |
| ナトリウム水和物 …… 191 | インテレンス …………… 201 | エタノール ……………… 212 | エリスパン ……………… 202 |
| イーフェン ……………… 207 | インドメタシン ………… 195 | エタンブトール塩酸塩 … 200 | エリスロシン …………… 199 |
| イブジラスト …………… 193 | インドメタシンファルネシル | エチオナミド …………… 200 | エリスロマイシン ……… 199 |
| イブプロフェン ………… 195 | ……………………… 196 | エチゾラム ……… 182, 203 | エリブリンメシル酸塩 … 209 |
| イプラグリフロジンL-プロリン | イントロンA …………… 209 | エチドロン酸二ナトリウム | エリミン ………………… 203 |
| ……………………… 188 | インヒベース …………… 177 | ……………………… 191 | L-アスパラギナーゼ …… 211 |
| イプラトロピウム臭化物水和物 | インビラーゼ …………… 201 | L-エチルシステイン塩酸塩 | |

215

| | | |
|---|---|---|
| L-アスパラギン酸カルシウム水和物 …190 | オザグレル塩酸塩水和物 …193 | カソデックス …………… 209 |
| L-エチルシステイン塩酸塩 …………………… 191 | オザグレルナトリウム …… 181 | カタクロット …………… 181 |
| エルカトニン …………… 190 | オステラック …………… 196 | カタプレス ……………… 178 |
| L-グルタミン …………… 183 | オステン ………………… 190 | カタボン ………………… 175 |
| L-グルタミン …………… 183 | オゼックス ……………… 200 | カタリン ………………… 213 |
| L-ケフラール …………… 198 | オセルタミビルリン酸塩 …201 | カタリンK ……………… 213 |
| L-ケフレックス ………… 198 | オダイン ………………… 209 | ガチフロ ………………… 200 |
| エルゴタミン酒石酸塩配合 …………………… 206 | オドリック ……………… 177 | ガチフロキサシン水和物 …200 |
| エルシトニン …………… 190 | オノアクト ……………… 179 | カディアン ……………… 206 |
| エルデカルシトール …… 190 | オノン …………………… 193 | カデュエット …………… 177 |
| エルプラット …………… 211 | オパイリン ……………… 195 | カドサイラ ……………… 210 |
| L-メチルシステイン塩酸塩 …………………… 191 | オピアト ………… 185, 206 | カナグリフロジン水和物 …188 |
| エルロチニブ塩酸塩 …… 210 | オピスタン ……………… 207 | カナグル ………………… 188 |
| エレトリプタン臭化水素酸塩 …………………… 206 | オピゾールA …………… 191 | ガナトン ………………… 184 |
| | オピゾールコデイン …… 191 | カナマイシン …………… 199 |
| 塩化カルシウム水和物 … 190 | オピソート ……………… 182 | カナマイシン硫酸塩 …… 199 |
| 塩化カルシウム水和物 … 190 | オファツムマブ ………… 211 | カバサール ……………… 204 |
| 塩化Ca補正液 ………… 190 | オプジーボ ……………… 211 | カバジタキセルアセトン付加物 …………………… 209 |
| エンザルタミド ………… 209 | オプソ ………… 185, 186, 206 | ガバペン ………………… 204 |
| 塩酸セルトラリン ……… 205 | オフロキサシン ………… 200 | ガバペンチン …………… 204 |
| 塩酸バンコマイシン …… 199 | オペプリム ……………… 211 | カピステン ……………… 195 |
| 塩酸プロカルバジン …… 208 | オメガ-3脂肪酸エチル … 181 | カフコデN ……………… 191 |
| 塩酸ペンタゾシン …186, 207 | オメガシン ……………… 198 | カプトプリル …………… 177 |
| エンタカポン …………… 205 | オメプラゾール ………… 183 | カプトリル ……………… 177 |
| エンテカビル水和物 …… 202 | オメプラゾン …………… 183 | カプトリルR …………… 177 |
| エンテロノンR ………… 184 | オメプラール …………… 183 | ガベキサートメシル酸塩 …186 |
| エンドキサン ……… 196, 207 | オラスポア ……………… 198 | カペシタビン …………… 208 |
| エンパグリフロジン …… 188 | オラセフ ………………… 198 | カベルゴリン …………… 204 |
| エンビオマイシン硫酸塩 …200 | オーラノフィン ………… 197 | カモスタットメシル酸塩 …186 |
| エンブレル ……………… 197 | オラペネム ……………… 198 | ガランタミン臭化水素酸塩 …………………… 207 |
| オーアイエフ …………… 209 | オリベス ………………… 179 | カリクレイン …………… 178 |
| オイグルコン …………… 187 | オルガドロン …………… 194 | カリジノゲナーゼ ……… 178 |
| オイテンシン ……… 175, 176 | オルガラン ……………… 181 | カルグート ………… 175, 179 |
| オイラゾン ……………… 195 | オルプリノン塩酸塩水和物 …………………… 175 | カルシトラン …………… 190 |
| オイラックスH ………… 195 | オルベスコ ……………… 192 | カルシトリオール ……… 190 |
| 桜皮エキス ……………… 192 | オルメサルタンメドキソミル …………………… 177 | カルスロット …………… 177 |
| 大塚塩カル ……………… 190 | | カルセド ………………… 209 |
| オキサゾラム …………… 202 | ──・アゼルニジピン配合 …………………… 178 | カルチコール …………… 190 |
| オキサトミド …………… 193 | オルメテック …………… 177 | カルテオロール塩酸塩 …174, 176, 179, 212 |
| オキサプロジン ………… 195 | オレンシア ……………… 197 | カルデナリン …………… 178 |
| オキサリプラチン ……… 211 | オングリザ ……………… 188 | カルナクリン …………… 178 |
| オキサロール …………… 190 | オンコビン ……………… 209 | カルバペネム系配合 …… 198 |
| オキシコドン塩酸塩水和物 …………………… 206 | オンブレス ……………… 193 | カルバマゼピン ……188, 204 |
| オキシコンチン ………… 206 | **か**行 | カルバン ………………… 176 |
| オーキシス ……………… 193 | カイプロリス …………… 210 | カルピスケン …………… 174, 176, 179 |
| オキシテトラサイクリン塩酸塩 …………………… 199 | 加香ヒマシ油 …………… 185 | カルフィルゾミブ ……… 210 |
| オキシトロピウム ……… 193 | 加香ヒマシ油 …………… 185 | カルフェニール ………… 197 |
| オキシブチニン塩酸塩 … 190 | カコージン ……………… 175 | カルブロック …………… 177 |
| オキシメテバノール …191, 207 | カコージンD …………… 175 | カルベジロール …… 175, 178 |
| オキセンドロン ………… 189 | カシワドール …………… 195 | カルベニン ……………… 198 |
| オキノーム ……………… 206 | ガスコン ………………… 184 | カルペリチド …………… 175 |
| オキファスト …………… 206 | ガスター ………………… 183 | カルボシステイン ……… 191 |
| オーグメンチン ………… 197 | ガストロゼピン ………… 183 | カルボプラチン ………… 211 |
| オークル ………………… 197 | ガストローム …………… 183 | カルムスチン …………… 208 |
| | ガスモチン ……………… 184 | カルメロースナトリウム …185 |
| | ガスロンN ……………… 184 | ガレノキサシン水和物 … 200 |
| | カゼイ菌 ………………… 184 | かわらたけ多糖体製剤 …212 |

| | |
|---|---|
| 乾燥甲状腺末 …………… 188 | キネダック ………… 188, 213 |
| 乾燥水酸化アルミニウムゲル …………………… 182 | キプレス ………………… 193 |
| 乾燥BCG・コンノート株 …212 | キャベジンU …………… 183 |
| 乾燥BCG・日本株 …… 212 | キュバール ……………… 192 |
| カンデサルタンシレキセチル …………………… 175, 177 | キュビシン ……………… 199 |
| ──・アムロジピンベシル酸塩配合 …………… 178 | キョウニンエキス ……… 192 |
| ──・ヒドロクロロチアジド配合 ………………… 177 | キョウニン水 …………… 192 |
| 寒天 ……………………… 185 | 強力レスタミンコーチゾン …………………… 195 |
| カンテン ………………… 185 | ギリアデル ……………… 208 |
| 含糖酸化鉄 ……………… 182 | キロサイド ……………… 208 |
| 冠動注用ミリスロール … 174 | キロサイドN …………… 208 |
| カンプト ………………… 211 | キンダベート …………… 195 |
| ガンマオリザノール …… 180 | 金チオリンゴ酸ナトリウム …………………… 197 |
| キサラタン ……………… 212 | グアイフェネシン ……… 192 |
| キサンボン ……………… 181 | クアゼパム ……………… 203 |
| キシロカイン …………… 179 | グアナベンズ酢酸塩 …… 178 |
| キナプリル塩酸塩 ……… 177 | クエストラン …………… 180 |
| キニジン硫酸塩水和物 … 179 | クエン酸第一鉄ナトリウム …………………… 182 |
| キヌプリスチン・ダルホプリスチン配合 …201 | クエン酸マグネシウム … 185 |
| | グスペリムス塩酸塩 …… 196 |
| | グラクティブ …………… 187 |
| | グラケー ………………… 190 |
| | グラセプター …………… 196 |
| | クラドリビン …………… 208 |
| | グラナテック …………… 213 |
| | クラバモックス ………… 197 |
| | クラビット ……………… 200 |
| | クラフォラン …………… 198 |
| | クラリシッド …………… 199 |
| | クラリス ………………… 199 |
| | クラリスロマイシン …… 199 |
| | クリアクター …………… 181 |
| | クリアナール …………… 191 |
| | クリアミン ……………… 206 |

| | | | |
|---|---|---|---|
| クリキシバン ………… 201 | ゲストノロンカプロン酸 | コレスチラミン ………… 180 | サンディミュン ………… 196 |
| グリクラジド ………… 187 | エステル ……………… 189 | コレバイン ……………… 180 | サンピロ ………………… 212 |
| グリクロピラミド ……… 187 | ケタス …………………… 193 | コレミナール …………… 203 | サンラビン ……………… 208 |
| グリコラン ……………… 187 | ケトチフェンフマル酸塩 … 193 | コンスタン ……………… 202 | サンリズム ……………… 179 |
| グリセオール …………… 212 | ケトプロフェン ………… 195 | コントール ……… 182, 202 | ジアゼパム … 182, 202, 203 |
| クリゾチニブ …………… 210 | ケナコルトA …………… 194 | | ジェイゾロフト ………… 205 |
| クリノフィブラート …… 180 | ケニセフ ………………… 198 | **さ行** | ジェニナック …………… 200 |
| クリノリル ……………… 196 | ケノデオキシコール酸 … 186 | | ジェブタナ ……………… 209 |
| クリバリン ……………… 181 | ゲファニール …………… 183 | ザイアジェン …………… 201 | ジェムザール …………… 208 |
| グリベック ……………… 210 | ゲファルナート ………… 183 | サイクロセリン ………… 200 | シーエルセントリ ……… 201 |
| グリベンクラミド ……… 187 | ゲフィチニブ …………… 210 | サイクロセリン ………… 200 | ジオクチルソジウムスルホ |
| グリミクロン …………… 187 | ケフラール ……………… 198 | ザイサー ………………… 208 | サクシネート ………… 185 |
| グリメピリド …………… 187 | ケフレックス …………… 198 | ザイティガ ……………… 209 | シオゾール ……………… 197 |
| クリンダマイシン ……… 200 | ゲムシタビン塩酸塩 …… 208 | サイトテック …………… 184 | ジオトリフ ……………… 210 |
| クリンダマイシン ……… 200 | ゲムツズマブオゾガマイシン | ザイボックス …………… 201 | シオマリン ……………… 198 |
| グルコバイ ……………… 187 | ………………………… 211 | サイメリン ……………… 208 | ジギラノゲン ……… 175, 180 |
| グルコン酸カルシウム水和物 | ケルロング ……… 175, 176 | サイラムザ ……………… 211 | シグマート ……………… 174 |
| ………………………… 190 | ゲンタシン ……………… 199 | サイレース ……………… 203 | シクレソニド …………… 192 |
| グルタチオン …………… 213 | ゲンタマイシン硫酸塩 … 199 | ザイロリック …………… 189 | シクロスポリン ………… 196 |
| L-グルタミン …………… 183 | コアキシン ……………… 198 | サインバルタ …………… 205 | ジクロフェナクナトリウム |
| L-グルタミン …………… 183 | コアテック ……………… 175 | サキサグリプチン水和物 … 188 | ………………………… 195 |
| グルトパ ………………… 181 | コアテックSR …………… 175 | サキナビルメシル酸塩 … 201 | シクロホスファミド水和物 |
| グルベス ………………… 188 | コアヒビター …………… 186 | ザクラス ………………… 178 | ………………………… 196, 207 |
| クレキサン ……………… 181 | 抗悪性腫瘍溶連菌製剤 … 212 | サークレス ……………… 174 | ジゴキシン ……… 175, 180 |
| クレスチン ……………… 212 | 合成ケイ酸アルミニウム … 182 | サークレチンS ………… 178 | ジゴキシン ……… 175, 180 |
| クレストール …………… 180 | 合成ケイ酸アルミニウム … 182 | サケカルシトニン ……… 190 | ジゴキシンKY …… 175, 180 |
| グレースビット ………… 200 | 5-FU …………………… 208 | ザーコリ ………………… 210 | ジゴシン ………… 175, 180 |
| クレンブテロール塩酸塩 … 193 | コスメゲン ……………… 209 | ザジテン ………………… 193 | 次硝酸ビスマス ………… 184 |
| クロキサゾラム ………… 202 | ゴセレリン酢酸塩 ……… 209 | サーティカン …………… 196 | シスプラチン …………… 211 |
| クロチアゼパム ………… 203 | コソプト ………………… 213 | ザナミビル水和物 ……… 201 | ジスロマック …………… 199 |
| クロナゼパム …………… 203 | コディオ ………………… 177 | サニルブジン …………… 201 | ジスロマックSR ………… 199 |
| クロニジン塩酸塩 ……… 178 | コデインリン酸塩 | ザファテック …………… 188 | ジソピラミド …………… 179 |
| クロバザム ……………… 203 | ……………… 185, 191, 207 | ザフィルルカスト ……… 193 | ジゾペイン ……………… 196 |
| クロピドグレル硫酸塩 … 181 | コデインリン酸塩水和物 | サプレスタ ……………… 177 | シダグリプチンリン酸塩水和物 |
| クロファラビン ………… 208 | ……………… 185, 191, 207 | サポニン系製剤 ………… 192 | ………………………… 187 |
| クロフィブラート ……… 180 | コートリル ……………… 194 | サムスカ ………………… 176 | ジダノシン ……………… 201 |
| クロフェダノール塩酸塩 … 191 | コートン ………………… 194 | ザラカム ………………… 213 | シタフロキサシン水和物 … 200 |
| クロベタゾン酪酸エステル | ゴナックス ……………… 209 | サラゾスルファピリジン | シタラビン ……………… 208 |
| ………………………… 195 | コナン …………………… 177 | ……………… 185, 197, 200 | シタラビンオクホスファート |
| クロベタゾールプロピオン酸 | コニール ………… 174, 177 | サラゾピリン …… 185, 200 | 水和物 ………………… 208 |
| エステル ……………… 194 | コハク酸ソリフェナシン … 190 | サリチゾン ……………… 189 | シチコリン ……………… 186 |
| クロペラスチン ………… 191 | コバシル ………………… 177 | サリチル酸ナトリウム … 195 | シデフェロン …………… 182 |
| クロマイ ………………… 200 | コホリン ………………… 211 | ──配合 ………………… 195 | ジドブジン ……………… 201 |
| クロマイP ……………… 200 | コムタン ………………… 205 | サリドマイド …………… 211 | シナシッド ……………… 201 |
| クロミプラミン塩酸塩 … 205 | コメリアン ……………… 174 | サルソニン ……………… 195 | ジヒデルゴット …… 178, 206 |
| クロモグリク酸ナトリウム | コランチル ……………… 182 | サルタノール …………… 193 | ジヒドロエルゴタミンメシル |
| ………………………… 193 | コリオパン ……………… 182 | ザルックス ……………… 194 | 酸塩 ……………… 178, 206 |
| クロラゼプ酸二カリウム … 202 | コリスチンメタンスルホン酸 | ザルティア ……………… 189 | ジヒドロエルゴトキシンメシル |
| クロラムフェニコール …… 200 | ナトリウム …………… 199 | ザルトプロフェン ……… 195 | 酸塩 ……………………… 178 |
| クロラムフェニコールコハク酸 | コリマイシン …………… 199 | サルブタモール硫酸塩 … 193 | ジヒドロコデインリン酸塩 |
| エステルナトリウム … 200 | ゴリムマブ ……………… 197 | サルポグレラート塩酸塩 … 181 | ……………… 185, 191, 207 |
| クロルジアゼポキシド | コルチゾン酢酸エステル … 194 | サルメテロールキシナホ酸塩 | ジヒドロコデインリン酸塩 |
| ……………………… 182, 202 | コルドリン ……………… 191 | ………………………… 193 | ……………… 185, 191, 207 |
| クロルプロパミド ……… 187 | コルヒチン ……………… 189 | ──・フルチカゾンプロピオ | ジピベフリン塩酸塩 …… 212 |
| クロルマジノン酢酸エステル | コルヒチン ……………… 189 | ン酸エステル配合 …… 192 | ジピリダモール …… 174, 181 |
| ……………………… 189, 209 | コルベット ……………… 197 | サレド …………………… 211 | ジフラール ……………… 194 |
| クロロマイセチン ……… 200 | コルホルシンダロパート塩酸塩 | ザロンチン ……………… 204 | ジフルコルトロン吉草酸 |
| クロロマイセチンサクシネート | ………………………… 175 | サワシリン ……………… 197 | エステル ……………… 194 |
| ………………………… 200 | コレキサミン …………… 180 | 酸化マグネシウム　182, 185 | ジフルプレドナート …… 194 |
| ケアラム ………………… 197 | コレスチミド …………… 180 | 酸化マグネシウム　182, 185 | シプロキサン …………… 200 |
| ケアロードLA …………… 181 | | 三酸化ヒ素 ……………… 212 | ジプロフィリン ………… 192 |
| | | ザンタック ……………… 183 | |

| | | | |
|---|---|---|---|
| ジプロフィリン……………192 | スクラルファート…………183 | セファクロル……………198 | ゼルヤンツ………………197 |
| ジプロフィリン配合……192 | スタドール………………207 | セファゾリンナトリウム…198 | セレキノン………………184 |
| シプロフロキサシン………200 | スタラシド………………208 | **セファメジンα**…………198 | セレギリン塩酸塩………205 |
| ジフロラゾン酢酸エステル | スタレボ…………………204 | セファレキシン…………198 | セレクトール………175, 176 |
| …………………………194 | スチバーガ………………210 | セファロチンナトリウム…198 | セレコキシブ……………196 |
| ジベカシン硫酸塩…………199 | ステーブラ………………190 | セフィキシム……………198 | セレコックス……………196 |
| ジベトス…………………187 | ステロネマ………………185 | ゼフィックス……………202 | セレスタミン……………194 |
| ジベトスS………………187 | スーテント………………210 | セフェピム塩酸塩水和物…198 | セレナール………………202 |
| シベノール………………179 | ストックリン……………201 | セフォジジムナトリウム…198 | セレニカR…………204, 206 |
| シベンゾリンコハク酸塩…179 | ストメリンD……………192 | セフォゾプラン塩酸塩…198 | セレベント………………193 |
| シムジア…………………197 | ストレプトゾシン………208 | セフォタキシムナトリウム | セロイク…………………210 |
| シムビコート……………192 | ストレプトマイシン硫酸塩 | …………………………198 | セロケン………175, 176, 179 |
| シムレクト………………196 | …………………………199 | セフォタックス…………198 | セロケンL…………176, 179 |
| ジメチコン………………184 | スニチニブリンゴ酸塩…210 | セフォチアム塩酸塩……198 | ゼローダ…………………208 |
| シメチジン………………183 | スパニジン………………196 | セフォチアムヘキセチル塩酸塩 | センセファリン…………198 |
| ジメトチアジンメシル酸塩 | スピラマイシン酢酸エステル | …………………………198 | センナ……………………186 |
| …………………………206 | …………………………199 | セフォビッド……………198 | センナ……………………186 |
| シメプレビルナトリウム…202 | スピリーバ………………193 | セフォペラジン…………198 | センノシド………………186 |
| ジメモルファンリン酸塩…191 | スピロノラクトン…175, 176 | セフォペラゾンナトリウム | ゾシン……………………197 |
| ジメリン…………………187 | スピロペント……………193 | …………………………198 | ソセゴン……………186, 207 |
| 次没食子酸ビスマス………184 | スプラタストトシル酸塩…193 | セフカペンピボキシル塩酸 | ソタコール………………180 |
| ジャカビ…………………210 | スプリセル………………210 | 塩水和物………………198 | ソタロール塩酸塩………180 |
| 弱バンスコ…………185, 206 | スプレンジール…………177 | セフジトレンピボキシル…198 | ソニアス…………………188 |
| 弱ペトロルファン………207 | スペクチノマイシン塩酸 | セフジニル………………198 | ゾニサミド…………204, 205 |
| ジャディアンス…………188 | 塩水和物………………199 | セフスパン………………198 | ソバルディ………………202 |
| ジャヌビア………………187 | スペリア…………………191 | セフゾン…………………198 | ゾピクロン………………203 |
| 臭化オキシトロピウム…193 | スボレキサント…………203 | セフタジジム水和物……198 | ゾビラックス……………202 |
| 重層………………………182 | スマトリプタン…………206 | セフチゾキシムナトリウム | ソファルコン……………183 |
| 酒石酸トルテロジン……190 | スミフェロン……………209 | …………………………198 | ソブゾキサン……………211 |
| ジュリナ…………………190 | スリンダク………………196 | セフチブテン水和物……198 | ソフラチュール…………199 |
| 硝酸イソソルビド………174 | スルガム…………………195 | セフテム…………………198 | ソブリアード……………202 |
| 植物エキス配合…………189 | スルタミシリントシル酸塩 | セフテラムピボキシル……198 | ソホスブビル……………202 |
| ジョサマイ………………199 | 水和物…………………197 | セフトリアキソンナトリウム | ゾーミッグ………………206 |
| ジョサマイシン…………199 | スルピリド………………183 | 水和物…………………198 | ゾメタ……………………191 |
| ジョサマイシン…………199 | スルファジメトキシン…200 | セフピロム硫酸塩………198 | ソメリン…………………203 |
| シラザプリル塩酸塩……177 | スルペラゾン……………197 | **セフピロム硫酸塩**………198 | ゾラデックス……………209 |
| ジラゼプ塩酸塩水和物……174 | スルモンチール…………205 | セフポドキシムプロキセチル | ゾラデックスLA…………209 |
| ジルチアゼム塩酸塩 | スローピッド……………192 | …………………………198 | ソラナックス……………202 |
| ………………174, 177, 180 | スロンノンHI……………181 | セフミノクスナトリウム水和物 | ソラフェニブトシル酸塩…210 |
| シルニジピン……………177 | スンベプラ………………202 | …………………………198 | ソランタール……………196 |
| シロスタゾール…………181 | 生合成ヒト中性インスリン | セフメタゾン……………198 | ソリフェナシン…………190 |
| シロドシン………………189 | …………………………187 | セフメタゾールナトリウム | ゾリンザ…………………211 |
| シロリムス………………210 | セイブル…………………187 | …………………………198 | ソルコセリル……………183 |
| シングレア………………193 | セキコデ…………………191 | セフメノキシム塩酸塩…198 | ソル・コーテフ…………194 |
| 人工カルルス塩…………185 | セスデン…………………182 | セフロキサジン水和物…198 | ゾルピデム酒石酸塩……203 |
| シンバスタチン…………180 | ゼストリル…………175, 177 | セフロキシムアキセチル…198 | D-ソルビトール…………185 |
| シンビット………………180 | ゼスラン…………………193 | セラトロダスト…………193 | D-ソルビトール…………185 |
| シンポニー………………197 | セタプリル………………177 | セララ……………………176 | ソルファ…………………193 |
| シンメトレル………201, 204 | セダペイン…………186, 207 | ゼリット…………………201 | ゾルミトリプタン………206 |
| 新レシカルボン…………186 | ゼチーア…………………180 | セリプロロール塩酸塩 | ソル・メドロール………194 |
| シンレスタール…………180 | セチプチリンマレイン酸塩 | …………………………175, 176 | ゾレドロン酸水和物……191 |
| 水酸化アルミニウムゲル・ | …………………………205 | セルシン……………182, 202 | ソレトン…………………195 |
| 水酸化マグネシウム配合 | セチロ……………………186 | セルセプト………………196 | ソロン……………………183 |
| …………………………182 | セツキシマブ……………211 | セルテクト………………193 | **た行** |
| 水酸化マグネシウム……182 | セディール………………203 | セルトリズマブペゴル…197 | ダイアコート……………194 |
| スイニー…………………187 | セトラキサート塩酸塩…183 | セルニチンポーレンエキス | ダイアップ………………203 |
| 水溶性ハイドロコートン…194 | セニラン…………………202 | …………………………189 | ダイアモックス…………212 |
| 水溶性プレドニン………194 | セネガ……………………192 | セルニルトン……………189 | ダイオウ…………………186 |
| スオード…………………200 | セパゾン…………………202 | セルベックス……………183 | ダイオウ…………………186 |
| スカジロール………174, 179 | セパミット………………174 | ゼルボラフ………………210 | タイガシル………………199 |
| スーグラ…………………188 | セパミットR………174, 177 | セルモロイキン…………210 | |

218

| | | | |
|---|---|---|---|
| タイケルブ …………… 210 | タンドスピロンクエン酸塩 | エステル ………… 194 | テリパラチド ……………… 190 |
| 耐性乳酸菌 ………… 184 | …………………… 203 | デキサメタゾンメタスルホ | テリパラチド酢酸塩 ……… 190 |
| ダイドロネル ………… 191 | タンナルビン ………… 184 | 安息香酸エステルナトリウム | テリボン …………………… 190 |
| ダイピン ……………… 182 | タンニン酸アルブミン … 184 | …………………… 194 | テルシガン ………………… 193 |
| ダウノマイシン ……… 208 | タンニン酸アルブミン … 184 | デキサメタゾンリン酸エステル | デルティバ ………………… 200 |
| ダウノルビシン塩酸塩 … 208 | タンボコール ………… 179 | ナトリウム ………… 194 | テルブタリン硫酸塩 ……… 193 |
| 唾液腺ホルモン ……… 213 | チアトン ……………… 183 | デキストロメトルファン | テルミサルタン …………… 177 |
| ダオニール …………… 187 | チアプロフェン酸……… 195 | 臭化水素酸塩水和物 … 191 | ──・アムロジピンベシル |
| タガメット …………… 183 | チアマゾール ………… 188 | テクスメテン ……… 194 | 酸塩配合 ………… 178 |
| ダカルバジン ………… 208 | チアラミド塩酸塩 …… 196 | テグレトール ……… 188, 204 | ──・ヒドロクロロチアジド |
| ダカルバジン ………… 208 | チウラジール ………… 188 | テシプール ………… 205 | 配合 ……………… 178 |
| タキソテール ………… 209 | チエナム ……………… 198 | デジレル …………… 205 | デルモベート ……………… 194 |
| タキソール …………… 209 | チオトロピウム臭化物水和物 | デスラノシド ……… 175, 180 | テレミンソフト …………… 186 |
| ダクチル ……………… 182 | ………………… 193 | テセロイキン ……… 210 | 電解質配合 ………………… 185 |
| ダクラタスビル塩酸塩 … 202 | チキジウム臭化物 …… 183 | デタントール ……… 178, 212 | 天然ケイ酸アルミニウム … 184 |
| ダクルインザ ………… 202 | チクロピジン塩酸塩 … 181 | デタントールR …… 178 | ドカルパミン ……………… 175 |
| タクロリムス水和物 | チゲサイクリン ……… 199 | テトラサイクリン塩酸塩 … 199 | ドキサゾシンメシル酸塩 … 178 |
| …………… 196, 197 | チスタニン …………… 191 | テトラミド ………… 205 | ドキシサイクリン塩酸塩水和物 |
| タケキャブ …………… 183 | チノ …………………… 186 | デトルシトール …… 190 | ………………………… 199 |
| タケプロン …………… 183 | チバセン ……………… 177 | テナキシル ………… 176 | ドキシフルリジン………… 208 |
| タケルダ ……………… 181 | チペピジンヒベンズ酸塩 … 191 | テネリア …………… 187 | ドキシル …………………… 208 |
| タゴシッド …………… 199 | チメピジウム臭化物水和物 | テネリグリプチン臭化水素酸塩 | ドキソルビシン塩酸塩 …… 208 |
| ダサチニブ水和物 …… 210 | ………………… 182 | 水和物 …………… 187 | ドグマチール ……………… 183 |
| タシグナ ……………… 210 | チモプトール ………… 212 | デノスマブ ………… 191 | トクレス …………………… 191 |
| タダラフィル ………… 189 | チモプトールXE …… 212 | テノゼット ………… 202 | トコフェロールニコチン酸 |
| タチオン ……………… 213 | チモロールマレイン酸塩 … 212 | デノパミン ………… 175, 179 | エステル ………… 180 |
| タナトリル …………… 177 | ──持続性製剤… 212 | テノホビルジソプロキシルフマ | トシリズマブ……………… 197 |
| タナドーパ …………… 175 | 中間型インスリンリスプロ | ル酸塩 …………… 201, 202 | トスキサシン ……………… 200 |
| ダナパロイドナトリウム … 181 | ………………… 187 | テノーミン … 174, 176, 179 | トスフロキサシントシル酸塩 |
| ダパグリフロジンプロピレング | チラーヂン …………… 188 | デパケン …………… 204, 206 | 水和物 …………… 200 |
| リコール水和物 …… 188 | チラーヂンS ………… 188 | デパケンR ………… 204, 206 | ドスレピン塩酸塩 ………… 205 |
| ダビガトランエテキシラート | チロキサポール ……… 192 | デパス ……………… 182, 203 | ドセタキセル水和物 ……… 209 |
| メタンスルホン酸塩 … 181 | チロナミン …………… 188 | テビケイ …………… 201 | ドネペジル塩酸塩 ………… 207 |
| タブコム ……………… 213 | 沈降炭酸カルシウム … 182 | テビペネムピボキシル …… 198 | ドパストン ………………… 204 |
| ダプトマイシン ……… 199 | 沈降炭酸カルシウム … 182 | テプレノン ………… 183 | ドパゾール ………………… 204 |
| タフルプロスト ……… 212 | ツベラクチン ………… 200 | デプロドンプロピオン酸 | ドパミン塩酸塩……… 175, 179 |
| ──・チモロールマレイン | ツベルミン …………… 200 | エステル ………… 194 | トービイ …………………… 199 |
| 酸塩配合 ………… 213 | ツロブテロール ……… 193 | デプロメール ……… 205 | トピエース ………………… 190 |
| タプロス ……………… 212 | デアメリンS ………… 187 | デベルザ …………… 188 | トピナ ……………………… 204 |
| タペンタ ……………… 207 | ティーエスワン ……… 208 | デポスタット ……… 189 | トピラマート ……………… 204 |
| タペンタドール塩酸塩 … 207 | dl-メチルエフェドリン塩酸塩 | デポ・メドロール … 194 | トピロキソスタット ……… 189 |
| タミバロテン ………… 211 | ………………… 192 | テムシロリムス …… 211 | トピロリック ……………… 189 |
| タミフル ……………… 201 | ディオバン …………… 177 | デメチルクロルテトラ | トファシチニブクエン酸塩 |
| タムスロシン塩酸塩 …… 189 | テイコプラニン ……… 199 | サイクリン塩酸塩 … 199 | ………………………… 197 |
| タモキシフェンクエン酸塩 | D-ソルビトール ……… 185 | テモカプリル塩酸塩 … 177 | トプシム …………………… 194 |
| …………………… 209 | D-ソルビトール ……… 185 | テモゾロミド ……… 208 | ドブス ……………… 179, 205 |
| ダラシン ……………… 200 | D-マンニトール ……… 212 | テモダール ………… 208 | ドブタミン塩酸塩 …… 175, 179 |
| ダラシンS …………… 200 | テイロック …………… 191 | デュオトラバ ……… 213 | ドブトレックス……… 175, 179 |
| タラポルフィンナトリウム | テオドール …………… 192 | デュタステリド …… 189 | トブラシン ………………… 199 |
| …………………… 212 | テオフィリン ………… 192 | デュロキセチン塩酸塩 … 205 | トフラニール ……………… 205 |
| タラモナール ………… 207 | テオロング …………… 192 | デュロテップ ……… 207 | トブラマイシン …………… 199 |
| タリビッド …………… 200 | デカドロン …………… 194 | テラ・コートリル … 195 | ドーフル …………… 185, 206 |
| タリペキソール塩酸塩 … 204 | テガフール …………… 208 | テラゾシン塩酸塩水和物 | トホグリフロジン水和物 … 188 |
| タルセバ ……………… 210 | デガレリクス酢酸塩 …… 209 | ……………… 178, 189 | トポテシン ………………… 211 |
| ダルテパリンナトリウム … 181 | デキサメタゾン | テラナス …………… 206 | トミロン …………………… 198 |
| ダルナビルエタノール不可物 | ………… 194, 195, 212 | テラピック ………… 202 | ドミン ……………………… 204 |
| …………………… 201 | デキサメタゾン吉草酸エステル | デラプリル塩酸塩……… 177 | ドメナン …………………… 193 |
| ダルメート …………… 203 | ………………… 194 | テラプレビル ……… 202 | トライコア ………………… 180 |
| 炭酸水素ナトリウム … 182 | デキサメタゾンパルミチン酸 | テラマイシン ……… 199 | トラスツズマブ …………… 210 |
| ──配合 …………… 186 | エステル ………… 194 | デラマニド ………… 200 | トラスツズマブエムタンシン |
| 炭酸水素ナトリウム … 182 | デキサメタゾンプロピオン酸 | テラルビシン ……… 208 | ………………………… 210 |

| | | | |
|---|---|---|---|
| トラゼンタ……………187 | トロキシピド……………183 | ニルバジピン……………177 | …………174, 176, 212 |
| トラゾドン塩酸塩……205 | トロビシン………………199 | ニロチニブ塩酸塩水和物…210 | ハイペン…………………196 |
| トラニラスト……………193 | ドロペリドール・フェンタニル | ネオイスコチン…………200 | バイミカード………174, 177 |
| トラバタンズ……………212 | クエン酸塩配合………207 | ネオキシ…………………190 | バイロテンシン……174, 177 |
| トラピジル………………174 | ドンペリドン……………184 | ネオスチグミン……183, 186 | バカンピシリン塩酸塩……197 |
| トラボプロスト…………212 | **な行** | ネオドパストン…………204 | パキシル…………………205 |
| ——・チモロールマレイン | | ネオドパゾール…………204 | パキシルCR……………205 |
| 酸塩配合……………213 | ナイキサン………………195 | ネオフィリン……………192 | パキソ……………………196 |
| トラマドール塩酸塩 | ナウゼリン………………184 | ネオーラル………………196 | バーキン…………………204 |
| ………………186, 207 | ナディック……174, 176, 179 | ネキシウム………………183 | バクシダール……………200 |
| ——・アセトアミノフェン | ナトリックス……………176 | ネクサバール……………210 | バクタ……………………200 |
| 配合…………………207 | ナドロール……174, 176, 179 | ネシーナ…………………187 | バクトラミン……………200 |
| トラマール…………186, 207 | ナファモスタットメシル酸塩 | ネダプラチン……………211 | パクリタキセル…………209 |
| トラムセット……………207 | ……………………186 | ネビラピン………………201 | バージェタ………………211 |
| ドラール…………………203 | ナフトピジル……………189 | ネララビン………………208 | パシーフ…………………206 |
| トランデート……………178 | ナブメトン………………196 | ネリゾナ…………………194 | バシリキシマブ…………196 |
| トランドラプリル………177 | ナプロキセン……………195 | ネルフィナビルメシル酸塩 | パシル……………………200 |
| トリアゾラム……………203 | ナベルビン………………209 | ……………………201 | パズクロス………………200 |
| トリアムシノロン………194 | ナボールSR……………195 | ネルボン…………………203 | バスタレルF……………174 |
| トリアムシノロンアセトニド | ナラトリプタン塩酸塩……206 | ノイエル…………………183 | パズフロキサシンメシル酸塩 |
| ……………194, 195 | ナリジクス酸……………200 | ノイキノン………………175 | ……………………200 |
| トリアムテレン…………176 | ナロキソン塩酸塩………207 | 濃グリセリン……………212 | バゼドキシフェン酢酸塩…190 |
| トリクロルメチアジド……176 | **ナロキソン塩酸塩**……207 | 濃厚ブロチンコデイン……191 | バセトシン………………197 |
| トリセノックス…………212 | ニカルジピン塩酸塩……177 | ノウリアスト……………205 | ハーセプチン……………210 |
| トーリセル………………211 | ニコモール………………180 | ノギテカン塩酸塩………211 | バーセリン………………189 |
| トリテレン…………175, 176 | ニコランジル……………174 | ノスカピン………………191 | パゾパニブ塩酸塩………210 |
| トリパミド………………176 | ニコリン…………………186 | ノスカビン………………191 | バソメット……………178, 189 |
| トリプタノール……205, 206 | ニザチジン………………183 | ノバスタンHI…………181 | バソレーター……………174 |
| トリフルリジン・チピラシル | ニセリトロール…………180 | ノバントロン……………209 | バップフォー……………190 |
| 塩酸塩配合…………210 | 二相性イソフェンインスリン | ノービア…………………201 | バナルジン………………181 |
| トリヘキシフェニジル塩酸塩 | ……………………187 | ノーベルバール…………203 | バナン……………………198 |
| ……………………204 | 二相性プロタミン結晶性 | ノボ・ヘパリン…………181 | パニツムマブ……………211 |
| ドリペネム水和物………198 | インスリンアナログ水性懸濁 | ノボラピッド……………187 | バニプレビル……………202 |
| トリミプラミンマレイン酸塩 | ……………………187 | ノボラピッド30ミックス | バニヘップ………………202 |
| ……………………205 | ニソルジピン………174, 177 | ……………………187 | バニマイシン……………199 |
| トリメタジジン塩酸塩……174 | ニッパスカルシウム……200 | ノボラピッド50ミックス | バビナール………………206 |
| トリメトキノール塩酸塩…193 | ニトラゼパム……………203 | ……………………187 | ——・アトロピン………206 |
| トリメプチンマレイン酸塩 | ニドラン…………………208 | ノボラピッド70ミックス | バファリン………………195 |
| ……………………184 | ニトレンジピン……174, 177 | ……………………187 | バファリン配合錠A81……181 |
| トリモール………………204 | ニトログリセリン………174 | ノボ・硫酸プロタミン……181 | ハーフジゴキシンKY |
| ドルコール………………200 | ニトログリセリン………174 | ノボリンN………………187 | ……………………175, 180 |
| トルソプト………………213 | ニトロダームTTS………174 | ノボリンR………………187 | ハベカシン………………199 |
| ドルゾラミド塩酸塩……213 | ニトロペン………………174 | ノボリン30R……………187 | パミドロン酸二 |
| ——・チモロールマレイン | ニトロール………………174 | ノリトレン………………205 | ナトリウム水和物………191 |
| 酸塩配合……………213 | ニトロールR……………174 | ノルスパン…………186, 207 | パラアミノサリチル酸 |
| ドルテグラビルナトリウム | ニバジール………………177 | ノルトリプチリン塩酸塩…205 | カルシウム水和物……200 |
| ……………………201 | ニフェカラント塩酸塩……180 | ノルバスク…………174, 177 | ハラヴェン………………209 |
| トルテロジン……………190 | ニフェジピン………174, 177 | ノルバデックス…………209 | バラクルード……………202 |
| ドルナー…………………181 | ニプラジロール | ノルフロキサシン………200 | バラシクロビル塩酸塩……202 |
| トルブタン………………176 | ……………174, 176, 212 | ノルモナール……………176 | パラプラチン……………211 |
| トルブタミド……………187 | ニプラノール……………212 | **は行** | パラプロスト……………189 |
| トレアキシン……………208 | ニフラン…………………195 | | バラマイシン……………199 |
| トレシーバ………………187 | ニフレック………………185 | バイアスピリン…………181 | パラミヂン………………189 |
| トレチノイン……………211 | ニボラジン………………193 | バイエッタ………………188 | バランス……………182, 202 |
| トレドミン………………205 | ニボルマブ………………211 | ハイカムチン……………211 | パリエット………………183 |
| ドレニゾン………………195 | ニムスチン塩酸塩………208 | バイカロン…………175, 176 | バルコーゼ………………185 |
| トレミフェンクエン酸塩…209 | ニメタゼパム……………203 | バイシリンG……………197 | バルサルタン……………177 |
| トレラグリプチンコハク酸塩 | 乳酸カルシウム水和物……190 | ハイゼット………………180 | ——・アムロジピンベシル |
| ……………………188 | **乳酸カルシウム水和物**……190 | ハイトラシン………178, 189 | 酸塩配合……………178 |
| トレリーフ………………205 | ニュープロ………………204 | ハイドレア………………208 | ——・シルニジピン配合 |
| ドロキシドパ………179, 205 | ニューロタン……………177 | ハイパジール | ……………………178 |

| | | | |
|---|---|---|---|
| ──・ヒドロクロロチアジド配合 …… 177 | ヒデルギン ………… 178 | ピロキシカム ……… 196 | プコローム ………… 189 |
| ハルシオン ………… 203 | ヒトインスリン …… 187 | ピロヘプチン塩酸塩 …… 204 | フサン ……………… 186 |
| パルトレックス …… 202 | ヒドラ ……………… 200 | ビンクリスチン硫酸塩 …… 209 | ブシラミン ………… 197 |
| バルナパリンナトリウム … 181 | ヒドロキシカルバミド …… 208 | ビンデシン硫酸塩 … 209 | フスコデ …………… 191 |
| ハルナール ………… 189 | ヒドロクロロチアジド …… 176 | ピンドロール 174, 176, 179 | ブスコパン …… 182, 186 |
| バルニジピン塩酸塩 … 177 | ヒドロクロロチアジド 175, 176 | ビンブラスチン硫酸塩 …… 209 | フスタゾール ……… 191 |
| バルプロ酸ナトリウム 204, 206 | ヒドロコルチゾン 194, 195 | 5-FU ……………… 208 | フストジル ………… 192 |
| パルミコート ……… 192 | ヒドロコルチゾンコハク酸エステルナトリウム …… 194 | ファーストシン …… 198 | ブスルファン ……… 207 |
| バレオン …………… 200 | ヒドロコルチゾン酪酸エステル …… 195 | ファビピラビル …… 201 | ブスルフェクス …… 207 |
| ハロキサゾラム …… 203 | ヒドロコルチゾンリン酸エステルナトリウム …… 194 | ファムシクロビル … 202 | ブチルスコポラミン臭化物 182, 186 |
| パロキセチン塩酸塩水和物 …… 205 | | ファムビル ………… 202 | ブデソニド ………… 192 |
| ハロスポア ………… 198 | | ファモチジン ……… 183 | ──・ホルモテロールフマル酸塩水和物配合 …… 192 |
| パロチン …………… 213 | ピノブラック ……… 180 | ファルモルビシン … 209 | フドステイン ……… 191 |
| パーロデル ………… 204 | ピノルビン ………… 208 | ファルモルビシンRTU …… 209 | フトラフール ……… 208 |
| パンアト ……… 185, 206 | ビノレルビン酒石酸塩 …… 209 | ファレカルシトリオール …… 190 | ブトルファノール酒石酸塩 …… 207 |
| パンオピン …… 185, 206 | ピパレフリン ……… 212 | ファロペネムナトリウム水和物 …… 199 | ブトロピウム臭化物 … 182 |
| バンコマイシン塩酸塩 …… 199 | ビビアント ………… 190 | ファロム …………… 199 | ブナゾシン塩酸塩 178, 212 |
| パンスコ ……… 185, 206 | ビフィズス菌 ……… 184 | フィニバックス …… 198 | ブフェトロール塩酸塩 174, 179 |
| パンスポリン ……… 198 | ──・ラクトミン配合 184 | フィルデシン ……… 209 | ブプレノルフィン … 186 |
| パンスポリンT …… 198 | ビブラマイシン …… 199 | フェアストン ……… 209 | ブプレノルフィン塩酸塩 186, 207 |
| パンデル …………… 194 | ピペミド酸水和物 … 200 | フェジン …………… 182 | ブホルミン塩酸塩 … 187 |
| ハンプ ……………… 175 | ピペラシリンナトリウム …… 197 | フェソテロジンフマル酸塩 …… 190 | フマル酸第一鉄 …… 182 |
| ビアペネム ………… 198 | ビペリデン塩酸塩 … 204 | フェソロデックス … 209 | フラグミン ………… 181 |
| ピオグリタゾン塩酸塩 …… 187 | ピペリドレート塩酸塩 … 182 | フェナゾックス …… 195 | プラザキサ ………… 181 |
| ──・アログリプチン安息香酸塩 …… 188 | ヒポカ ……………… 177 | フェニトイン ……… 204 | フラジオマイシン硫酸塩 … 199 |
| ──・グリメピリド …… 188 | ヒマシ油 …………… 185 | フェノテロール臭化水素酸塩 …… 193 | プラスグレル塩酸塩 … 181 |
| ──・メトホルミン塩酸塩 …… 188 | ヒマシ油 …………… 185 | フェノバール ……… 203 | プラゾシン塩酸塩 178, 189 |
| ビオスミン ………… 184 | ビーマス …………… 185 | フェノバルビタール … 203 | プラドロン ………… 190 |
| ビオスリー ………… 184 | ビマトプロスト …… 212 | フェノバルビタールナトリウム …… 203 | プラノプロフェン … 195 |
| ビオフェルミン …… 184 | ピメノール ………… 179 | フェノフィブラート … 180 | プラバスタチンナトリウム …… 180 |
| ビオラクチス ……… 184 | ピモベンダン ……… 175 | フェブキソスタット … 189 | プラビックス ……… 181 |
| ピーガード ………… 206 | ヒューマリンN …… 187 | フェブリク ………… 189 | フラベリック ……… 191 |
| ビカルタミド ……… 209 | ヒューマリンR …… 187 | フェマーラ ………… 209 | フラボキサート塩酸塩 …… 190 |
| ピクシリン ………… 197 | ヒューマリン3/7 … 187 | フェリコン鉄 ……… 182 | プラミペキソール塩酸塩水和物 …… 204 |
| ピクシリンS ……… 197 | ヒューマログ ……… 187 | フェルデン ………… 196 | プラリア …………… 191 |
| ピクトーザ ………… 188 | ヒューマログN …… 187 | フェルム …………… 182 | プランサス ………… 195 |
| ピコスルファートナトリウム水和物 …… 186 | ヒューマログミックス25 …… 187 | フェロ・グラデュメット … 182 | フランセチン・T … 199 |
| ビサコジル ………… 186 | ヒューマログミックス50 …… 187 | フェロジピン ……… 177 | フランドル ………… 174 |
| ピジクリア ………… 185 | ヒュミラ ……… 185, 197 | フェロミア ………… 182 | フランルカスト水和物 …… 193 |
| ピシバニール ……… 212 | ピラジナミド ……… 200 | フェロン …………… 210 | ブリカニール ……… 193 |
| ビ・シフロール …… 204 | ビラセプト ………… 201 | フェンタニル ……… 207 | プリジスタ ………… 201 |
| ビスタマイシン …… 199 | ピラマイド ………… 200 | フェンタニル ……… 207 | フリバス …………… 189 |
| ビスダーム ………… 194 | ピラミューン ……… 201 | フェンタニルクエン酸 … 207 | プリプラチン ……… 211 |
| ビスマス製剤 ……… 184 | ピラルビシン ……… 208 | フェントス ………… 207 | プリミドン ………… 203 |
| ヒスロンH ………… 209 | ビリアード ………… 201 | フォイパン ………… 186 | プリミドン ………… 203 |
| ビソノ ……………… 176 | ピルシカイニド塩酸塩水和物 …… 179 | フォサマック ……… 191 | ブリモニジン酒石酸塩 …… 212 |
| ビソプロロールフマル酸塩 174, 176, 179 | ビルダグリプチン … 187 | フォシーガ ………… 188 | ブリンゾラミド …… 213 |
| ビソルボン ………… 191 | ビルメノール塩酸塩水和物 …… 179 | フォトフリン ……… 211 | ──・チモロールマレイン酸塩配合 …… 213 |
| ビダーザ …………… 208 | ピレノキシン ……… 213 | フォルテオ ………… 190 | プリンペラン ……… 184 |
| ピタバスタチンカルシウム …… 180 | ピレンゼピン塩酸塩水和物 …… 183 | フォンダパリヌクスナトリウム …… 181 | フルイトラン … 175, 176 |
| ビダラビン ………… 202 | ピロカルピン塩酸塩 …… 212 | 複合ペニシリン系 … 197 | フルオシノニド …… 194 |
| ヒダントール ……… 204 | | 複方オキシコドン … 206 | フルオシノロンアセトニド …… 195 |
| ビデュリオン ……… 188 | | ──・アトロピン配合 … 206 | |
| | | ブクラデシンナトリウム … 175 | |

| | | | | |
|---|---|---|---|---|
| フルオロウラシル……208 | プレラン……177 | ベサノイド……211 | ベラチン……193 |
| フルカム……196 | ブレンツキシマブベドチン | ベザフィブラート……180 | ベラパミル塩酸塩 174, 180 |
| フルコート……195 | ……211 | ベザリップ……180 | ベラプロストナトリウム…181 |
| フルコートF……195 | プロカインアミド塩酸塩…179 | ベシケア……190 | ベラミビル水和物……201 |
| フルジアゼパム……202 | プロカテロール塩酸塩水和物 | ベスタチン……212 | ベリシット……180 |
| フルスタン……190 | ……193 | ベストコール……198 | ペリンドプリルエルブミン |
| ブルゼニド……186 | プロカルバジン塩酸塩……208 | ベタキソロール塩酸塩 | ……177 |
| フルタイド……192 | プロキシフィリン……192 | 175, 176, 212 | ベルケイド……210 |
| フルタゾラム……203 | ——配合……192 | ベタニス……190 | ペルゴリドメシル酸塩……204 |
| フルタミド……209 | プログラフ 196, 197 | ベタネコール塩化物……182 | ベルサンチン 174, 181 |
| フルダラ……208 | プロクリンL……176 | ベタメタゾン……194 | ベルジピン……177 |
| フルダラビンリン酸エステル | プログルミド……183 | ベタメタゾン吉草酸エステル | ベルジピンLA……177 |
| ……208 | プログルメタシンマレイン酸塩 | ……194 | ベルソムラ……203 |
| フルチカゾンフランカルボン酸 | ……196 | ベタメタゾンジプロピオン酸 | ベルタゾン 186, 207 |
| エステル・ビランテロール | プロサイリン……181 | エステル……194 | ペルツズマブ……211 |
| トリフェニル酢酸塩配合 | プロスタール 189, 209 | ベタメタゾン酪酸エステル | ヘルベッサー |
| ……192 | プロスタールL……189 | プロピオン酸エステル…194 | …… 174, 177, 180 |
| フルチカゾンプロピオン酸 | プロステチン……189 | ベタメタゾンリン酸エステル | ヘルベッサーR |
| エステル……192 | フロセミド 175, 176 | ナトリウム……185 | …… 174, 177, 180 |
| ——・ホルモテロールフマル | プロタノール……175 | ペチジン塩酸塩……207 | ペルマックス……204 |
| 酸塩水和物配合……192 | プロタノール-L……192 | ペチロルファン……207 | ベロテック……193 |
| フルツロン……208 | プロタミン硫酸塩……181 | ベック……177 | ベングッド……197 |
| フルティフォーム……192 | プロチアデン……205 | ベトネベート……194 | ベンザリン……203 |
| フルトプラゼパム……202 | プロチゾラム……203 | ベトネベートN……195 | ベンジルペニシリンカリウム |
| フルドロキシコルチド……195 | プロチン……192 | ベトプティック……212 | ……197 |
| フルドロコルチゾン酢酸 | プロテカジン……183 | ベトプティックエス……212 | ベンジルペニシリンベンザチン |
| エステル……194 | ブロニカ……193 | ベナゼプリル塩酸塩……177 | 水和物……197 |
| フルニトラゼパム……203 | プロノン……179 | ベニジピン塩酸塩 174, 177 | ベンズブロマロン……189 |
| フルバスタチンナトリウム | プロバジール……188 | ペニシラミン……197 | ペンタサ……185 |
| ……180 | プロパデルム……194 | ペニシリンGカリウム……197 | ペンタジン 186, 207 |
| フルフェナム酸アルミニウム | プロパフェノン塩酸塩……179 | ベネキサート塩酸塩 | ペンタゾシン……186 |
| ……195 | プロ・バンサイン……182 | ベータデクス……184 | ベンダムスチン塩酸塩……208 |
| ブルフェン……195 | プロパンテリン臭化物……182 | ベネシッド……189 | ベンチルヒドロクロロチアジド |
| フルベストラント……209 | プロピベリン塩酸塩……190 | ベネット……191 | ……176 |
| フルボキサミンマレイン酸塩 | プロピルチオウラシル……188 | ベネトリン……193 | ベントイル……196 |
| ……205 | プロフェナミン……204 | ベノジール……203 | ペントキシベリンクエン酸塩 |
| フルマリン……198 | プロブコール……180 | ベハイド 175, 176 | ……191 |
| フルメタ……194 | プロプラノロール塩酸塩 | ベハイドRA……178 | ベントシリン……197 |
| フルラゼパム塩酸塩 203 | …… 174, 176, 179, 206 | ベバシズマブ……211 | ペントスタチン……211 |
| プルリフロキサシン……200 | ブロプレス 175, 177 | ヘパフラッシュ……181 | ベントナ……204 |
| フルルビプロフェン……195 | プロベネシド……189 | ヘパリンカルシウム……181 | ベンプロペリンリン酸塩……191 |
| フルルビプロフェンアキセチル | フロベン……195 | ヘパリンカルシウム……181 | ボアラ……194 |
| ……195 | ブロマゼパム……202 | ヘパリンナトリウム……181 | ホクナリン……193 |
| ブレオ……209 | ブロマック……183 | ヘパリンナトリウム……181 | ボグリボース……187 |
| ブレオマイシン……209 | ブロミド……183 | ヘパリンNaロック……181 | ボシュリフ……210 |
| フレカイニド酢酸塩 179 | ブロムヘキシン塩酸塩……191 | ペバントロール塩酸塩……176 | ホスアンプレナビルカルシウム |
| プレガバリン……188 | フロモキセフナトリウム……198 | ベプシド……211 | 水和物……201 |
| プレタール……181 | ブロモクリプチンメシル酸塩 | ヘプセラ……202 | ボスチニブ水和物……210 |
| プレディニン 196, 197 | ……204 | ペプチド系配合……199 | ホストイン……204 |
| プレドニゾロン 194, 195 | フロモックス……198 | ペプリコール 174, 180 | ホスフェニトインナトリウム |
| プレドニゾロン 194, 195 | フロリネフ……194 | ベプリジル塩酸塩水和物 | 水和物……204 |
| プレドニゾロン吉草酸エステル | ベイスン……187 | 174, 180 | ホスホマイシンカルシウム |
| 酢酸エステル……195 | ペオン……195 | ベプレオ……209 | 水和物……199 |
| プレドニゾロンコハク酸 | ベガ……193 | ペプロマイシン硫酸塩……209 | ホスホマイシンナトリウム |
| エステルナトリウム……194 | ヘキストラスチノン……187 | ベミラストン……193 | ……199 |
| プレドニゾロンリン酸エステル | ベクタイト……191 | ペミロラストカリウム……193 | ホスミシン……199 |
| ナトリウム…… 185, 194 | ベクティビックス……211 | ベムラフェニブ……210 | ホスミシンS……199 |
| プレドニン……194 | ベクロメタゾンプロピオン酸 | ペメトレキセドナトリウム | ボスミン……192 |
| プレドネマ 185, 194 | エステル 192, 194 | 水和物……208 | ボテリジオ……211 |
| プレビブロック……179 | ベサコリン……182 | ベラサスLA……181 | ボナロン……191 |
| プレミネント……177 | ベザトールSR……180 | ペラゾリン……211 | |

| | | | |
|---|---|---|---|
| ホーネル …………… 190 | ………………… 192 | モフェゾラク …………… 196 |
| ポノテオ …………… 191 | ミチグリニドカルシウム水和物・ | メチルジゴキシン 175, 180 | モメタゾンフランカルボン酸 |
| ボノプラザンフマル酸塩 … 183 | ボグリボース ……… 188 | L-メチルシステイン塩酸塩 | エステル ……… 192, 194 |
| ポラキス …………… 190 | ミトキサントロン塩酸塩 … 209 | ………………… 191 | モルヒネ・アトロピン配合 |
| ポラプレジンク ………… 183 | ミトタン …………… 211 | N-メチルスコポラミンメチル | ………………… 206 |
| ホリゾン ………… 182, 202 | ミドドリン塩酸塩………… 178 | 硫酸塩 ……………… 182 | **モルヒネ塩酸塩** |
| ホリナートカルシウム …… 208 | ミニトロテープ ………… 174 | メチルドパ水和物 ……… 178 | ………… 185, 186, 206 |
| ポリノスタット ………… 211 | ミニプレス ……… 178, 189 | メチルプレドニゾロン …… 194 | モルヒネ塩酸塩水和物 |
| ポリミキシンB硫酸塩 …… 199 | ミノサイクリン塩酸塩 …… 199 | メチルプレドニゾロンコハク酸 | ………… 185, 186, 206 |
| ホーリン …………… 190 | ミノドロン酸水和物 …… 191 | エステルナトリウム …… 194 | モルヒネ硫酸塩水和物 … 206 |
| ボルタレン …………… 195 | ミノマイシン …………… 199 | メチルプレドニゾロン酢酸 | モンテプラーゼ…………… 181 |
| ボルテゾミブ …………… 210 | ミヤBM ……………… 184 | エステル …………… 194 | モンテルカストナトリウム |
| ポルフィマーナトリウム … 211 | ミラクリッド ………… 186 | メチルメチオニンスルホニウム | ………………… 193 |
| ホルモテロールフマル酸塩 | ミラドール …………… 183 | クロリド …………… 183 | |
| 水和物 ……………… 193 | ミラベグロン …………… 190 | メディトランステープ …… 174 | **や行** |
| ボンタール …………… 195 | ミリステープ ………… 174 | メデット …………… 187 | ユーエフティ ………… 208 |
| ボンビバ …………… 191 | ミリスロール ………… 174 | メテバニール ……… 191, 207 | ユーエフティE ………… 208 |
| | ミリダシン …………… 196 | メトキシフェナミン塩酸塩 | ユーゼル ……………… 208 |
| **ま行** | ミリプラ ……………… 211 | ………………… 192 | ユナシン ……………… 197 |
| マイザー ……………… 194 | ミリプラチン水和物 …… 211 | **メトキシフェナミン塩酸塩** | ユナシン-S …………… 197 |
| マイスタン …………… 203 | ミルタザピン ………… 205 | ………………… 192 | ユニコン ……………… 192 |
| マイスリー …………… 203 | ミルナシプラン塩酸塩 …… 205 | メトグルコ …………… 187 | ユニシア ……………… 178 |
| マイトマイシン ………… 209 | ミルマグ ……………… 182 | メトクロプラミド ………… 184 | ユニフィルLA ………… 192 |
| マイトマイシンC ………… 209 | ミルリノン …………… 175 | メトトレキサート | ユビデカレノン………… 175 |
| マイロターグ …………… 211 | ミルリーラ …………… 175 | ………… 196, 197, 208 | ユベラN …………… 180 |
| マキサカルシトール …… 190 | ミロル ……………… 212 | メトプロロール酒石酸塩 | ユリノーム …………… 189 |
| マキシピーム ………… 198 | ムコサールL ………… 191 | ………… 175, 176, 79 | ユリーフ …………… 189 |
| マグコロール …………… 185 | ムコスタ …………… 183 | メトホルミン塩酸塩 …… 187 | ユーロジン …………… 203 |
| マクサルト …………… 206 | ムコソルバン ………… 191 | メトリジン …………… 178 | ヨウ化カリウム ………… 188 |
| マザチコール塩酸塩水和物 | ムコソルバンL ………… 191 | メドロキシプロゲステロン酢酸 | ヨウ化カリウム ………… 188 |
| ………………… 204 | ムコダイン …………… 191 | エステル …………… 209 | 幼牛血液抽出物 ………… 183 |
| マーズレンS …………… 183 | ムコフィリン ………… 191 | メドロール …………… 194 | 溶性ピロリン酸第二鉄 … 182 |
| マドパー …………… 204 | 無水エタノール ………… 212 | メナテトレノン ………… 190 | ヨウ素レシチン ………… 188 |
| マニジピン塩酸塩 ……… 177 | ムノバール …………… 177 | メネシット …………… 204 | ヨウレチン …………… 188 |
| マブキャンパス ………… 211 | メイアクトMS ………… 198 | メバロチン …………… 180 | |
| マブリン ……………… 207 | メイセリン …………… 198 | メフェナム酸 …………… 195 | **ら行** |
| マプロチリン塩酸塩 …… 205 | メイラックス …………… 202 | メプチン …………… 193 | ラキソベロン ………… 186 |
| マラビロク …………… 201 | メインテート | メフルシド …………… 176 | 酪酸菌 ……………… 184 |
| マーロックス …………… 182 | ……… 174, 176, 179 | メプロン …………… 196 | 酪酸プロピオン酸 |
| マンニトール …………… 212 | メキサゾラム ………… 202 | メマリー …………… 207 | ヒドロコルチゾン ……… 194 |
| マンニトールS ………… 212 | メキシチール ……… 179, 188 | メマンチン塩酸塩 ……… 207 | ラクツロース …………… 185 |
| D-マンニトール ………… 212 | メキシレチン塩酸塩 | メルカゾール …………… 188 | ラクツロース …………… 185 |
| ミアンセリン塩酸塩 …… 205 | ……………… 179, 188 | メルカプトプリン水和物 … 208 | ラクトミン …………… 184 |
| ミオコール …………… 174 | メキタジン …………… 193 | メルファラン …………… 207 | ――・酪酸菌配合……… 184 |
| ミカムロ ……………… 178 | メサデルム …………… 194 | メレックス …………… 202 | ラシックス ……… 175, 176 |
| ミカルディス …………… 177 | メサドロン …………… 194 | メロキシカム ………… 196 | ラジレス …………… 178 |
| ミグシス ……………… 206 | メサドン塩酸塩 ………… 207 | メロペネム水和物 ……… 198 | ラステット …………… 211 |
| ミグリステン …………… 206 | メサフィリン …………… 182 | メロペン …………… 198 | ラタノプロスト ………… 212 |
| ミグリトール …………… 187 | メサペイン …………… 207 | メンドン …………… 202 | ――・チモロールマレイン酸 |
| ミケラン | メサラジン …………… 185 | モガムリズマブ ………… 211 | 塩配合 …………… 213 |
| …… 174, 176, 179, 212 | メジコン …………… 191 | モキシフロキサシン塩酸塩 | ラタモキセフナトリウム … 198 |
| ミケランLA | メシル酸ガレノキサシン水和物 | ………………… 200 | ラックビー …………… 184 |
| …… 176, 179, 212 | ………………… 200 | モサプリドクエン酸塩水和物 | ラニチジン …………… 183 |
| ミコフェノール酸モフェチル | メソトレキセート | ………………… 184 | ラニナミビルオクタン酸 |
| ………………… 196 | ………… 196, 208 | モダシン …………… 198 | エステル水和物………… 201 |
| ミコブティン …………… 200 | メタクト …………… 188 | モニラック …………… 185 | ラニムスチン ………… 208 |
| ミコンビ ……………… 178 | メタコリマイシン………… 199 | モノフィリン …………… 192 | ラニラピッド ……… 175, 180 |
| ミソプロストール ……… 184 | メダゼパム …………… 202 | モーバー …………… 197 | ラパチニブトシル酸塩水和物 |
| ミゾリビン ……… 196, 197 | メタルカプターゼ……… 197 | モヒアト …………… 206 | ………………… 210 |
| ミダゾラム …………… 203 | メチエフ …………… 192 | モービック …………… 196 | ラバリムス …………… 210 |
| ミダフレッサ …………… 203 | メチクラン …………… 176 | モビプレップ …………… 185 | ラピアクタ …………… 201 |
| | dl-メチルエフェドリン塩酸塩 | | |

223

| | | | |
|---|---|---|---|
| ラフチジン ……………… 183 | リファブチン …………… 200 | レゴラフェニブ水和物 …… 210 | ローコール ……………… 180 |
| ラベキュア ……………… 184 | リファンピシン ………… 200 | レザフィリン …………… 212 | ロコルナール …………… 174 |
| ラベタロール塩酸塩 …… 178 | リフレックス …………… 205 | レザルタス ……………… 178 | ロサンタンカリウム ……… 177 |
| ラベファイン …………… 184 | リボクリン ……………… 180 | レスキュラ ……………… 212 | ──・ヒドロクロロチアジド |
| ラベプラゾールナトリウム | リボスタマイシン硫酸塩 … 199 | レスタス ………………… 202 | 配合 ……………… 177 |
| ……………………… 183 | リボトリール …………… 203 | レスプレン ……………… 191 | ロスバスタチンカルシウム |
| ラミクタール ……… 188, 204 | リボバス ………………… 180 | レスミット ……………… 202 | ……………………… 180 |
| ラミブジン ………… 201, 202 | リマチル ………………… 197 | レスリン ………………… 205 | ロセフィン ……………… 198 |
| ラムシルマブ …………… 211 | リメタゾン ……………… 194 | レセルピン ……………… 178 | ロゼレム ………………… 203 |
| ラメルテオン …………… 203 | 硫酸アトロピン …… 180, 182 | レダコート ………… 194, 195 | ロチゴチン ……………… 204 |
| ラモセトロン塩酸塩 …… 185 | 硫酸イソプロテレノール配合 | レダマイシン …………… 199 | ロートエキス ……… 182, 185 |
| ラモトリギン ……… 188, 204 | ……………………… 192 | レトロゾール …………… 209 | ロートエキス ……… 182, 185 |
| ラルテグラビルカリウム … 201 | 硫酸カナマイシン ……… 199 | レトロビル ……………… 201 | ロトリガ ………………… 181 |
| ラロキシフェン塩酸塩 … 190 | 硫酸キニジン …………… 179 | レナデックス …………… 212 | ロピオン ………………… 195 |
| ランサップ ……………… 184 | 硫酸ストレプトマイシン | レナリドミド水和物 …… 211 | ロピニロール塩酸塩 …… 204 |
| ランジオロール塩酸塩 … 179 | ……………………… 199 | レニベース ………… 175, 177 | ロヒプノール …………… 203 |
| ランソプラゾール ……… 183 | 硫酸セフピロム ………… 198 | レバミピド ……………… 183 | ロフェプラミン塩酸塩 … 205 |
| ランダ …………………… 211 | 硫酸鉄水和物 …………… 182 | レバロルファン酒石酸塩 … 207 | ロフラゼプ酸エチル …… 202 |
| ランタス ………………… 187 | 硫酸ナトリウム配合 …… 185 | レビパリンナトリウム …… 181 | ロプレソール |
| ランツジール …………… 195 | 硫酸ポリミキシンB ……… 199 | レブラミド ……………… 211 | ………… 175, 176, 179 |
| ランデル …………… 174, 177 | 硫酸マグネシウム ……… 185 | レフルノミド …………… 197 | ロプレソールSR …… 176, 179 |
| ランドセン ……………… 203 | 硫酸マグネシウム水和物 … 185 | レペタン …………… 186, 207 | ローヘパ ………………… 181 |
| ランピオン ……………… 184 | リュープリン …………… 209 | レベチラセタム ………… 204 | ロベミン ………………… 184 |
| リウマトレックス | リュープリンSR ………… 209 | レベミル ………………… 187 | ロペラミド塩酸塩 ……… 184 |
| ………………… 196, 197 | リュープロレリン酢酸塩 … 209 | レボチロキシンナトリウム | ロベンザリットニナトリウム |
| リオチロニンナトリウム … 188 | リラグルチド …………… 188 | 水和物 …………… 188 | ……………………… 197 |
| リオベル ………………… 188 | リリカ …………………… 188 | レボドパ ………………… 204 | ロメバクト ……………… 200 |
| リカルボン ……………… 191 | リルピビリン塩酸塩 …… 201 | ──・カルビドパ水和物・ | ロメフロキサシン塩酸塩 … 200 |
| リキシセナチド ………… 188 | リルマザホン塩酸塩水和物 | エンタカポン配合 …… 204 | ロメリジン塩酸塩 ……… 206 |
| リキスミア ……………… 188 | ……………………… 203 | ──・カルビドパ水和物配合 | ロラゼパム ……………… 202 |
| リクシアナ ……………… 181 | リレンザ ………………… 201 | ……………………… 204 | ロラメット ……………… 203 |
| リザトリプタン安息香酸塩 | リンコシン ……………… 200 | ──・ベンセラジド配合 | ロルカム ………………… 196 |
| ……………………… 206 | リンコマイシン塩酸塩水和物 | ……………………… 204 | ロルノキシカム ………… 196 |
| リザベン ………………… 193 | ……………………… 200 | レボブノロール塩酸塩 …… 212 | ロルファン ……………… 207 |
| リシノプリル水和物 | リン酸ジソピラミド …… 179 | レボフロキサシン水和物 … 200 | ロルメタゼパム ………… 203 |
| ………………… 175, 177 | リン酸水素カルシウム … 190 | レボホリナートカルシウム | ロレルコ ………………… 180 |
| リズミック ……………… 179 | リン酸水素カルシウム水和物 | ……………………… 208 | ロンゲス …………… 175, 177 |
| リスミー ………………… 203 | ……………………… 190 | レミケード ………… 185, 197 | ロンサーフ ……………… 210 |
| リスモダン ……………… 179 | リン酸ナトリウム塩配合 … 185 | レミニール ……………… 207 | ロンミール ……………… 184 |
| リスモダンP …………… 179 | リンデロン ……………… 194 | レメロン ………………… 205 | **わ行** |
| リスモダンR …………… 179 | リンデロンDP ………… 194 | レリフェン ……………… 196 | ワイテンス ……………… 178 |
| リズモンTG …………… 212 | リンデロンV …………… 194 | レルパックス …………… 206 | ワイパックス …………… 202 |
| リーゼ …………………… 203 | リンデロンVG ………… 195 | レルベア ………………… 192 | ワゴスチグミン …… 183, 186 |
| リセドロン酸ナトリウム水和物 | ルキソリチニブリン酸塩 … 210 | レンチナン ……………… 212 | ワコビタール …………… 203 |
| ……………………… 191 | ルジオミール …………… 205 | レンチナン ……………… 212 | ワソラン …………… 174, 180 |
| リツキサン ……………… 210 | ルセオグリフロジン水和物 | レンドルミン …………… 203 | ワーファリン …………… 181 |
| リツキシマブ …………… 210 | ……………………… 188 | レンバチニブメシル酸塩 … 210 | ワルファリンカリウム …… 181 |
| リドカイン塩酸塩 ……… 179 | ルセフィ ………………… 188 | レンビマ ………………… 210 | ワルファリンK ………… 181 |
| リトナビル ……………… 201 | ルネスタ ………………… 203 | ロイケリン ……………… 208 | ワンアルファ …………… 190 |
| リドメックス …………… 195 | ルピアール ……………… 203 | ロイコボリン …………… 208 | ワンタキソテール ……… 209 |
| リドーラ ………………… 197 | ルビプロストン ………… 186 | ロイスタチン …………… 208 | ワンデュロ★ …………… 207 |
| リナグリプチン ………… 187 | ルフィナミド …………… 204 | ロイナーゼ ……………… 211 | |
| リネゾリド ……………… 201 | ルボックス ……………… 205 | ロカルトロール ………… 190 | |
| リバスジル塩酸塩水和物 … 213 | ルミガン ………………… 212 | ローガン ………………… 178 | |
| リバスタッチ …………… 207 | ルリッド ………………… 199 | ロキサチジン酢酸エステル | |
| リバスチグミン ………… 207 | レアタッツ ……………… 201 | 塩酸塩 …………… 183 | |
| リバロ …………………… 180 | レキソタン ……………… 202 | ロキシスロマイシン …… 199 | |
| リバーロキサバン ……… 181 | レキップ ………………… 204 | ロキソニン ……………… 195 | |
| リピディル ……………… 180 | レクサプロ ……………… 205 | ロキソプロフェンナトリウム | |
| リピトール ……………… 180 | レクシヴァ ……………… 201 | 水和物 …………… 195 | |
| リファジン ……………… 200 | レクトス ………………… 195 | ロコイド ………………… 195 | |

# 事項さくいん

## 欧文

- ACE阻害薬 ……… 7, 28, 32
- ACh ……………………… 130
- ALP作用 ………………… 158
- APP ……………………… 157
- ARB ………………… 28, 33
- ATP ……………………… 89
- B細胞 ……………… 114, 119
- Bcr-Ab1チロシンキナーゼ …… 162
- BG薬 …………………… 80
- Ca ……………………… 96
- Ca拮抗薬 ……… 24, 32, 149
- Ca製剤 ………………… 98
- cAMP …………………… 25, 28
- CCR5阻害 ……………… 127
- cGMP …………………… 29
- CGRP …………………… 151
- COMT阻害薬 …………… 142
- COX-1とCOX-2 ………… 112
- CTLA-4 ………………… 121
- CTZ ……………………… 66
- DA ……………………… 130
- DHT ……………………… 93
- DHT-アンドロゲン受容体複合体 … 94
- DMARDs ………………… 119
- DNAウイルス …………… 125
- DNAポリメラーゼ阻害 …… 128
- down regulation ………… 145
- DPP-4阻害薬 …………… 82
- EGFR …………………… 162
- GABA ……………… 130, 131
- GABA$_A$受容体 ………… 132
- GABAトランスアミナーゼ阻害薬
  …………………………… 138
- GABA神経系 …………… 136
- GLP-1 …………………… 82
- H$_2$拮抗薬 ……………… 60
- HCVNS5A複製複合体阻害 … 129
- HDAC阻害薬 …………… 164
- HDLコレステロール値 …… 48
- HER2 …………………… 163
- HIV治療薬 ……………… 126
- HMG-CoA還元酵素阻害薬 …… 7, 45
- 5-HT …………………… 130
- 5-HT$_{1A}$受容体作用薬 …… 133
- 5-HT$_4$作動薬 …………… 66
- Ig ……………………… 115
- IL-2 ……………………… 115
- IL-2合成阻害薬 ………… 115
- IL-6抑制薬 ……………… 121
- ISA ……………………… 25
- JAK阻害薬 ……………… 121
- LDLコレステロール値 …… 45
- ——と血管合併症 ……… 45
- L-DOPA ………………… 139
- M2チャネル阻害 ………… 128
- MAO ……………… 130, 141
- MAO$_A$阻害薬 ………… 143
- MAO$_B$阻害薬 ………… 141
- MIC ……………………… 123
- mTOR阻害薬 …………… 164
- nAChR ………………… 157
- Na-K交換ポンプ ……… 27, 38
- NaSSA薬 ……………… 147
- NK細胞 …………… 114, 119
- NMDA受容体拮抗薬 …… 158
- NS5A複製複合体 ……… 129
- NS5Bポリメラーゼ阻害 … 129
- NSAIDs ………… 111, 151, 152
- PDE-5阻害薬 …………… 94
- PDEⅢ阻害薬 …………… 28
- PDGFR ………………… 162
- PPAR$_2$ ………………… 82
- Rafキナーゼ阻害薬 …… 163
- RANKL ………………… 100
- Rhoキナーゼ阻害薬 …… 167
- RNAウイルス …………… 125
- RNAポリメラーゼ ……… 129
- RNAポリメラーゼ阻害 … 128
- RT ……………………… 126
- SERM製剤 ……………… 98
- SGLT-2阻害薬 ………… 83
- SNRI薬 ………………… 144
- S-S結合 ………… 103, 119
- SSRI薬 ………………… 144
- SU薬 …………………… 80
- t-PA …………………… 54
- T$_3$ ……………………… 85
- T$_4$ ……………………… 85
- TDM …………………… 18
- ——の対象薬 …………… 19
- TNF-α ………………… 82
- TNF抑制製剤 ………… 121
- T細胞 ………………… 114
- T細胞選択的共刺激調節薬 … 121
- wearing-off …………… 142
- α型ヒト心房性Na利尿ペプチド …… 29
- α-グルコシダーゼ阻害薬 …… 81
- α遮断薬 ………………… 93
- α受容体 ………………… 11
- α$_1$遮断薬 ……………… 34
- α$_1$・β$_1$受容体の両方を刺激する薬
  …………………………… 36
- α$_2$作動薬 ……………… 154
- α$_2$刺激薬 ……………… 34
- 5α-還元酵素阻害薬 …… 93
- β受容体 ………………… 11
- β遮断薬
  … 7, 25, 32, 105, 149, 166
- γ-アミノ酪酸 …………… 130

## あ行

- アウエルバッハ神経叢 …… 75
- アグリコン ……………… 75
- アゴニスト ……………… 11
- 亜硝酸化合物 …………… 22
- アスパラギン酸 ………… 163
- アスピリンジレンマ …… 52
- アセチルコリン
  ……… 60, 130, 131, 157
- アセチルコリン受容体 …… 11
- アセチルコリン神経 …… 139
- アゾ基 …………………… 14
- アデノシンA$_{2A}$受容体拮抗薬 …… 142
- アデノシン三リン酸 …… 89
- アドレナリン …………… 130
- ——の前駆物質 ………… 130
- アドレナリン作動性神経 … 130
- アドレナリン作用薬 …… 105
- アドレナリン受容体 … 11, 105
- アヘンアルカロイド …… 71
- アポフェリチン ………… 56
- アミノ酸製剤 …………… 95
- アミロイド前駆体タンパク …… 157
- アミロイド斑 …………… 157
- アルカリ化薬 …………… 91
- アルキル化薬 …………… 159
- アルツハイマー型認知症 … 156
- アルドース還元酵素阻害薬 … 83, 171
- α$_1$遮断薬 ……………… 34
- α$_1$・β$_1$受容体の両方を刺激する薬
  …………………………… 36
- α型ヒト心房性Na利尿ペプチド …… 29
- α-グルコシダーゼ阻害薬 …… 81
- α遮断薬 ………………… 93
- α受容体 ………………… 11
- α$_2$作動薬 ……………… 154
- α$_2$刺激薬 ……………… 34

| | | |
|---|---|---|
| アンジオテンシンⅡ受容体拮抗薬 ……………………… 28, 33 | 潰瘍性大腸炎 …………… 71 | 強心配糖体 ……………… 27 |
| アンジオテンシン変換酵素阻害薬 ……………… 7, 28, 32 | カイロミクロン ………… 48 | 強直間代性発作 ………… 136 |
| | 化学受容器引金帯 ……… 66 | 局所作用 ………………… 5 |
| アンタゴニスト ………… 11 | 核酸合成阻害 …………… 124 | 虚血性心疾患 …………… 50 |
| アンチトロンビンⅢ …… 53 | 核酸合成阻害薬 ………… 116 | 去痰薬 …………… 102, 103 |
| アントラサイクリン系 … 160 | 核内受容体 ……………… 10 | キラーT細胞 ……… 114, 119 |
| 胃液分泌抑制薬 ………… 58 | 加水分解 ………………… 14 | 起立性低血圧症 ………… 35 |
| イオンの動きと電位の変化 … 40 | ガス駆除薬 ……………… 70 | キレート …………… 15, 119 |
| 胃潰瘍 …………………… 58 | ガストリン ……………… 60 | 筋固縮 …………………… 139 |
| 痛み ………………… 113, 152 | 活性型ビタミン$D_3$製剤 … 97 | 薬になる条件 …………… 2 |
| 1型糖尿病 ……………… 79 | 活動電位 ………………… 38 | 薬の効果と毒性の比較 … 4 |
| 一次除菌 ………………… 64 | カテコールアミン … 130, 131, 139 | 薬の半減期 ……………… 134 |
| 一酸化窒素 ……………… 22 | カテコールアミン製剤 … 28, 37 | クマリン誘導体 ………… 53 |
| 一般作用 ………………… 5 | 過敏性腸炎 ……………… 67 | クリスタリン …………… 171 |
| 胃粘膜血液増加作用 …… 63 | 過敏性腸症候群 ………… 70 | グルタミン酸神経系 …… 136 |
| 胃粘膜組織修復促進作用 … 63 | カリウム保持系 ………… 32 | クロライドチャネルアクチベーター ……………………… 75 |
| イミノスチルベン誘導体 … 137 | カルシウム ……………… 96 | |
| 陰イオン交換樹脂 ……… 47 | Ca拮抗薬 ……… 7, 24, 32, 149 | 経口昇圧薬のメカニズム … 36 |
| インクレチン製剤 ……… 82 | Ca製剤 …………………… 98 | 血管拡張薬 ……………… 28 |
| インスリン製剤 ………… 79 | カルシトニン遺伝子関連ペプチド ……………………… 151 | 血管を拡張させる薬 …… 22 |
| インスリン抵抗性改善薬 … 81 | | 血管を収縮させる薬 …… 35 |
| インターフェロン ……… 162 | カルシトニン製剤 ……… 98 | 血小板凝集阻害薬 ……… 51 |
| インターロイキン ……… 97 | カルシニューリン阻害薬 … 114 | 血小板由来増殖因子受容体 … 162 |
| インターロイキン-2 …… 115 | 眼圧 ……………………… 165 | 欠神発作 ………………… 136 |
| インテグラーゼ阻害 …… 127 | 冠拡張薬 ………………… 25 | 血栓形成のメカニズム … 50 |
| インフルエンザ感染と その治療薬の作用点 … 126 | 還元 ……………………… 14 | 血栓溶解薬 ……………… 54 |
| | 還元型グルタチオン …… 171 | 血糖降下薬 ……………… 80 |
| インフルエンザ治療薬 … 128 | 還元鉄 …………………… 57 | 血液凝固止薬 …………… 53 |
| ウイルス ………………… 125 | 間接作用 ………………… 6 | 血液成分への作用 ……… 110 |
| ──と細菌の違い …… 125 | 間接的コリン作動薬 …… 65 | ケミカル・メディエーター … 113 |
| ウイルス肝炎治療薬 …… 129 | 関節リウマチ …………… 118 | 下痢 ……………………… 68 |
| うつ病 …………………… 143 | 感染症 …………………… 122 | 健胃薬 …………………… 65 |
| エストロゲン製剤 ……… 98 | 冠動脈攣縮に対する作用 … 24 | 抗RANKLモノクローナル製剤 … 100 |
| $H_2$拮抗薬 ……………… 60 | γ-アミノ酪酸 ……… 130, 131 | 抗アルドステロン薬 …… 29 |
| HDLコレステロール値 … 48 | 気管支喘息 ……………… 104 | 抗アレルギー薬 ………… 106 |
| エピネフリン …………… 130 | 気管支を拡張させる薬 … 105 | 抗アンドロゲン薬 ……… 93 |
| エルゴタミン製剤 ……… 150 | キサンチンオキシダーゼ … 90 | 抗ウイルス薬 …………… 125 |
| LDLコレステロール値 … 45 | キサンチン誘導体 ……… 104 | 抗うつ薬 …………… 143, 149 |
| ──と血管合併症 …… 45 | 拮抗性鎮痛薬 …………… 155 | 抗炎症作用 ……………… 109 |
| 炎症 ……………………… 113 | キナーゼ ………………… 28 | 抗ガストリン薬 ………… 60 |
| 塩類下剤 ………………… 72 | キノイド説 ……………… 169 | 交感神経刺激薬 ………… 166 |
| 横紋筋融解症 …………… 47 | キノロン系 ……………… 124 | 抗がん性抗生物質 ……… 160 |
| オピオイド作動薬 ……… 67 | 逆転写酵素阻害 ………… 126 | 抗狭心症作用 …………… 23 |
| オピオイド受容体 … 11, 153 | ギャバ …………………… 131 | 抗菌スペクトル ………… 123 |
| オピオイド鎮痛薬 ……… 153 | 吸収 ……………………… 12 | 抗菌薬 …………………… 122 |
| オレキシン受容体拮抗薬 … 133 | 急性作用 ………………… 6 | 抗痙攣薬 ………………… 135 |
| | 急性膵炎 ………………… 76 | 攻撃因子抑制薬 ………… 58 |
| **か行** | 急性胆嚢炎 ……………… 76 | 抗血栓薬 ………………… 51 |
| | 吸着薬 …………………… 70 | 高血圧症 ………………… 30 |
| 開放偶角緑内障 ………… 165 | 狭心症 …………………… 22 | 抗原抗体反応 …………… 115 |

| | | |
|---|---|---|
| 抗コリン作用 …………… 76, 95 | 細胞保護作用 ………………… 63 | 自律神経系下剤 ……………… 75 |
| 抗コリン薬 | 細胞膜合成阻害 …………… 124 | 止痢薬 ………………………… 68 |
| ……… 44, 60, 70, 105, 141 | 細胞膜受容体 ………………… 10 | 心筋収縮タンパク質Ca$^{2+}$ |
| 抗酸化薬 ……………………… 47 | サイロカルシトニン ………… 85 | 　感受性増強薬 ……………… 28 |
| 鉱質コルチコイド …………… 107 | サクシミド誘導体 ………… 137 | 心筋の収縮力を上げる薬 …… 27, 35 |
| 後シナプス ………………… 130 | サプレッサーT細胞 ………… 119 | 神経原線維変化 …………… 157 |
| 抗腫瘍薬 …………………… 159 | 作用機序 ……………………… 6 | 神経伝達物質 ……………… 130 |
| 甲状腺機能亢進症 …………… 86 | 作用部位 …………………… 10 | 神経ブロック ……………… 153 |
| 甲状腺機能低下症 …………… 86 | 酸化 …………………………… 14 | 浸潤性下剤 …………………… 74 |
| 甲状腺ホルモン ……………… 85 | 三環系 ……………………… 143 | 振戦 ………………………… 139 |
| 高浸透圧薬 ………………… 165 | 三叉神経説 ………………… 149 | 心臓のはたらきを抑える薬 … 25 |
| 抗生物質と抗菌薬 ………… 122 | 三次除菌 ……………………… 64 | 心臓の負担を軽くする薬 …… 28 |
| 抗セロトニン薬 …………… 150 | ジギタリス製剤 …………… 27, 44 | 浸透性下剤 …………………… 72 |
| 抗喘息効果 ………………… 104 | シクロオキシゲナーゼ …… 111 | 心不全 ………………………… 26 |
| 酵素 …………………………… 7 | 刺激性下剤 …………………… 74 | 親和性 ………………………… 10 |
| 　　──に対する作用 ……… 7 | 刺激伝導系 …………………… 38 | 膵炎 …………………………… 77 |
| 酵素誘導 ……………………… 16 | 自己免疫疾患 ………………… 86 | 膵消化酵素抑制薬 …………… 77 |
| 抗男性ホルモン薬 …………… 93 | 脂質異常症 …………………… 45 | 水晶成分の変化に着目した薬 … 170 |
| 　　──の作用点 …………… 92 | シシリアン・ガンビットの分類 … 41 | 錐体外路系 ………………… 139 |
| 抗てんかん薬 ……………… 135, 149 | ジスルフィド結合 ……… 103, 119 | 睡眠薬 ……………………… 131 |
| 抗ドパミン薬 ………………… 66 | 姿勢反射障害 ……………… 139 | スタチン系 …………………… 45 |
| 高尿酸血症 …………………… 89 | 至適治療濃度域 ……………… 18 | 頭痛 ………………………… 148 |
| 抗不安薬 …………………… 58, 131 | シナプス小胞体 …………… 141 | ステップダウンブリッジプラン … 118 |
| 後負荷を軽減させる作用 …… 23, 28 | シナプス小胞タンパク質2A … 138 | ステロイド薬 ……………… 104, 107 |
| 興奮作用 ……………………… 6 | ジヒドロテストステロン …… 93 | 　　──の主な作用 ……… 107 |
| 抗ペプシン薬 ………………… 60 | 脂肪酸塩 …………………… 138, 149 | 　　──の主な副作用 …… 109 |
| 抗ムスカリン薬 ……………… 60 | 十二指腸潰瘍 ………………… 58 | ストレスに対する作用 …… 110 |
| 抗リウマチ薬 ……………… 119 | 収れん薬 ……………………… 69 | スパイクタンパク質 ……… 128 |
| 骨吸収 ………………………… 97 | 縮瞳薬 ……………………… 166 | スルホニル尿素系 …………… 80 |
| 骨形成 ………………………… 97 | 主作用 ………………………… 6 | 制酸薬 ……………………… 8, 58 |
| 骨粗鬆症治療薬 ……………… 97 | 受動輸送 ……………………… 13 | 静止電位 ……………………… 38 |
| 骨代謝改善薬 ………………… 99 | 受容体 ………………………… 9 | 精神運動発作 ……………… 136 |
| 骨のリモデリング …………… 96 | 受容体説 …………………… 144 | 生体内変化 …………………… 14 |
| コリンエステラーゼ阻害薬 … 157 | シュレム管 ………………… 166 | 生体利用率 …………………… 12 |
| コリン作動性神経 ………… 130, 157 | 消化管運動改善薬 …………… 65 | 整腸薬 ………………………… 68 |
| コルチゾール ……………… 108 | 消化性潰瘍 …………………… 58 | 生物学的製剤 ……………… 121 |
| コレステロール値を下げる薬 … 45 | 消化薬 ………………………… 65 | 咳 …………………………… 101 |
| コレステロールトランスポーター … 47 | 硝酸薬 ………………………… 22 | 咳反射 ……………………… 101 |
| | 小腸コレステロール | 舌下 ………………………… 22 |
| **さ**行 | 　トランスポーター阻害薬 … 47 | 絶対的不応期 ………………… 41 |
| サイアザイド系 ……………… 32 | 小腸刺激性下剤 ……………… 74 | セロトニン ……… 53, 66, 130, 143 |
| 細菌 ………………………… 123 | 上皮成長因子受容体 ……… 162 | 　　──再取り込み阻害作用 … 146 |
| 最小発育阻止濃度 ………… 123 | 小発作 ……………………… 136 | 　　──・ノルアドレナリン |
| サイトカイン …………… 98, 162 | 静脈血栓症 …………………… 53 | 　　再取り込み阻害薬 …… 144 |
| サイトプロテクション ……… 63 | 除菌療法薬 …………………… 63 | セロトニン受容体 …… 11, 133, 150 |
| 再分極 ………………………… 39 | 食後過血糖 …………………… 81 | セロトニン説 ……………… 148 |
| 細胞傷害性抗がん薬 ……… 159 | 植物アルカロイド ………… 161 | 線維柱帯 …………………… 167 |
| 細胞性免疫 ………………… 114, 119 | 植物エキス製剤 ……………… 95 | 前シナプス ………………… 130 |
| 細胞に対する作用 …………… 6 | 植物ステロール ……………… 48 | 全身作用 ……………………… 5 |
| 細胞壁合成阻害 …………… 124 | 徐放性鉄剤 …………………… 57 | 選択作用 ……………………… 5 |

選択的5-HT₃受容体拮抗薬………… 70
選択的エストロゲン受容体調整薬 … 98
選択的セロトニン再取り込み阻害薬
　………………………………… 144
選択的セロトニン作動薬 ………… 66
前頭側頭葉変性症………………… 156
全般発作…………………………… 136
前負荷を軽減させる作用 …… 23，28
前立腺肥大症……………………… 92
早期覚醒…………………………… 134
相互作用…………………………… 15
　──の例 ………………………… 17
相対的不応期……………………… 41
組織性プラスミノーゲンアクチベータ
　…………………………………… 54
ソルビトール……………………… 84

### た行

体液性免疫………………… 115，119
代謝………………………………… 14
代謝拮抗…………………………… 16
　──による作用………………… 8
代謝拮抗薬…………………… 8，159
第Ⅹa因子………………………… 53
耐性と依存性……………………… 153
大腸刺激性下剤…………………… 75
大発作……………………………… 136
タウタンパク……………………… 157
ダウンレギュレーション………… 145
唾液腺ホルモン製剤……………… 171
多価不飽和脂肪酸………………… 49
タキサン…………………………… 161
脱炭酸酵素阻害薬………………… 141
脱分極……………………………… 39
痰…………………………………… 103
炭酸脱水酵素阻害薬……………… 165
単純発作…………………………… 136
胆石症……………………………… 76
胆石溶解薬………………………… 77
担体………………………………… 6
タンパク結合率…………………… 16
タンパク合成阻害………………… 124
タンパク分解酵素阻害薬………… 77
チエノジアゼピン系薬…………… 132
チオール基………………………… 24
チトクロームP450 ……………… 14
チミジル酸シンターゼ…………… 159
チャネル…………………………… 6
中枢神経系作用…………………… 109
中枢性鎮咳薬……………………… 102

中性脂肪…………………………… 48
中性脂肪値を下げる薬…………… 48
中途覚醒…………………………… 134
中和薬……………………………… 58
チュブリン………………………… 161
腸管運動抑制薬…………………… 68
直接作用…………………………… 6
直接的レニン阻害薬……………… 34
貯蔵鉄……………………………… 55
チロキシン………………………… 85
チロキシン合成阻害薬…………… 87
チロシンキナーゼ活性…………… 162
チロシンキナーゼ阻害薬………… 162
鎮咳薬……………………………… 101
鎮痙薬……………………………… 76
鎮痛薬……………………………… 152
痛覚伝達神経……………………… 152
痛風発作…………………………… 89
低血圧症…………………………… 35
テオフィリン薬…………………… 104
鉄欠乏性貧血……………………… 55
鉄剤………………………………… 56
テトラサイクリン系抗生物質 … 124
てんかんの分類…………………… 135
点眼薬……………………………… 166
てんびん説………………………… 58
糖質コルチコイド………………… 108
糖・タンパク質・脂質代謝作用 … 109
疼痛伝達抑制薬…………………… 83
糖尿病性神経障害………………… 83
糖尿病治療薬……………………… 79
動脈硬化…………………………… 45
動脈性血栓症……………………… 51
糖類下剤…………………………… 74
ドパミン ………………… 66，130，139
ドパミン受容体……………… 11，37
ドパミン受容体刺激薬…………… 141
ドパミン分泌促進薬……………… 141
トポイソメラーゼ阻害薬………… 164
トランスフェリン………………… 56
トリプシン………………………… 77
トリプタン系薬…………………… 151
トリヨードサイロニン…………… 85
トロンボキサン…………… 106，111
トロンボキサンA₂………………… 51
トロンボキサンA₂阻害薬 ……… 52

### な行

内因性交感神経刺激作用………… 25
ナチュラルキラー細胞 …… 114，119

2型糖尿病………………………… 79
肉芽形成促進作用………………… 63
ニコチン酸誘導体………………… 48
ニコチン受容体…………………… 11
ニコチン性アセチルコリン受容体
　………………………………… 157
二次除菌…………………………… 64
ニトロ基…………………………… 14
ニトロソウレア類………………… 159
乳酸菌……………………………… 68
入眠障害…………………………… 134
ニューロペプチド………………… 149
尿酸………………………………… 89
尿酸生成抑制薬…………………… 90
尿酸値を低下させる薬…………… 90
尿酸排泄促進薬…………………… 91
尿路結石…………………………… 91
認知症……………………………… 156
粘液増量作用……………………… 63
ノイラミニダーゼ阻害…………… 128
脳血管障害………………………… 50
脳血管性認知症…………………… 156
能動輸送…………………………… 13
ノルアドレナリン…… 36，130，143
　──再取り込み阻害作用 …… 146
　──作動性・特異的
　　　セロトニン作動性抗うつ薬
　　　………………………… 147
　──前駆物質………………… 141
ノルエピネフリン…………36，130

### は行

排泄………………………………… 14
ハイドロキシアパタイト………… 99
パーキンソン病…………………… 139
白内障……………………………… 169
橋本病……………………………… 86
バセドウ病………………………… 87
バソプレシンV₂受容体拮抗薬 … 29
白金製剤…………………………… 163
発痛物質…………………………… 152
発熱………………………………… 112
バルビツール酸誘導体…………… 136
ビグアナイド系…………………… 80
皮質焦点発作……………………… 136
微小管……………………………… 161
非徐放性鉄剤……………………… 57
ヒスタミン ………………… 60，106
ヒスタミン受容体………………… 11

| | | |
|---|---|---|
| 非ステロイド系抗炎症薬 ……… 111, 151, 152 | 分子標的治療薬 …………… 162 | モルヒネ …………… 152 |
| ヒストン …………… 164 | 分布 …………… 13 | **や**行 |
| ビスホスホネート製剤 …………… 99 | 閉塞隅角緑内障 …………… 165 | 薬物血中濃度 …………… 4 |
| ビタミンK製剤 …………… 99 | βアミロイド説 …………… 156 | ──対象薬 …………… 20 |
| ヒダントイン誘導体 …………… 136 | β遮断薬 … 7, 25, 32, 105, 149, 166 | ──モニタリング …………… 18 |
| ヒドロキシメチルグルタリル コエンザイムA還元酵素阻害薬 …… 7 | β受容体 …………… 11 | 薬物受容体 …………… 9 |
| ビフィズス菌 …………… 68 | βラクタム系抗生物質 …………… 124 | 薬物相互作用 …………… 15 |
| 被覆保護作用 …………… 62 | ペプチドグリカン …………… 124 | 薬物代謝酵素 …………… 14 |
| 病原微生物 …………… 122 | ペプチド系抗生物質 …………… 124 | 薬物体内動態学 …………… 12 |
| ピラミッド療法 …………… 118 | ヘモグロビン鉄 …………… 55 | 薬理学 …………… 2 |
| ピリドンカルボン酸系 …………… 124 | ヘリコバクターピロリ …………… 63 | 薬理作用 …………… 5 |
| ピリミジン代謝拮抗薬 …………… 159 | ヘルパーT細胞 …………… 114, 119 | ヤヌスキナーゼ …………… 121 |
| ビンカアルカロイド …………… 161 | ヘルペス治療薬 …………… 128 | 有機酸鉄 …………… 57 |
| 貧血 …………… 55 | ベンズイソキサゾール誘導体 …… 138 | 有効血中濃度 …………… 4 |
| 頻尿改善薬 …………… 95 | 片頭痛 …………… 148 | 有効血中濃度域 …………… 18 |
| フィブラート系 …………… 48 | ベンゾジアゼピン系薬 …… 131, 136 | 遊離型の薬 …………… 13 |
| フィブリン …………… 52 | 便秘 …………… 72 | 遊離脂肪酸 …………… 48 |
| フェリチン …………… 55 | 防御因子増強薬 …………… 60 | 葉酸代謝拮抗薬 …………… 159 |
| 不応期 …………… 41 | 抱合 …………… 14 | 陽性変力作用 …………… 44 |
| 副交感神経刺激薬 …………… 166 | 膀胱と前立腺の受容体 …………… 93 | ヨウ素 …………… 87 |
| 副甲状腺ホルモン …………… 99 | 放射性ヨウ素と小児の甲状腺がん … 88 | 抑制作用 …………… 6 |
| 複雑発作 …………… 136 | 房水流出促進作用 …………… 167 | 四環系 …………… 143 |
| 副作用 …………… 6 | 膨張性下剤 …………… 74 | **ら**行 |
| 副腎皮質ホルモン …………… 107 | ホスホジエステラーゼ …… 52, 94 | 酪酸菌 …………… 68 |
| 腹痛 …………… 76 | ホスホジエステラーゼⅢ阻害薬 … 28 | 利胆作用 …………… 77 |
| 不整脈 …………… 38 | 勃起不全の治療薬 …………… 94 | 利尿ポリペプチド製剤 …………… 29 |
| 不整脈治療薬 …………… 41 | ホルモン類似薬 …………… 162 | 利尿薬 …………… 29, 31 |
| 物理-化学的性質による作用 …… 8 | ボーン・ウイリアムズの分類 …… 41 | リボソーム …………… 124 |
| ぶどう膜強膜流出路 …………… 167 | **ま**行 | リポタンパク …………… 48 |
| 部分発作 …………… 136 | マクロファージ …………… 115 | リポタンパクリパーゼ …………… 48 |
| 不眠のタイプ …………… 134 | マクロライド系抗生物質 …………… 124 | 緑内障 …………… 165 |
| ブラジキニン …… 33, 113, 152 | 末梢性鎮咳薬 …………… 102 | ループ系 …………… 32 |
| プラズマ細胞 …………… 115 | 麻薬 …………… 71 | ループ利尿薬 …………… 29 |
| プラスミン …………… 54 | 麻薬拮抗薬 …………… 155 | レノックス・ガストー症候群 …… 138 |
| プリン体 …………… 89 | 麻薬性鎮痛薬 …………… 152 | レビー小体型認知症 …………… 156 |
| プリン代謝拮抗薬 …………… 159 | 慢性作用 …………… 6 | レボドパ製剤 …………… 141 |
| プレセニリン遺伝子 …………… 157 | ムスカリン受容体 11, 60, 105, 130 | レボドパ賦活薬 …………… 142 |
| プロスタグランジン …………… 51, 111 | 無動・寡動 …………… 139 | ロイコトリエン …………… 106 |
| プロスタグランジンE₁ …………… 152 | メラトニン受容体刺激薬 …………… 133 | 労作性狭心症 …………… 25 |
| プロスタグランジン系製剤 …………… 167 | 免疫グロブリン …………… 115 | 老人性白内障 …………… 169 |
| プロスタグランジン作用 …………… 63 | 免疫調節薬 …………… 119 | 老人斑 …………… 157 |
| プロスタサイクリン …………… 52 | 免疫反応 …………… 114 | |
| プロテアーゼ阻害 …………… 126 | 免疫抑制作用 …………… 109 | |
| プロテアソーム阻害薬 …………… 163 | 免疫抑制薬 …………… 114, 120 | |
| プロトンポンプ阻害薬 …………… 60 | 免疫を担当する細胞 …………… 120 | |
| プロブコール …………… 47 | モノアミン酸化酵素 …………… 130 | |
| 分散 …………… 13 | モノアミン説 …………… 144 | |
| 分子種 …………… 16 | モノクローナル抗体 …………… 163 | |

# 薬品名さくいん

## あ行

- アイトロール …………………… 24
- アイピーディ …………………… 106
- アクチノマイシンD …………… 160
- アコレート ……………………… 106
- アザチオプリン …………… 114, 116
- アシクロビル …………………… 128
- 亜硝酸アミル …………………… 22
- アズトレオナム ………………… 122
- アズノール ……………………… 62
- L-アスパラギナーゼ ……… 161, 163
- L-アスパラギン酸カルシウム水和物 … 98
- アスパラ-CA …………………… 97
- アスピリン …… 5, 17, 51, 151, 152
- アズレン ………………………… 62
- アズレンスルホン酸
  ナトリウム水和物 …………… 62
- アズロキサ ……………………… 62
- アセタゾラミド …………… 165, 166
- アセチルシステイン …………… 103
- アセトアミノフェン …………… 20
- アゼプチン ……………………… 106
- アゼラスチン塩酸塩 …………… 106
- アダリムマブ …………………… 121
- アデノシン三リン酸二
  ナトリウム水和物 …………… 43
- アテノロール ……………… 31, 42
- アドレナリン …………………… 105
- アトロピン硫酸塩水和物 … 42, 43, 44
- アナストロゾール ……………… 160
- アナフラニール ………………… 146
- アバタセプト …………………… 121
- アピキサバン …………………… 53
- アビリット ……………………… 62
- アプリンジン塩酸塩 …… 20, 42, 43
- アプレース ……………………… 62
- アマンタジン塩酸塩 ……… 128, 141
- アミオダロン塩酸塩
  …………… 20, 42, 43, 44, 54
- アミカシン硫酸塩 ……………… 20
- アミトリプチリン塩酸塩
  ………………… 143, 146, 149
- アミノフィリン ………………… 20
- アメジニウムメチル硫酸塩 …… 36
- アモキサピン ……………… 143, 146
- アモキサン ……………………… 146
- アモキシシリン水和物 …… 64, 122
- ──＋クラブラン酸カリウム … 122
- アモリン ………………………… 64
- アランタ ………………………… 62
- アルガトロバン水和物 ………… 53
- アルギン酸ナトリウム ………… 62
- アルサルミン …………………… 62
- アルジオキサ ………………… 62, 63
- アルテプラーゼ …………… 51, 54
- アルファカルシドール ………… 97
- アルファロール ………………… 97
- アルベカシン硫酸塩 ……… 20, 122
- アルロイドG …………………… 62
- アレギサール …………………… 106
- アレジオン ……………………… 106
- アレビアチン …………………… 135
- アレンドロン酸ナトリウム水和物 … 99
- アロプリノール …………… 54, 90
- アンタップ ……………………… 24
- アンピシリン水和物 …………… 122
- アンブロキソール塩酸塩 ……… 103
- アンレキサノクス ……………… 106
- イグラチモド …………………… 120
- イコサペント酸エチル ………… 49
- イサロン ………………………… 62
- イソソルビド …………………… 166
- イソバイド ……………………… 166
- イソプロピルウノプロストン … 166, 167
- 一硝酸イソソルビド ………… 23, 24
- イトプリド塩酸塩 ……………… 66
- イブジラスト …………………… 106
- イプリフラボン ………………… 99
- イブルチニブ …………………… 162
- イホスファミド ………………… 160
- イマチニブメシル酸塩 ………… 162
- イミプラミン塩酸塩 …… 143, 146
- イリノテカン塩酸塩水和物 … 160, 164
- イルソグラジンマレイン酸塩 … 62
- インクレミン …………………… 57
- インターフェロンガンマ-1a … 160
- インタール ……………………… 106
- インフリキシマブ ……………… 121
- ウリナスタチン ………………… 78
- ウルグート ……………………… 62
- ウルソデオキシコール酸 ……… 77
- ウロキナーゼ ……………… 51, 54
- エカベトナトリウム水和物 …… 62
- エキセメスタン ………………… 160
- エグアレンナトリウム水和物 … 62
- エストラーナ …………………… 97
- エストリオール ………………… 98
- エスモロール塩酸塩 …………… 42
- エゼチミブ ……………………… 47
- エソメプラゾール
  マグネシウム水和物 ………… 59
- エタネルセプト ………………… 121
- エチゾラム ……………………… 132
- エチドロン酸二ナトリウム …… 99
- エチレフリン塩酸塩 …………… 36
- エドキサバントシル酸塩水和物 … 53
- エトスクシミド …………… 135, 137
- エトポシド ……………………… 160
- エパルレスタット ……………… 171
- エピナスチン塩酸塩 …………… 106
- エビレオプチマル ……………… 135
- エフオーワイ …………………… 78
- エベロリムス ……………… 114, 164
- エホチール ……………………… 36
- エリスロマイシン ……………… 122
- L-アスパラギナーゼ ……… 161, 163
- L-アスパラギン酸カルシウム水和物 … 98
- L-エチルシステイン塩酸塩 …… 103
- エルカトニン …………………… 98
- L-グルタミン …………………… 62
- L-グルタミン …………………… 62
- エルゴタミン酒石酸塩配合 …… 151
- エルシトニン …………………… 97
- L-メチルシステイン塩酸塩 …… 103
- エルロチニブ塩酸塩 …………… 162
- 塩酸ペンタゾシン ……………… 155
- オキサトミド …………………… 106
- オザグレル塩酸塩水和物 ……… 106
- オザグレルナトリウム …… 51, 52
- オステン ………………………… 97
- オセルタミビルリン酸塩 ……… 128
- オノン …………………………… 106
- オメガ-3脂肪酸エチル ………… 49
- オメプラゾール …………… 54, 59
- オーラノフィン ………………… 120
- オルプリノン塩酸塩水和物 …… 28

## か行

- ガストローム …………………… 62
- ガスロンN ……………………… 62
- ガバペンチン ……… 20, 137, 138
- カプトプリル ……………… 7, 31
- ガベキサートメシル酸塩 ……… 78
- カモスタットメシル酸塩 ……… 78
- カリジノゲナーゼ ……………… 34
- カルグート ……………………… 36
- カルシトリオール ……………… 97
- カルテオロール塩酸塩 ………… 166
- カルバマゼピン
  ………… 20, 54, 84, 135, 137
- カルビドパ ……………………… 141
- カルフィルゾミブ ……………… 163
- カルペリチド …………………… 29
- カルボシステイン ……………… 103
- カルボプラチン ………………… 160
- カルメロースナトリウム ……… 74
- かわらたけ多糖体製剤 ………… 160
- 乾燥甲状腺末 …………………… 87
- 乾燥BCG ……………………… 160
- 含糖酸化鉄 ……………………… 57
- ガンマオリザノール …………… 48
- キニジン硫酸塩水和物 …… 42, 43
- キネダック ……………………… 171
- キプレス ………………………… 106
- キャベジンU …………………… 62
- 金チオリンゴ酸ナトリウム …… 120
- クエン酸第一鉄ナトリウム …… 57

| | | |
|---|---|---|
| グスペリムス塩酸塩 …………… 114, 117 | ジクロフェナクナトリウム ……………152 | ソタロール塩酸塩……………………42, 43 |
| グラケー ………………………………… 97 | シクロホスファミド水和物 …… 114, 160 | ゾニサミド ……………… 20, 137, 138, 142 |
| グラナテック …………………………166 | ジゴキシン ………………5, 17, 20, 42, 43 | ソファルコン …………………………… 62 |
| クラリス ………………………………… 64 | シスプラチン ……………………160, 163 | ソブゾキサン …………………………160 |
| クラリスロマイシン ………… 7, 64, 122 | ジソピラミド …………………20, 42, 43 | ソホスブビル …………………………129 |
| クリアミン ……………………………151 | シタグリプチンリン酸塩水和物 ……… 82 | ソラフェニブトシル酸塩 ……………163 |
| グリセオール …………………………166 | シタラビン ……………………………160 | ソリフェナシン ………………………… 95 |
| クリンダマイシン ……………………122 | シチコリン ……………………………… 78 | ソルコセリル …………………………… 62 |
| グルコン酸カルシウム水和物 ………… 98 | シデフェロン …………………………… 57 | D-ソルビトール ………………………… 74 |
| グルタチオン …………………………171 | ジドブジン ……………………………126 | ソルファ ………………………………106 |
| L-グルタミン …………………………… 62 | ジヒデルゴット ………………… 36, 151 | ソロン …………………………………… 62 |
| L-グルタミン …………………………… 62 | ジヒドロエルゴタミンメシル酸塩 | **た** 行 |
| クロナゼパム ……… 20, 135, 136, 137 | ……………………… 35, 36, 151 | ダイアモックス ………………………166 |
| クロニジン塩酸塩…………………34, 154 | ジヒドロエルゴトキシンメシル酸塩…… 34 | ダウノルビシン塩酸塩 ………………160 |
| クロバザム ……………………… 20, 137 | ジヒドロコデインリン酸塩 …………102 | 唾液腺ホルモン ………………………171 |
| クロピドグレル硫酸塩 …………… 51, 52 | ジピベフリン塩酸塩 …………………166 | ダカルバジン …………………………160 |
| クロフィブラート …………… 17, 48, 54 | ジピリダモール ………………… 25, 51, 52 | ダクラタスビル塩酸塩 ………………129 |
| クロミプラミン塩酸塩 ………………146 | シプロキサン …………………………… 17 | タクロリムス水和物 |
| クロモグリク酸ナトリウム …………106 | シプロフロキサシン …………………… 17 | ……………… 20, 114, 115, 116, 121 |
| クロラムフェニコール ………………122 | シベンゾリンコハク酸 ……… 20, 42, 43 | タケプロン ……………………………… 64 |
| クロルジアゼポキシド ………………… 59 | ジメチコン ………………………… 69, 70 | ダサチニブ水和物 ……………………162 |
| クロルマジノン酢酸エステル ………… 94 | シメチジン ………………… 17, 54, 59 | タダラフィル …………………………… 95 |
| ケイ酸アルミニウム …………………… 59 | ジメトチアジンメシル酸塩 …………150 | タチオン ………………………………171 |
| ケタス …………………………………106 | 重曹 ……………………………… 8, 91 | ダナゾール ……………………………… 54 |
| ケトチフェンフマル酸塩 ……………106 | 酒石酸トルテロジン …………………… 95 | ダビガトランエテキシラート |
| ケノデオキシコール酸 ………………… 77 | 硝酸イソソルビド ………………… 23, 24 | メタンスルホン酸塩 ………… 51, 53 |
| ゲファニール …………………………… 62 | ジラゼプ塩酸塩水和物 ………………… 25 | タモキシフェンクエン酸塩 …………160 |
| ゲファルナート ………………………… 62 | ジルチアゼム塩酸塩 | 炭酸水素ナトリウム ……………… 8, 59 |
| ゲフィチニブ …………………… 160, 162 | …………………… 25, 32, 42, 43, 44 | 炭酸リチウム ……………………20, 147 |
| ゲンタマイシン硫酸塩 ………………… 20 | シロスタゾール ………………………… 52 | タンドスピロンクエン酸塩 …………133 |
| 抗悪性腫瘍溶連菌製剤 ………………160 | シングレア ……………………………106 | タンニン酸アルブミン ………………… 69 |
| 5-FU ………………………… 8, 159, 160 | シンバスタチン ……………………45, 54 | チアマゾール …………………………… 87 |
| ゴセレリン酢酸塩 ……………………160 | 水酸化アルミニウム …………………… 59 | チキジウム臭化物 ……………………… 59 |
| コデインリン酸塩水和物 ………… 71, 102 | スクラルファート ……… 59, 60, 62, 64 | チクロピジン塩酸塩 ………………51, 52 |
| コハク酸ソリフェナシン ……………… 95 | スニチニブリンゴ酸塩 ………………162 | チスタニン ……………………………103 |
| ゴリムマブ ……………………………121 | スプラタストトシル酸塩 ……………106 | チモプトール …………………………166 |
| コルヒチン ……………………………… 89 | スボレキサント ………………………133 | チモロールマレイン酸塩 ……………166 |
| コレスチラミン ……………………47, 54 | スルピリド ………………………… 17, 62 | テイコプラニン ………………………… 20 |
| **さ** 行 | スルモンチール ………………………146 | D-ソルビトール ………………………… 74 |
| サイトテック …………………………… 62 | ゼスラン ………………………………106 | D-マンニトール ………………… 165, 166 |
| サークレス ……………………………… 24 | セツキシマブ …………………………163 | テオフィリン … 17, 18, 20, 103, 104 |
| サケカルシトニン ……………………… 98 | セトラキサート塩酸塩 ……………62, 63 | テガフール ……………………………160 |
| ザジテン ………………………………106 | セファクロル …………………………122 | デキストロメトルファン |
| ザフィルルカスト ……………………106 | セファレキシン ………………………122 | 臭化水素酸塩水和物 ………………102 |
| サフラジン ……………………………143 | セフォチアム塩酸塩 …………………122 | テグレトール …………………………135 |
| サラゾスルファピリジン … 69, 71, 120 | セフカペンピボキシル塩酸塩水和物…122 | デジレル ………………………………146 |
| ザルトプロフェン ……………………112 | セフミノクスナトリウム水和物 ……122 | デスラノシド …………………………… 42 |
| サルポグレラート塩酸塩 ………… 51, 53 | セフメタゾールナトリウム …………122 | テセロイキン …………………………160 |
| ザロンチン ……………………………135 | セラトロダスト ………………………106 | テツクール ……………………………… 57 |
| 酸化マグネシウム……………… 8, 59, 74 | セルテクト ……………………………106 | テトラミド ……………………………146 |
| サンピロ ………………………………166 | セルトリズマブペゴル ………………121 | デノスマブ ……………………………100 |
| ジアゼパム ……… 59, 136, 137, 138 | セルベックス …………………………… 62 | デノパミン ………………………… 35, 36 |
| ジオクチルソジウム | セルモロイキン ………………………160 | デパケン ………………………………135 |
| スルホサクシネート …………… 74 | セレギリン塩酸塩 ……………………141 | テプレノン …………………………62, 63 |
| シクロスポリン…… 20, 114, 115, 116 | センナ …………………………………… 74 | デュタステリド ………………………… 94 |
| | センノシド ………………………… 74, 75 | |

231

| | | |
|---|---|---|
| デュロキセチン塩酸塩 ……………146 | ニポラジン ………………………106 | フェノバール ……………………135 |
| 天然ケイ酸アルミニウム …………69, 70 | ニムスチン塩酸塩………………160 | フェノバルビタール |
| ドキシサイクリン塩酸塩水和物 ……122 | 乳酸カルシウム水和物 ……………98 | …………………20, 135, 136, 137 |
| ドキソルビシン塩酸塩 ……………160 | 乳酸菌 ……………………………69 | フェブキソスタット ………………91 |
| **ドグマチール** ……………………62 | ネオスチグミン ………………74, 75 | フェリコン鉄 ………………………57 |
| トシリズマブ ……………………121 | ネダプラチン ……………………160 | フェルム ……………………………57 |
| ドセタキセル水和物 ………………160 | ネビラピン ………………………126 | フェロ・グラデュメット …………57 |
| ドネペジル塩酸塩 …………………157 | ネルフィナビルメシル酸塩 ………127 | フェロミア …………………………57 |
| ドパミン塩酸塩 …………………28, 37 | ノイエル ……………………………62 | フオイパン …………………………78 |
| トピラマート ………………20, 137, 138 | 濃グリセリン ……………………166 | フォルテオ …………………………97 |
| トピロキソスタット ………………91 | ノギテカン塩酸塩 ………………160 | フォンダパリヌクスナトリウム ……51, 53 |
| トファシチニブクエン酸塩 ………121 | ノリトレン ………………………146 | フサン ………………………………78 |
| **ドプス** ……………………………36 | ノルトリプチリン塩酸塩 …………146 | ブスルファン ……………………160 |
| ドブタミン塩酸塩 ………………28, 37 | ノルフロキサシン ………………122 | ブチルスコポラミン臭化物 ………59 |
| **トフラニール** …………………146 | | ブトロピウム臭化物 ………………59 |
| トブラマイシン …………………20, 122 | **は**行 | ブナゾシン塩酸塩 …………………31 |
| **ドメナン** ………………………106 | パクリタキセル …………160, 161 | ブプレノルフィン塩酸塩 …………155 |
| トラスツズマブ …………………160, 163 | バシリキシマブ …………114, 117 | フマル酸第一鉄 ……………………57 |
| トラゾドン塩酸塩 ………………146, 147 | バソレーター ……………………24 | プラスグレル塩酸塩 ………………52 |
| トラニラスト ……………………54, 106 | バリエット …………………………64 | プラバスタチンナトリウム ………7, 45 |
| トラピジル …………………………25 | バルプロ酸ナトリウム | **プラリア** ……………………97, 100 |
| トリアゾラム ……………………134 | …………………20, 135, 137, 138, 149 | **フランドル** ………………………24 |
| トリクロルメチアジド ……………31 | ハロキサゾラム …………………134 | プランルカスト水和物 ……………106 |
| **トリプタノール** ………………146 | バロチン …………………………171 | プリミドン ………………………136 |
| トリフルリジン・チピラシル塩酸塩配合 | ハロペリドール ………17, 20, 154 | フルオロウラシル ………8, 159, 160 |
| ……………………………………160 | バンコマイシン塩酸塩 ……20, 122 | フルタミド ………………………160 |
| トリヘキシフェニジル塩酸塩 ……141 | ビアペネム ………………………122 | フルダラビンリン酸エステル ……160 |
| トリミプラミンマレイン酸塩 ……146 | ビカルタミド ……………………160 | フルボキサミンマレイン酸塩 ……144 |
| トリメブチンマレイン酸塩 ……66, 67 | ピコスルファートナトリウム水和物 | フルラゼパム塩酸塩 ………………134 |
| トルテロジン ………………………95 | …………………………………74, 75 | ブレオマイシン …………………160 |
| トルバプタン ………………………29 | ビスマス製剤 …………………64, 69 | フレカイニド酢酸塩 ……20, 42, 43 |
| トレミフェンクエン酸塩 …………160 | ビソプロロールフマル酸塩 ………42 | プレガバリン ………………………84 |
| ドロキシドパ ………………36, 37, 141 | **ビソルボン** ……………………103 | プレドニゾロン ……………………107 |
| トロキシピド ………………………62 | ヒダントール ……………………135 | プロカインアミド塩酸塩 …20, 42, 43 |
| ドンペリドン ………………………66 | ピバレフリン ……………………166 | プロカテロール塩酸塩水和物 ……103 |
| | ビフィズス菌 ………………………69 | プロカルバジン塩酸塩 ……………160 |
| **な**行 | ピペラシリンナトリウム …………122 | プログルミド ………………………59 |
| ナドロール …………………………43 | ビペリデン ………………………141 | **ブロニカ** ………………………106 |
| ナファモスタットメシル酸塩 ………78 | ヒマシ油 ………………………73, 74 | プロパフェノン塩酸塩 ……20, 42, 43 |
| ナプロキセン …………………………5 | ピモベンダン ………………………28 | プロパンテリン臭化物 ……………59 |
| ナロキソン塩酸塩 …………………155 | ピラルビシン ……………………160 | プロピルチオウラシル ……………87 |
| ナロルフィン ………………………155 | ピルシカイニド塩酸塩水和物 | プロブコール ………………………47 |
| ニコモール …………………………48 | ………………………………20, 42, 43 | プロプラノロール塩酸塩 |
| ニコランジル ………………………25 | ピルメノール塩酸塩水和物 ……42, 43 | ……………………7, 42, 43, 149 |
| **ニコリン** …………………………78 | ピレノキシン ……………………169 | プロベネシド ……………………54, 91 |
| ニザチジン …………………………59 | ピレンゼピン塩酸塩水和物 ………59 | **ブロマック** ………………………62 |
| ニトラゼパム ………………………20 | ピロカルピン塩酸塩 ……165, 166 | ブロムヘキシン塩酸塩 ……………103 |
| ニトログリセリン ………22, 24, 25 | ビンクリスチン硫酸塩 ……………160 | フロモキセフナトリウム …………122 |
| ニトログリセリン …………………24 | ビンデシン硫酸塩 ………………160 | ブロモクリプチンメシル酸塩 ……141 |
| ニトロダームTTS …………………24 | ビンブラスチン硫酸塩 ……………160 | **ベガ** ……………………………106 |
| ニトロペン …………………………24 | 5-FU ……………………8, 159, 160 | ベクタイト ………………………103 |
| ニトロール …………………………24 | ファビピラビル …………………128 | ベクロメタゾンプロピオン酸エステル |
| ニトロールR ………………………24 | ファモチジン ………………………59 | ……………………………………104 |
| ニトロールスプレー ………………24 | ファロペネムナトリウム水和物 …122 | ベザフィブラート …………………48 |
| ニフェカラント塩酸塩 ………42, 43 | フェジン ……………………………57 | ベタキソロール塩酸塩 ……………166 |
| ニフェジピン ………………7, 25, 31 | フェニトイン ……20, 54, 135, 136, 137 | ベトプティック …………………166 |

| | | |
|---|---|---|
| ペニシラミン……………………119 | メチルドパ水和物……………31，34 | リン酸ジソピラミド………………42 |
| ベネキサート塩酸塩ベータデクス……… 62 | メチルメチオニンスルホニウムクロリド | リン酸ジソピラミド徐放剤………… 42 |
| ベバシズマブ……………………163 | ………………………………62 | ルジオミール……………………146 |
| ヘパリン……………………51，53 | メディトランステープ……………24 | ルビプロストン……………………74 |
| ベプリジル塩酸塩水和物…… 42，43，44 | メトクロプラミド…………………66 | ルフィナミド……………………138 |
| ペミラストン……………………106 | メトトレキサート……… 8，17，20，114， | レスキュラ……………………166 |
| ペミロラストカリウム……………106 | 117，120，159，160 | レスリン………………………146 |
| ベラパミル塩酸塩……… 32，42，43，44 | メトプロロール酒石酸塩……………25 | レセルピン………………………34 |
| ベラプロストナトリウム……………52 | メトリジン…………………………36 | レバミピド………………………62 |
| ベンジルペニシリンカリウム………122 | メトロニダゾール…………………64 | レバロルファン酒石酸塩…………155 |
| ベンズブロマロン…………………91 | メナテトレノン…………………54，99 | レフルノミド……………………121 |
| ベンゾナテート……………………102 | メマンチン塩酸塩…………………158 | レベチラセタム…………20，137，138 |
| ペンタゾシン………………………76 | メルカプトプリン水和物………159，160 | レボチロキシンナトリウム水和物……87 |
| ホスホマイシンカルシウム水和物……122 | メロキシカム……………………112 | レボドパ………………………142 |
| ボナロン…………………………97 | メロペネム水和物………………122 | レボフロキサシン水和物……………64 |
| ボノプラザンフマル酸塩…… 59，60，64 | モサプリドクエン酸塩水和物……66，67 | レボホリナートカルシウム…………160 |
| ポラプレジンク…………………62 | モルヒネ塩酸塩水和物……………17 | レンバチニブメシル酸塩…………162 |
| ボリコナゾール……………………20 | モンテルカストナトリウム…………106 | ロキサチジン酢酸エステル塩酸塩……59 |
| ホリナートカルシウム……………160 | **や・ら・わ 行** | ロサンタンカリウム………………31 |
| ポリノスタット……………………164 | 幼牛血液抽出物……………………62 | ロートエキス…………………69，70 |
| ポリミキシンB硫酸塩………122，123 | 溶性ピロリン酸第二鉄……………57 | ロフェプラミン塩酸塩……………143 |
| ボルテゾミブ……………………163 | 酪酸菌……………………………69 | ロペラミド塩酸塩………………68，69 |
| **ま 行** | ラクツロース………………………74 | ロベンザリットニナトリウム………119 |
| マイトマイシンC…………………160 | ラタモキセフナトリウム…………122 | ロメフロキサシン塩酸塩…………122 |
| マキサカルシトール………………97 | ラニチジン塩酸塩…………………59 | ロメリジン塩酸塩………………149 |
| マーズレン-S………………………62 | ラニムスチン……………………160 | ロンミール………………………62 |
| マプロチリン塩酸塩………143，146 | ラパチニブトシル酸塩水和物………162 | ワルファリンカリウム……………17 |
| マラビロク………………………127 | ラベキュア…………………………64 | |
| マンニトール……………………166 | ラベファイン………………………64 | |
| D-マンニトール……………165，166 | ラベプラゾールナトリウム………59，64 | |
| ミアンセリン塩酸塩………143，146 | ラムシルマブ……………………163 | |
| ミオコール…………………………24 | ラメルテオン……………………133 | |
| ミケラン…………………………166 | ラモセトロン塩酸塩………………70 | |
| ミコフェノール酸モフェチル… 114，117 | ラモトリギン……… 20，84，137，138 | |
| ミソプロストール…………………62 | ラルテグラビルカリウム…………128 | |
| ミゾリビン……………114，117，121 | ラロキシフェン塩酸塩………………98 | |
| ミドドリン塩酸塩………………35，36 | ランジオロール塩酸塩……………42 | |
| ミニトロテープ……………………24 | ランソプラゾール………… 59，60，64 | |
| ミノサイクリン塩酸塩……………122 | ランドセン………………………135 | |
| ミラクリッド………………………78 | ランピオン…………………………64 | |
| ミラベグロン………………………95 | リオチロニンナトリウム……………88 | |
| ミリステープ………………………24 | リザベン…………………………106 | |
| ミリスロール………………………24 | リズミック…………………………36 | |
| ミルタザピン……………………147 | リツキシマブ……………160，163 | |
| ミルリノン…………………………28 | リドカイン塩酸塩………… 20，42，43 | |
| ムコスタ……………………………62 | リパスジル塩酸塩水和物……166，168 | |
| ムコソルバン……………………103 | リバーロキサバン…………………51，53 | |
| ムコダイン………………………103 | リファンピシン…………………54，123 | |
| ムコフィリン……………………103 | リボトリール……………………135 | |
| メキシレチン塩酸塩 | 硫酸鉄水和物……………………57 | |
| ……………17，20，42，43，84 | 硫酸ナトリウム配合薬……………74 | |
| メキタジン………………………106 | 硫酸マグネシウム水和物…………8，74 | |
| メサラジン……………………69，71 | リュープロレリン酢酸塩…………160 | |
| メチルジゴキシン…………………42 | リラグルチド………………………82 | |
| L-メチルシステイン塩酸塩………103 | リンコマイシン塩酸塩水和物………122 | |

薬のはたらきを知る
## やさしい薬理のメカニズム　第3版

| 2005年11月10日 | 初　　版 | 第 1 刷発行 |
| 2010年 5月10日 | 初　　版 | 第 3 刷発行 |
| 2011年 7月29日 | 改　訂　版 | 第 1 刷発行 |
| 2014年 3月14日 | 改　訂　版 | 第 3 刷発行 |
| 2015年 8月 5日 | 第　3　版 | 第 1 刷発行 |
| 2017年 2月 3日 | 第　3　版 | 第 2 刷発行 |

著　者　　中原　保裕（なかはら　やすひろ）
発行人　　影山　博之
編集人　　向井　直人

発行所　　株式会社 学研メディカル秀潤社
　　　　　〒141-8414 東京都品川区西五反田 2-11-8

発売元　　株式会社 学研プラス
　　　　　〒141-8415 東京都品川区西五反田 2-11-8

印刷所　　株式会社シナノパブリッシングプレス
製本所　　若林製本株式会社

この本に関する各種お問い合わせ先
【電話の場合】
● 編集内容については Tel 03-6431-1237（編集部）
● 在庫，不良品（落丁，乱丁）については Tel 03-6431-1234（営業部）
【文書の場合】
● 〒141-8418　東京都品川区西五反田 2-11-8
　学研お客様センター『薬のはたらきを知るやさしい薬理のメカニズム　第 3 版』係

©Y. Nakahara 2015. Printed in Japan
● ショメイ：クスリノハタラキヲシルヤサシイヤクリノメカニズム　ダイサンパン

本書の無断転載，複製，頒布，公衆送信，複写（コピー），翻訳，翻案等を禁じます．
本書を代行業者等の第三者に依頼してスキャンやデジタル化することは，たとえ個人や家庭内の利用であっても，著作権法上，認められておりません．
本書に掲載する著作物の複製権・翻訳権・譲渡権・公衆送信権（送信可能化権を含む）は株式会社学研メディカル秀潤社が管理します．

**JCOPY** 〈（社）出版者著作権管理機構委託出版物〉
本書の無断複写は著作権法上での例外を除き禁じられています．複写される場合は，そのつど事前に，（社）出版者著作権管理機構（電話 03-3513-6969，FAX 03-3513-6979，e-mail: info@jcopy.or.jp）の許可を得てください．

本書に記載されている内容は，出版時の最新情報に基づくとともに，臨床例をもとに正確かつ普遍化すべく，著者，編者，監修者，編集委員ならびに出版社それぞれが最善の努力をしております．しかし，本書の記載内容によりトラブルや損害，不測の事故等が生じた場合，著者，編者，監修者，編集委員ならびに出版社は，その責を負いかねます．
また，本書に記載されている医薬品や機器等の使用にあたっては，常に最新の各々の添付文書や取り扱い説明書を参照のうえ，適応や使用方法をご確認ください．

株式会社 学研メディカル秀潤社